现代疾病中医特色诊疗学

河南大学出版社
·郑州·

图书在版编目（CIP）数据

现代疾病中医特色诊疗学 / 周素贞等主编 . -- 郑州：河南大学出版社, 2021.9
ISBN 978-7-5649-4867-2

Ⅰ.①现… Ⅱ.①周… Ⅲ.①中医诊断学②中医治疗法 Ⅳ.① R24

中国版本图书馆 CIP 数据核字 (2021) 第 198694 号

责任编辑： 孙增科
责任校对： 柳　涛
封面设计： 陈盛杰

出版发行：	河南大学出版社
	地址：郑州市郑东新区商务外环中华大厦 2401 号
	邮编：450046
	电话：0371-86059750（高等教育与职业教育出版分社）
	0371-86059701（营销部）
	网址：hupress.henu.edu.cn
印　刷：	广东虎彩云印刷有限公司
版　次：	2021 年 9 月第 1 版
印　次：	2021 年 9 月第 1 次印刷
开　本：	880 mm × 1230 mm　1/16
印　张：	10.5
字　数：	340 千字
定　价：	66.00 元

（本书如有质量问题，请与河南大学出版社营销部联系调换）

编 委 会

主　编
- 周素贞　河南中医药大学第一附属医院
- 盛华荣　江西中医药大学附属医院
- 张　林　梅州市人民医院
- 张　盼　深圳市宝安区中医院
- 陈科汛　南方医科大学深圳医院
- 葛振嵘　新疆医科大学附属中医医院
- 孙龙飞　新疆医科大学附属中医医院
- 梁　雪　吉林省中医药科学院

副主编
- 段佰龙　哈尔滨市第二医院
- 王春莲　吉林省中医药科学院
- 谈　麟　湖北医药学院附属襄阳市第一人民医院
- 陈朴一　山东中医药大学附属医院

前　言

中医学是研究人体生理、病理，以及疾病的诊断、防治、保健的一门学科，是我国古代人民同疾病做斗争的经验积累和理论升华，是中华民族文化遗产之一。中医学起源于中国，是以古代中国汉民族的医学实践为主体的传统医学，至今已有数千年的历史。随着健康观念和医学模式的转变，中医药越来越显示出其独特的优势。中医学作为传统医药学的重要组成部分，也被赋予了更深刻的内涵和更广阔的外延。随着经济和社会的迅速发展，人民生活水平的普遍提高，人们对中医的需求也不断增长，应用中医药防治疾病逐渐被更多人所重视。因此，我们总结了历代中医发展的精粹和当代科研新成果，编写了此书。

本书介绍了中医治疗总论、神经系统疾病、循环系统疾病、呼吸系统疾病、消化系统疾病、儿科常见疾病、心血管科常见病中医治疗、骨伤科病证的针灸治疗、脊柱躯干部病证的推拿治疗以及骨关节疾病的康复。并且详细论述了中医诊断、辨证分型及中医中药治疗等方面的知识，突出了中医的整体观念及辨证论治的特点。

本书内容丰富，通俗易懂，具有很强的实用性和可操作性。在编写过程中，参考了大量相关的现代书籍及古代文献，但由于知识水平有限，书中难免存在疏漏及不足之处，恳请广大读者批评指正。

编　者
2021年9月

目 录

第一章 中医治疗总论 1
- 第一节 中医治疗原则 1
- 第二节 中医常用治疗方法 4

第二章 神经系统疾病 16
- 第一节 脑出血 16
- 第二节 蛛网膜下腔出血 27
- 第三节 短暂性脑缺血发作 37

第三章 循环系统疾病 44
- 第一节 急性心肌梗死 44
- 第二节 重症心律失常 53
- 第三节 主动脉夹层 67

第四章 呼吸系统疾病 72
- 第一节 急性气管支气管炎 72
- 第二节 慢性支气管炎 74
- 第三节 支气管哮喘 78

第五章 消化系统疾病 83
- 第一节 慢性胃炎 83
- 第二节 胃食管反流病 92

第六章 儿科常见疾病 102
- 第一节 感冒 102
- 第二节 反复呼吸道感染 106

第七章 心血管科常见病中医治疗 111
- 第一节 心悸 111
- 第二节 胸痹 117

第八章 骨伤科病证的针灸治疗 124
- 第一节 颈项部筋骨疼痛 124
- 第二节 肩部筋骨疼痛 133

第九章 脊柱躯干部病证的推拿治疗 146
- 第一节 落枕 146
- 第二节 颈椎病 148

第十章 骨关节疾病的康复 155
- 第一节 类风湿关节炎的康复 155
- 第二节 骨关节炎的康复 160

参考文献 163

第一章　中医治疗总论

第一节　中医治疗原则

一、平调阴阳，整体论治

人体有正常生理活动，是阴阳保持相对平衡的结果，而阴阳失去平衡，则是反映人体病理状态的共同特征。所以，整体论治的目的是使失去平衡的阴阳，重新归于调和，保持新的相对平衡。《素问·至真要大论篇》所说的"谨察阴阳所在而调之"，是治疗一切疾病，包括立法、选方、遣药的总原则。"以平为期"，则是治疗的目的。

平调阴阳作为治疗原则，不外去其有余、补其不足两个方面。去其有余，即去其阴阳之偏盛。阴或阳的过盛或有余，阴盛则寒，阳胜则热，阴盛还可转化为水湿痰饮，阳盛也可转化为瘀滞燥结。故去其有余，有温、清、利、下之不同。补其不足，即补其阴阳之偏衰。阴或阳的偏衰或不足，阳虚则寒，阴虚则热。故补其不足，也有温补、清补的区别。总在查明阴阳偏盛偏衰的性质与程度，或正治，或反治，或补，或泻，当依具体情况而定。

整体论治，要求在治疗过程中，把人体各部脏腑器官视为一个整体，局部病变是整体病机反应的一部分。因此，立法选方，既要注意局部，更要重视整体，通过整体调节以促进局部病变的恢复，从而使阴阳归于相对平衡，这是整体论治的主要精神。整体论治不仅把人视为一个整体，还进而把人与自然界视为一个整体，要求在治疗中，必须从天时、地利、体质等方面综合考虑。因天时有春温、夏热、秋凉、冬寒之变化，地域有东西南北、寒温燥湿之不同，这些因素必然影响人的生理病理。而人则有男女老少的不同，强弱盛衰的差别，在感受病邪后的发病与转归也必然因人而异。所有这些因素都应在立法、选方、遣药中加以考虑，即因时、因地和因人制宜的原则。

二、明辨标本，权衡缓急

"急则治其标，缓则治其本"是中医治疗学的重要原则之一。其具体掌握和运用有以下几点。

一是就表里的缓急而言，一般宜先表后里，但如里急的，则又急当救里，正如《金匮要略》所说："病有急当救里救表者，何谓也？师曰，病，医下之，续得下利清谷不止，身体疼痛者，急当救里；后身体疼痛，清便自调者，急当救表也。"

二是就病证先后缓急而言，一般宜先治新病，后治宿疾。例如，肾虚喘咳，复兼感冒重证，则当先治感冒，再治虚喘。正如《金匮要略》所说："夫病痼疾，加以卒病，当先治其卒病，后乃治其痼疾也。"

三是就病情缓急而言，无论感受外邪或内伤杂病，均须根据孰缓孰急而定治标治本。如因肝病出现重度腹水，致呼吸喘促、难以平卧、二便不利，若正气可支，就应当先攻水利尿，以治其标，待水消病缓，然后再疏肝养肝，以图其本。再如，胃病并发大量吐血，治当先止其血，再治其胃之虚实；夏日中暑，出现猝然昏倒，不省人事，身热肢厥，则宜以针刺及通关开窍之法，使其神志苏醒，然后再清暑养阴以治其本。由此可见，急则治其标，多为权宜急救之法，待危象缓解，则应转为治本，以除病根。

同时还需指出，在掌握急则治标、缓则治本的过程中，决不可绝对化。急时何尝不需治本，如亡阳虚脱而急用回阳救逆之法，就是治本；大出血之时，气随血脱，急用独参汤益气固脱，亦是治本。缓时又何尝不可治标，如脾虚气滞的患者，亦可先理气消导，而暂治其标，再缓图补脾以治本。

此外，在临床上不少病证，还需采用标本同治法。尤其在正虚邪实的情况下，常须顾及邪正双方。例如虚入感冒，只祛其邪，则正气难支；只扶其正，则实邪难祛。唯有祛邪与扶正并举，方能两全。再如肺气虚损，表虚不固而自汗，理当补益肺气以固表。但临床上常常伍以止汗之品，疗效更佳。这说明标本同治，并非标本双方对等，而是有所侧重，或重于本，或重于标，当视具体病情而定。

三、动态观察，分段论治

疾病的过程是由不断变化发展与相对稳定阶段组成的。疾病的不断变化发展而形成不同的传变、转归趋势。因此，我们必须用发展的观点、动态的观点进行观察与处理。疾病的相对稳定性形成一定的阶段性。疾病的阶段性，不仅能反映出病情的轻重，病势的进退等特点，还能揭示出病机的变化，作为易方更药的依据。因此，动态观察病情，分阶段论治，是中医临证治疗的原则之一。由于内科病证有外感和内伤两类，因而在动态观察和分段论治时，亦各有其特殊之处。

（一）外感病证的分期论治

外感病证初期阶段，邪气未盛，正气未衰，病较轻浅，可急扬之使去，发散祛邪；进入中期，病邪深入，病情加重，更当着重祛邪，减其病势；转为后期，邪气渐衰，正气来复，或继续祛除余邪，或着重扶正以祛邪，使邪去正复，获得治愈。正如《素问·阴阳应象大论篇》所说："因其轻而扬之，因其重而减之，因其衰而彰之。"

就伤寒之六经辨证而言，即含有动态观察、分段论治之义，每一阶段各有其特殊的病机证候，故治法亦各不相同。太阳表证，宜汗之；少阳半表半里证，当和之；阳明里证，则须清之或下之；太阴、少阴亦为里证，大多宜温；而厥阴为寒热错杂，则当寒热并用以治之。

就温病卫气营血之4个病程阶段比较，每一阶段亦各具特殊的病机与证候，因而治疗亦各有异。在卫可辛凉宣透；到气则清气泄热；入营可一面透热转气，一面清营；入血则凉血散血。但温邪传变最速，卫气营血各阶段往往互相交错，故治疗亦须随证变通。若卫气同病，宜清气与解表合用；营卫同病，又宜解表与透营合用；气血两燔，则宜清气与凉血合用。

（二）内伤病证的分期论治

内伤病证，初病之时，一般不宜用峻猛药物；进入中期，大多正气渐虚，治当轻补；或有因气、血、痰、火郁结而成实证，需用峻剂而治者，亦只宜暂用；及至末期，久虚成损，则宜调气血，养五脏，促使病体康复。如肺痨之分段论治，病在初起，症见潮热，则宜清热润肺；进入中期，肺阴更伤，损及脾胃，消瘦烦热，治当益肺健脾；病入后期，肺脾肾均已亏损，出现一派虚损病机，则治宜调补肺脾肾三脏。再如癥瘕之分段论治，病之初起，其积未坚，治宜消散之；进入中期，所积渐坚，则治宜软化之；转入后期，正气已虚，则宜攻补兼施。正如《医学心悟》所说："积聚癥瘕之症，有初中末之三法焉。当其邪气初客，所积未坚，则先消之而后和之。及其所积日久，气郁渐深，湿热相生，块因渐大，法从中治，当祛湿热之邪，削之软之，以抵于平。但邪气久客，正气必虚，须以补泻迭相为用。"

由此可见，病证演变的不同阶段，由于邪正的消长，其病机、证候特点各有不同，临证时必须进行分段论治，始能获得良好效果。

四、形神一体，人文关怀

形神关系，是指人的生物形质与精神心理的关系，张景岳明确指出："无形则神无以主，无神则形不可活。"显而易见，形神一体说是中医理论的重要组成部分。

中医内科诊疗过程中，历来重视对人的精神情志活动的诊察和调治，早在《内经》即谆嘱，凡为医者，当"上知天文，下知地理，中知人事"。其中"人事"，则泛指社会人际之事。其涉及甚为广泛，大至整个社会政治、经济文化及地域习俗等，次则涉及患者的政治地位、经济状况、个人经历及处境境遇等，小则与人情事宜、文化修养、勇怯动静等个体因素有关。而所有这些因素对人体生理病理均有着程度不同的影响，疾病诊疗过程中切切不可稍有忽视，真正做到形神兼顾。

依据古医籍、古医案所记载的精神情志疗法，有文献将其概括为以情胜情法、语言开导法、顺情从欲法、移情易性法、宁神静志法等，至今仍有一定的临床指导意义。根据不同病证、不同情性可参考使用。

中医精神情志调治带有明显的整体观念，它注重从诸多有关因素，如个体与社会环境、自然环境的关系，个体自身的形神关系等方面进行综合治理。而其中最突出的是建立在"形神合一"理论基础上的形神一体。"形神合一"理论强调生理过程与心理过程的相互联系、相互影响。由于形神之间的密切联系，所以精神情志调治会产生生理效应，有时调整心理障碍也可借助于生理功能的调整。因此，中医诊治疾病主张形神兼顾，在治疗方法上可以"治神"（使用精神情志疏导方法）与"治形"（使用针药）等躯体疾病治疗方法并用；在治疗效果上追求形神并调。故形神兼顾不主张单纯的针药等的躯体治疗，也不主张单纯的心理调摄，而是立足于临床实践，从具体需要出发，将两者有机结合。这是历代医家诊治疾病过程中重视形神兼顾的最明显特点。

大凡论及医学者，无论古今中外，均肯定其为"仁术"，即强调对患者的人文关怀是医学技术的基本宗旨。早在唐代医家孙思邈《备急千金要方》中就有"大医精诚"的医德专论，论述医学的仁术性质及医家的伦理道德，成为后世医家推崇、遵奉的行为准则。指出："凡大医治病，必当安神定志，无欲无求，先发大慈恻隐之心，誓愿普救含灵之苦。若有疾厄来求救者，不得问其贵贱贫富，长幼妍蚩，怨亲善友，华夷愚智，普同一等，皆如至亲之想，亦不得瞻前顾后，自虑吉凶，护惜生命。见彼苦恼，若已有之，深心凄怆。勿避险恶、昼夜寒暑、饥渴疲劳，一心赴救，无作功夫形迹之心。如此可为苍生大医，反此则为含灵巨贼。"孙氏之论，不失为超越时空的医德规范。其宗旨是强调医生应无欲无求，最大限度地给患者予人文关怀，这理应成为诊治疾病，包括护理过程的重要内容。

医生是一种以人为研究对象的特殊职业。其崇高使命是保护民众健康，防治疾病，促使延年益寿。就其本质而言，医生履行救死扶伤的崇高职责，给患者充分的人文关怀，直接体现了对人的生命价值的尊重。

古代医家早就认识到，医可以活人，也可以杀人：医生的言语举止可以治病，也可以致病（古称"医过"）；药物用治得当，可以救疾疗病，用治不当，可以加重病情（古称"药邪"）。可见，医生的知识水平、诊疗技术和道德情操等直接维系着患者的健康、生命及疗效。医生的一言一行、一方一术，均性命攸关。

研究表明，当今医源性疾病中，由于医生不负责任，或用药不当，或举措不慎，或出言不逊，或行为不端等原因所致者，占有极大比例。而所有这些均与医生的医德修养有关，均是对患者缺乏应有的人文关怀。

诊疗过程中，医生常触及患者的生活经历、婚恋、家庭、妊娠、隐曲等心、身隐私，或涉及患者的工伤、刑事、纠纷等社会问题，或经受异性体检、手术时的各种特殊利诱，因此古人强调"非仁爱之士，不可托也"。医生必须作风正派，医德严明，不受邪念所扰，不为名利所动，在诊疗过程的任何环节中，充分体现医生对患者的人文关怀，方可成为"苍生大医"。对患者应有的人文关怀，关键在于医务工作者具有充分的自觉性。作为一种特殊的职业道德，不可能完全用行政命令或法律形式强制实行，主要靠医生自身内在的信念支持和道德约束，以实施应有的人文关怀。

五、医护结合，重视预防

中医的治疗，非常重视护理，把治疗与护理结合在一起，列为辨证治疗的基本原则之一。早在春秋战国时期，古医家即已认识到调养护理在治疗疾病中的重要作用。《内经》中就有关于精神、饮食、起居、服药护理的记载。以后长期积累的护理知识和经验，均散见于各家医著之中，并广泛流传于民间。中医的护理同样是以辨证论治作指导的，因此也当随证而异，且与治则紧紧衔接。如对风寒表证，在接受解表发汗时，护理上不仅应避免患者再受风寒外袭，而且还应酌加衣被，给予热汤、热粥，促其发汗。若里实热证，在护理上则要注意多给清凉冷饮，保持室内通风，衣着宜薄，且使大便通畅，或以温浴降温。此外，特别强调精神护理，在饮食护理方面要求很细，在配合药物治疗时，常加用一些如针灸、推拿、拔火罐、熨法等其他治疗护理方法，以增强治疗效果。

《内经》提出"治未病"的原则，就是强调防患于未然。如《素问·四气调神大论篇》所说："不治已病治未病，不治已乱治未乱……夫病已成而后药之，乱已成而后治之，譬犹渴而穿井，斗而铸锥，不亦晚乎！"对预防为主的原则，进行了精辟的阐述。后世对这一预防思想，又有进一步发展。如唐代孙思邈在《备急千金要方·养性·居处法》中就明确指出："每日必须调气补泻，按摩导引为佳，勿以康健便为常然，常需安不忘危，预防诸病也。"《理虚元鉴》还针对虚劳的预防，提出情志方面的"六节"，顺四时避邪气的"七防"，等等。由于历代医家对预防疾病的重视，在这方面已积累和总结出一套行之有效的预防措施，散载于各家医著之中，并广泛流传于民间。

第二节　中医常用治疗方法

中医的常用治法较多，除了辨证立法、选用内服的方药之外，还有针灸、刮痧、贴敷、火罐、熨法、水疗、浴疗、熏蒸、泥疗、推拿、气功、捏脊、割治等许多行之有效的方法，至今仍广泛地用于临床。然而本篇着重讨论内科范围内按辨证论治经常运用的几种治法，即简称的汗、吐、下、和、温、清、补、消等八法。此八法源于《内经》，经过历代医家的不断补充和发展，逐渐形成体系，内容丰富多彩，有效地指导着临床实践。

一、八法的基本内容

（一）汗法

汗法，亦称解表法，即通过开泄腠理，促进发汗，使表证随汗出而解的治法。

1. 应用要点

汗法，不仅能发汗，凡欲祛邪外出，透邪于表，畅通气血，调和营卫，皆可酌情用之。临床常用于解表、透疹、祛湿和消肿。

（1）解表：通过发散，以祛除表邪，解除恶寒发热、鼻塞流涕、头项强痛、肢体酸痛、脉浮等表证。由于表证有表寒、表热之分，因而汗法又有辛温、辛凉之别。辛温用于表寒，以麻黄汤、桂枝汤、荆防败毒散为代表；辛凉用于表热证，以桑菊饮、银翘散等为代表。

（2）透疹：通过发散，以透发疹毒。如麻疹初起，疹未透发，或难出而透发不畅，均可用汗法透之，使疹毒随汗透而散于外，以缓解病势。透疹之汗法，一般用辛凉，少用辛温，且宜选用具有透疹功能的解表药组成。如升麻葛根汤、竹叶柳蒡汤。尚需注意者，麻疹虽为热毒，宜于辛凉清解，但在初起阶段，应避免使用苦寒沉降之品，以免疹毒冰伏，不能透达。

（3）祛湿：通过发散，以祛风除湿。故外感风寒而兼有湿邪，以及风湿痹证，均可酌用汗法。素有脾虚蕴湿，又感风寒湿邪，内外相会，风湿相搏，发为身体烦疼，并见恶寒发热无汗、脉浮紧等表证，法当发汗以祛风湿，兼以燥湿健脾，宜用麻黄加术汤。如有湿郁化热之象，症见一身尽疼、发热、日晡加剧者，则法当宣肺祛风、渗湿除痹，如麻黄杏仁薏苡甘草汤之类。

（4）消肿：通过发散，既可逐水外出而消肿，更能宣肺利水以消肿。故汗法可用于水肿实证而兼有表证者。对于风水恶风、脉浮、一身悉肿、口渴、不断出汗而表有热者，为风水夹热，法当发汗退肿，兼以清热，宜越婢汤或越婢加术汤，如与五皮饮合方，疗效更佳。对于身面浮肿、恶寒无汗、脉沉小者，则属少阴虚寒而兼表证，法当发汗退肿，兼以温阳，宜用麻黄附子甘草汤加减。

2. 注意事项

（1）注意不要过汗：运用汗法治疗外感热病，要求达到汗出热退，脉静身凉，以周身微汗为度，不可过汗和久用。发汗过多，甚则大汗淋漓，则耗伤阴液，可致伤阴或亡阳。张仲景在《伤寒论》中说："温服令一时许，遍身絷絷微似有汗者益佳，不可令如水流漓，病必不除。"他强调汗法应中病即止，不必尽剂，同时对助汗之护理也甚重视。凡方中单用桂枝发汗者，要求啜热粥或温服以助药力，若与麻黄、葛根同用者，则一般不需啜热粥或温服。乃因药轻则需助，药重则不助，其意仍在使发汗适度。

（2）注意用药峻缓：使用汗法，应视病情轻重与正气强弱而定用药之峻缓。一般表虚用桂枝汤调和营卫，属于轻汗法；而表实用麻黄汤发泄郁阳，则属于峻汗法。此外尚有麻桂各半汤之小汗法，以及桂二麻一汤之微汗法等。使用汗法，还应根据时令及体质而定峻缓轻重。暑天炎热，汗之宜轻，配用香薷饮之类；冬令严寒，汗之宜重，酌选麻黄汤之类。体质虚者，汗之宜缓，用药宜轻；体质壮实，汗之可峻，用药宜重。

（3）注意兼夹病证：由于表证有兼夹证候的不同，汗法又当配以其他治法。如兼气滞者，当理气解表，用香苏散之类；兼痰饮者，当化饮解表，用小青龙汤之类。尤需注意的是，对于虚人外感，务必照顾正气，采用扶正解表之法。兼气虚者，当益气解表，如用参苏饮、人参败毒散；兼阳虚者，当助阳解表，如用麻黄附子细辛汤；兼血虚者，当养血解表，如用葱白七味饮；兼阴虚者，当滋阴解表，如用加减葳蕤汤。

（4）注意不可妄汗：《伤寒论》中论述不可汗的条文甚多，概括起来就是汗家、淋家、疮家、衄家、亡血家、咽喉干燥、尺中脉微、尺中脉迟，以及病在里者，均不可汗。究其原因，或是津亏，或是血虚，或是阳弱，或兼热毒，或兼湿热，或种种因素兼而有之，故虽有表证，仍不可单独使用辛温发汗，必须酌情兼用扶正或清热等法。此外，对于非外感风寒之发热头痛，亦不可妄汗。

（二）清法

亦称清热法，即通过寒凉泄热的药物和措施，使邪热外泄，消除里热证的治法。其内容十分丰富，应用也很广泛。

1. 应用要点

（1）清热生津：温病出现高热烦躁、汗出蒸蒸、渴喜冷饮、舌红苔黄、脉洪大等症，是热入气分，法当清热生津，常用白虎汤之类；如正气虚弱，或汗多伤津，则宜白虎加人参汤；温病后期，余热未尽，津液已伤，胃气未复，又宜用竹叶石膏汤一类，以清热生津、益气和胃。

（2）清热凉血：温病热入营血，症见高热烦躁、谵语神昏、全身发斑、舌绛少苔、脉细而数，或因血热妄行，引起咯血、鼻衄及皮下出血等，均宜清热凉血。如营分热甚用清营汤，血分热甚用犀角地黄汤，血热发斑用化斑汤等。

（3）清热养阴：温病后期，伤津阴虚，夜热早凉，热退无汗；或肺痨阴虚，午后潮热，盗汗咯血，均宜清热养阴。如温病后期，伤阴虚热，用青蒿鳖甲汤之类；虚劳骨蒸，用秦艽鳖甲散之类。

（4）清热解暑：暑热证，发热多汗、心烦口渴、气短倦怠，舌红脉虚；或小儿疰夏，久热不退，均宜清热解暑，或兼益气生津。如用清络饮解暑清热，用清暑益气汤消暑补气，用生脉散加味治疗暑热而致之气阴两虚等。

（5）清热解毒：热毒诸证，如丹毒、疔疮、痈肿、喉痹、痄腮，以及各种疫证、内痈等，均宜清热解毒。如疔毒痈肿用五味消毒饮；泻实火、解热毒用黄连解毒汤；解毒、疏风、消肿，则用普济消毒饮等。

（6）清热除湿：湿热为患，当以其病性病位不同而选用适当方药。如肝胆湿热用龙胆泻肝汤，湿热黄疸用茵陈蒿汤，湿热下痢用香连丸或白头翁汤等。

（7）清泻脏腑：脏腑诸火，均宜清热泻火。如心火炽盛，见烦躁失眠、口舌糜烂、大便秘结，甚则吐衄者，用大黄泻心汤以清心火；心移热于小肠，兼见尿赤涩痛者，用导赤散泻心火兼清小肠；肝胆火旺，见面目红赤、头痛失眠、烦躁易怒、胸胁疼痛、便结尿黄者，用龙胆泻肝汤清泻肝胆；胃火牙痛，见口唇溃痛，用清胃散泻胃火；肺热咳嗽，用泻白散清肺火；肾虚火亢，见潮热、盗汗、遗精者，用知柏地黄汤泻肾火等。

2. 注意事项

（1）注意真热假热：使用清法，必须针对实热之证而用，勿为假象所迷惑，对于真寒假热，尤须仔细辨明，以免误用清法，造成严重后果。正如《医学心悟》指出："有命门火衰，浮阳上泛，有似于火者；又有阴盛格阳假热之证，其人面赤狂躁，欲坐卧泥水中；或数日不大便，或舌黑而润，或脉反洪大，峥峥然鼓击于指下，按之豁然而空者；或口渴欲得冷饮而不能下；或因下元虚冷，频饮热汤以自救。世俗不识，误投凉药，下咽即危矣。此不当清而清之误也。"

（2）注意虚火实火：使用清法，又须分清外感与内伤、虚火与实火。外感多实，内伤多虚，病因各异，治法迥别。外感风寒郁闭之火，当散而清之；湿热之火，则渗而清之；燥热之火，宜润而清之；暑热伤气虽因感邪而致，仍应补而清之。对于内伤七情，火从内发者，应针对引起虚火的不同病因病机分别处治。气虚者补其气；血虚者养其血；其阴不足而火上炎者，当壮水之主；真阳虚衰而虚火上炎者，又宜引火归源。

（3）注意因人而清：使用清法，还须根据患者体质之强弱以酌其轻重。对体虚者，不可清之过重，以免反伤正气，甚则产生变证。一般而论，壮实之体，患了实热之证，清之稍重；若本体虚，脏腑本寒，饮食素少，肠胃虚弱，或产后、病后之热证，亦宜轻用。倘清剂过多，则治热未已，而寒生矣。故清法之投，当因人而用。

（4）注意审证而清：火热之证，有微甚之分，故清法亦有轻重之别。药轻病重，则难取效；病轻药重，易生变证。凡大热之证，清剂太微，则病不除；微热之证，而清剂太过，则寒证即至。但不及犹可再清，太过则常会引起病情的变化。所以临证之时，必须审证而清。

由于热必伤阴，进而耗气，因此尚须注意清法与滋阴、补气法的配合应用。一般清火泄热之药，不可久用，热去之后，即配以滋阴扶脾益气之药，以善其后。

（三）下法

下法，亦称泻下法，即通过通便、下积、泻实、逐水，以消除燥屎、积滞、实热及水饮等证的治法。

1. 应用要点

下法的运用，甚为广泛。由于病有寒热，体有强弱，邪有兼杂，因而下法又有寒下、温下、润下及逐水之别。

（1）寒下：里实热证，见大便燥结、腹满疼痛、高热烦渴；或积滞生热，腹胀而痛；或肠痈为患，腑气不通；或湿热下痢，里急后重特甚；或血热妄行、吐血衄血；或风火眼病等等。凡此种种，均宜寒下。常用寒性泻下药，如大黄、芒硝、番泻叶等。应当根据不同的病机性质来选方，如阳明胃家实用大承气汤；阳明温病，津液已伤，用增液承气汤；肠痈用大黄牡丹皮汤；吐血用三黄泻心汤。

（2）温下：脾虚寒积，见脐下硬结、大便不通、腹隐痛、四肢冷、脉沉迟；或阴寒内结，见腹胀水肿、大便不畅，皆可温下。常以温阳散寒的附子、干姜之类与泻药并用，如温脾汤、大黄附子汤；也有酌选巴豆以温逐寒积的，如备急丸。

（3）润下：热盛伤津，或病后津亏，或年老津涸，或产后血虚而便秘，或长期便结而无明显兼证者，均可润下。常选用清润滑肠的五仁汤、麻仁丸等。

（4）逐水：水饮停聚体内，或胸胁有水气，或腹肿胀满，或水饮内停且腑气不通，凡脉症俱实者，皆可逐水。常选十枣汤、舟车丸、甘遂通结汤等。

2. 注意事项

（1）注意下之时机：使用下法，意在祛邪，既不宜迟，也不可过早，总以及时为要。只要表解里实，选用承气诸剂，釜底抽薪，顿挫邪势，常获良效。临床每见通便二三次后，高热递退，谵语即止，舌润津复。如邪虽陷里，尚未成实，过早攻下，则邪正相扰，易生变证。如伤寒表证未罢，病在阳也，下之则会转为结胸；或邪虽入里，而散漫于三阴经络之间，尚未结实，若攻下之，可成痞气。然而临床若拘于"下不厌迟"和"结粪方下"之说，以致邪已入里成实，医者仍失时不下，可使津液枯竭，攻补两难，甚则势难挽回。故吴又可在《温疫论》中强调指出："大凡客邪贵乎早逐，乘入气血未乱，肌肉未消，津液未耗，患者不至危殆，投剂不至掣肘，愈后亦易平复……勿拘于下不厌迟之说。"他又说："承气本为逐邪，而非专为结粪而设也。如必俟其粪结，血液为热所搏，变证迭起，是犹酿痈贻害，医之过也。"

（2）注意下之峻缓：使用下法逐邪，当度邪之轻重，察病之缓急，以定峻下缓下。如泻实热多用承气汤，但因热结之微甚而有所选择：大承气用于痞满燥实兼全者，小承气用于痞满燥而实轻者，调胃承气则用于燥实而痞满轻者。泻剂之剂量亦与峻缓有关。一般量多剂大常峻猛，量少剂小则缓和。此外泻下之峻缓，尚与剂型有关，攻下之力，汤剂胜于丸散，如需峻下，反用丸剂，亦可误事；如欲缓下，则宜丸剂，如麻仁丸之用于脾约证等。

（3）注意分清虚实：实证当下，已如前述。虚人禁下，古籍早有明文，诸如患者阳气素微者不可下，下之则呃；患者平素胃弱，亦不可下，下之则易出变证。对这些虚人患病，又非下不可，则当酌选轻下之法，或选润导之法，或选和下之法；亦可采取先补而后攻，或暂攻而随后补。此皆辨虚人之下，下之得法之需也。

（四）消法

消法，亦称消导或消散法，即通过消导和散结，使积聚之实邪逐渐消散的治法。消法应用广泛，主要包括化食、磨积、豁痰、利水等几个方面。

1. 应用要点

（1）化食：化食为狭义之消法，亦称消食法，即用消食化滞的方药以消导积滞。适用于因饮食不节，食滞肠胃，以致食欲缺乏，上腹胀闷，嗳腐呕吐，舌苔厚腻等症。一般多选保和丸、楂曲平胃散之类。如病情较重，腹痛泄泻，泻下不畅，苔厚黄腻，多属食滞兼有湿热，又宜选用枳实导滞丸之类，以消积导滞、清利湿热；脾虚而兼食滞者，则宜健脾消导，常用枳术丸之类。

（2）磨积：就气积之治疗而言，凡脾胃气滞，均宜行气和胃，如胃寒气滞，疼痛较甚者，用良附丸；如兼火郁，则用越鞠丸；肝郁气滞，宜行气疏肝，一般多用柴胡疏肝散；兼见血瘀刺痛者，加用丹参饮等。就血积之治疗而言，则须视血瘀之程度而酌选活血、行血及破血之法。活血，是以调节寒热偏胜为主，辅以活血之品，以促进血液运行。如寒凝血瘀之痛经，用温经汤加减；温病热入营血兼有瘀滞，用清营汤加减等。行血，是以活血为主，配以行气之品，以收通畅气血、宣痹止痛之效。如用失笑散治真心痛及胸胁痛。破血，是以破血逐瘀为主，或与攻下药并用，以攻逐瘀血、蓄血及癥块，常用血府逐瘀汤、桃核承气汤、大黄䗪虫丸等。

（3）豁痰：由于肺为贮痰之器，故豁痰则以治肺为主。而脾为生痰之源，故化痰常兼治脾。风寒犯肺，痰湿停滞，宜祛风化痰，如用止嗽散、杏苏散；痰热相结，壅滞于肺，又宜清热化痰，如用清气化痰丸；痰湿内滞，肺气上逆，则宜祛痰平喘，偏寒者用射干麻黄汤，兼热者用定喘汤；脾虚而水湿运化失权，聚而生痰，痰湿较显者用二陈汤。

（4）利水：利水一法，既应区别水停之部位，又须辨明其性质。如水饮内蓄，其在中焦者，为渴为呕，为下利，为心腹痛，症状多端，一般可用茯苓、白术、半夏、吴茱萸等为主药；其在下焦者，虚冷则温而导之，如肾气丸；湿热则清而泄之，如八正散。水饮外溢者，必为浮肿，轻则淡渗利湿，重则从其虚实而施剂。阴水宜温利之方，如实脾散；阳水宜清利之剂，如疏凿饮子等。

2. 注意事项

（1）注意辨清病位：由于病邪郁滞之部位有在脏、在腑、在气、在血、在经络等不同，消散之法亦应按其受病部位之不同而论治，用药亦须使其直达病所，则病处当之，收效较快，且不致诛伐无辜。

（2）注意辨清虚实：消法虽不及下法之猛烈，但总属攻邪之法，务须分清虚实，以免误治。如脾虚水肿，土衰不能制水而起，非补土难以利水；真阳大亏，肾衰不能主水而肿，非温肾难消其肿。他如脾虚失运而食滞者，气虚津停而酿痰者，肾虚水泛而饮停者，血枯乏源而经绝者，皆非消导所可行，如妄用或久用之，则常会导致变证的发生。

（五）补法

补法，亦称补益法，即通过补益人体的阴阳气血，以消除各种不足证候，或扶正以祛邪，促使病证向愈的治法。

1. 应用要点

补法的内容十分丰富，其临床应用甚为广泛，但究其大要，主要包括以下几个方面。

（1）补气：气虚为虚证中常见的证候，但有五脏偏重之不同，故补气亦有补心气、补肺气、补脾气、补肾气、补肝气等不同法则。尚须指出的是，因少火生气，血为气之母，故补气中应区别不同情况，配以助阳药和补血药，则收效更佳。

（2）补血：血虚临床亦甚常见，若出现头晕目眩，心悸怔忡，月经量少，色淡，面唇指甲淡白失荣，舌淡脉细等症，当用补血之法，方如四物汤等。因气为血帅，阳生阴长，故补血须不忘补气。

（3）补阴：阴虚亦为虚证中常见之证候，其表现也很复杂，故补阴之要点重在分清病位，方能药证相对，收效显著。如不分清阴虚之所在，用滋肝阴之一贯煎去补肺阴，用养胃阴之益胃汤去补肾阴，缺乏针对性，势必影响效果。

（4）补阳：阳虚的临床表现，主要为畏寒肢冷，冷汗虚喘，腰膝酸软，腹泻水肿，舌胖而淡，脉沉而迟等症，当用补阳之法，常选右归丸治肾阳虚，理中汤治脾阳虚，桂枝甘草汤治心阳虚等，都要注重分清病位。

2. 注意事项

（1）注意兼顾气血：气血皆是人体生命活动的物质基础，气为血帅，血为气母，关系极为密切，气虚可致血虚，血虚可致气虚。故治气虚常兼顾补血，如补中益气汤之配用当归；治血虚又常注重补气，如当归补血汤之重用黄芪。至于气血两亏者，自应气血双补。

（2）注意调补阴阳：阴和阳在整个病机变化过程中，可分不可离。一方虚损，常可导致对方的失衡。例如肾阴虚久则累及肾阳，肾阳虚也可累及肾阴，常形成阴损及阳或阳损及阴的肾阴阳两虚。因此，不仅对肾阴阳两虚治以阴阳双补，而且对于单纯阴虚或阳虚之证，补益时也应顾及对方。所以张景岳在《景岳全书》中就强调："善补阳者，必于阴中求阳，则阳得阴助而生化无穷；善补阴者，必于阳中求阴，则阴得阳升而泉源不竭。"此说极为精当。

（3）注意分补五脏：每一脏腑的生理功能不同，其虚损亦各具特点，故《难经》提出了"五脏分补"之法。《景岳全书》也曾指出："用补之法，则脏有阴阳，药有宜否。宜阳者必先于气，宜阴者必先乎精，凡阳虚多寒者，宜补以甘温，而清润之品非所宜；阴虚多热者，宜补以甘凉，而辛燥之类不可用。"由于"肾为先天之本""脾为后天之本"，故补益脾肾二脏，素为医家所重，至于补脾补肾，孰重孰轻，当视具体病情而各有侧重，不可偏废。

（4）注意补之峻缓：补有峻缓，应量证而定。凡阳气骤衰，真气暴脱，或血崩气脱，或津液枯竭，皆宜峻补，使用大剂重剂，以求速效。如正气已虚，但邪气尚未完全消除，宜用缓补之法，不求速效，积以时日，渐以收功。对于病虽属虚，而用补法有所顾忌者，如欲补气而于血有虑，欲补血又恐其碍气，欲补上而于下有碍，欲补下而于上有损，或其症似虚非虚，似实非实，则可择甘润之品，用平补之法较为妥当。此外，对于虚不受补者，如拟用补，更当以平补为宜。

（5）注意不可妄补：虚证当补，无可非议。但因药性皆偏，益于此必损于彼。大凡有益于阳虚者，必不利于阴；有益于阴虚者，必不利乎阳。同时无毒之药，性虽和平，久用多用则亦每气有偏胜。由此可知，无虚之证，妄加以补，不仅无益，反而有害。此外，若逢迎病家畏攻喜补之心理而滥施补剂，则为害尤甚。

（六）温法

温法，亦称温阳法。即通过扶助人体阳气以温里祛寒、回阳，从而消除里寒证的治法。主要包括温里散寒、温经散寒和回阳救逆三个方面。

1. 应用要点

（1）温里散寒：由于寒邪直中脏腑，或阳虚内寒，症见身寒肢凉、脘腹冷痛、呕吐泄泻、舌淡苔润、脉沉迟弱等，宜温中散寒，常选用理中汤、吴茱萸汤之类。若见腰痛水肿、夜尿频频等症，则属脾肾虚寒，阳不化水，水湿泛滥，又宜酌选真武汤、济生肾气丸等，以温肾祛寒，温阳利水。

（2）温经散寒：由于寒邪凝滞于经络，血脉不畅，症见四肢冷痛，肤色紫暗，面青舌瘀，脉细而涩等，法当温经散寒，养血通脉，常选用当归四逆汤等。如寒湿浸淫，四肢拘急，发为痛痹，亦宜温散，常用乌头汤。

（3）回阳救逆：由阳虚内寒可进而导致阳气虚脱，症见四肢厥逆，畏寒蜷卧，下利清谷，冷汗淋漓，气短难续，口鼻气冷，面色青灰，苔黑而润，脉微欲绝等，急宜回阳救逆，并辅以益气固脱，常酌选四逆汤、参附汤、回阳救急汤等。

2. 注意事项

（1）注意辨识假象：使用温法，必须针对寒证，勿为假象所惑，对真热假寒，尤须仔细辨明，以免误用温法。如伤寒化燥，邪热传里，见口咽干、便闭谵语，以及发黄狂乱、衄血便血诸症，均不可温。若病热已深，厥逆渐进，舌则干枯，反不知渴；又或夹热下利，神昏气弱；或脉来涩滞，反不应指；或面似烟熏，形如槁木，近之无声，望之似脱；甚至血液衰耗，筋脉拘挛，但唇齿舌干燥而不可解者。凡此均属真热假寒之候，均不宜温。若妄投热剂，必致贻误，使病势逆变。

（2）注意掌握缓急：寒证较重，温之应峻；寒证轻浅，温之宜缓。由于温热之药，性皆躁烈，因而临床常见温之太过，寒证虽退，但因耗血伤津，反致燥热之证。因此，如非急救回阳，宜少用峻剂重剂。寒而不虚，当专用温；若寒而且虚，则宜甘温，取其补虚缓寒。而兼痰、兼食、兼滞者，均宜兼而治之。故温法之运用，应因证、因人、因时，方能全面照顾。

（七）和法

和法，亦称和解法，即通过和解表里的方药，以解除半表半里证的一种治法。和法的内容丰富，应用广泛，究其大要，对外感疾病用于和解表里，对内伤杂病则主要用于调和肝脾、调和胆胃以及调和胃肠等方面。

1. 应用要点

（1）和解表里：外感半表半里之证，邪正分争，症见往来寒热，胸胁苦满，心烦喜呕，口苦咽干，苔薄脉弦等，法当和解表里，以扶正祛邪、清里达表的小柴胡汤为代表。

（2）调和肝脾：情志抑郁，肝脾失调，症见两胁作痛，寒热往来，头痛目眩，口燥咽干，神疲食少，月经不调，乳房作胀，脉弦而细者，宜选逍遥散疏肝解郁、健脾和中。传经热邪，阳气内郁，而致手足厥逆；或脘腹疼痛，或泻痢下重者，又宜四逆散疏肝理脾，和解表里。如胁肋疼痛较显，用柴胡疏肝散较佳。若因肝木乘脾，症见肠鸣腹痛，痛则泄泻，脉弦而缓者，宜泻肝补脾，用痛泻要方之类。

（3）调和胆胃：胆气犯胃，胃失和降，症见胸胁胀满，恶心呕吐，心下痞满，时或发热，心烦少寐，或寒热如疟，寒轻热重，胸胁胀痛，口苦吐酸，舌红苔白，脉弦而数者，法当调和胆胃，以蒿芩清胆汤为代表方。

（4）调和胃肠：邪在胃肠，寒热失调，腹痛欲呕，心下痞硬等症，治宜寒温并用、调和胃肠，常以干姜、黄芩、黄连、半夏等为主组方。胃气不调，心下痞硬，但满不痛，或干呕，或呕吐、肠鸣下利者，宜用半夏泻心汤，以和胃降逆，开结除痞。伤寒胸中有热，胃中有寒，升降失常，腹中痛，欲呕吐者，又宜用黄连汤，以平调寒热，和胃降逆。

2. 注意事项

（1）辨清偏表偏里：邪入少阳，病在半表半里，固当用小柴胡以和解之，但有偏表偏里及偏寒偏热之不同，又宜适当增损，变通用之。一般而论，寒邪外袭，在表为寒，在里为热，在半表半里，则为寒热交界之所，故偏于表者则寒多，偏于里者则热多，用药须与之相称。

（2）兼顾偏虚偏实：邪不盛而正渐虚者，固宜用和法解之，但有偏于邪盛或偏于正虚之不同，治宜适当变通用之。如小柴胡用人参，所以补正气，使正气旺，则邪无所容，自然得汗而解；但亦有表邪失汗，腠理闭塞，邪无出路，由此而传入少阳，热气渐盛，此非正气之虚，故有不用人参而和解自愈者，是病有虚实不同，则法有所变通。仲景有小柴胡汤之加减法，对出现口渴者，去半夏，加人参、栝楼根；若不渴而外有微热者，去人参，加桂枝，即是以渴不渴分辨是否伤津，从而增减药物，变通之用法。

（3）不可滥用和法：由于和法适应证广，用之得当，疗效甚佳，且性平和，药势平稳，常为医者所采用，但又不可滥用。如邪已入里，烦渴、谵语诸症丛生，而仅以柴胡汤主之，则病不解；温病在表，未入少阳，误用柴胡汤，则变证迭生。此外，内伤劳倦，气虚血虚，痈肿瘀血诸证，皆可出现寒热往来，似疟非疟，均非柴胡汤所能去之。但柴胡汤也并非不可用于内伤杂病，若能适当化裁，斟酌用之，也常能收到良效。这些审证加减，则又不属滥用和法之例。

（八）吐法

吐法，是通过使之呕吐而排除留着于咽喉、胸膈、胃脘的痰涎、宿食和毒物等有形实邪，以达到治疗目的的治法。主要包括峻吐法、缓吐法与外探法3种。

1. 应用要点

（1）峻吐法：用于体壮邪实，痰食留在胸膈、咽喉之间的病证。如症见胸中痞硬、心中烦躁或懊憹、气上冲咽喉不得息、寸脉浮且按之紧者，是痰涎壅胸中，或宿食停于上脘之证，宜涌吐痰食，用瓜蒂散之类。如浊痰壅塞胸中的癫痫，以及误食毒物尚在胃脘者，宜涌吐风痰，用三圣散之类。如中风闭证，痰涎壅塞，内窍闭阻，人事不省，不能言语，或喉痹紧急，宜斩关开闭，用救急稀涎散之类。峻吐法是适用于实证的吐法，如属中风脱证者则忌之。

（2）缓吐法：用于虚证催吐。虚证本无吐法，但痰涎壅塞非吐难以祛逐，只有用缓和的吐法，邪正兼顾以吐之，参芦饮为代表方。

（3）外探法：以鹅翎或指探喉以催吐，或助吐势。用于开提肺气而通癃闭，或助催吐方药迅速达到致吐目的。

2. 注意事项

（1）注意吐法宜忌：吐法用于急剧之证，收效固然迅速，但易伤胃气，故虚人、妊娠、产后一般不宜使用，如定须催吐才能除病，可选用外探法、缓吐法。

（2）注意吐后调养：催吐之后，要注意调理胃气，糜粥自养，不可恣进油腻煎炸等不易消化食物，以免更伤胃气。

【附】涩法

涩法，亦称固涩法，即通过收敛固涩，以消除滑脱之证的治法。主要包括固表敛汗、固精涩尿、涩肠止泻3个方面。

1. 应用要点

（1）固表敛汗：表虚不固则多汗，无论自汗、盗汗，皆可固表敛汗。自汗多属阳虚，应收敛与补气并用，方如牡蛎散等；盗汗多属阴虚，则应收敛与滋阴并用，方如生脉散加味。

（2）固精涩尿：肾气虚弱，精关不固，则遗精、滑精；肾气虚弱，膀胱失约，则多尿遗尿，均宜固肾收涩。遗精、滑精者，法当补肾固精，用金锁固精丸、水陆二仙丹之类；多尿遗尿者，则应补肾涩尿，用桑螵蛸散之类。

（3）涩肠止泻：脾阳不振，或脾肾阳衰，以致久泻不止，均宜涩肠止泻，一般可用桃花汤。脾阳不振，可与理中丸合方；脾肾阳衰，宜与四神丸并用；全身虚寒较显者，又宜选用真人养脏汤之类。

此外，用五味子收敛肺气，以治久咳；用金樱子、芡实等收敛固涩，以治带下，均属涩法范围。

2. 注意事项

（1）注意实证忌涩：涩法乃用于久病正虚，对于暴病邪实，切忌妄用。诸如热痢初起，伤食泄泻，热迫汗出、肺热喘咳、血热妄行等证，均不可妄用涩法，以免留邪，产生变证，而应重在祛邪，方能获效。对于外感病也忌涩法，而应宣透解肌，使邪外出；对内伤杂病，涩法用之不当，亦常引起口渴、干燥、便秘、腹胀等种种不良反应，故应慎之。

（2）重视治病之本：因涩法毕竟是一种偏于局部、重在对症之治法，非治本之法，故须审证求因，治本为要。试以汗证为例，内伤虚汗，亦非均须用涩。如气虚自汗，常以玉屏风散而获效；阴虚盗汗，则常用六味地黄丸而收功。可见无论自汗、盗汗，不应见汗止汗，而应审其发病之本，从整体辨证而治之。

上述八法，在临床上往往配合运用。因为病情是复杂多变的，单用一法难以适应，常须两法或多法合用，方能全面照顾。正如《医学心悟》所说："一法之中，八法备焉，八法之中，百法备焉。"所以临证处方，务须针对具体病情，灵活运用八法，才能获得良效。八法配合运用有以下几种常见方式。

一是汗下并用。病邪在表者宜汗，病邪入里者当下。如既有表证，又有里证，一般当先解表而后攻里。故《伤寒论》有表不解，不可攻里之禁。但在内外壅实，表里俱急时，则不能拘于先表后里之常法，而须汗下并用以表里双解。如桂枝加大黄汤证，既有恶风发热、头痛项强的表证，又有腹满而痛的里证，故用桂枝汤解表为主，复兼用大黄以攻里。而《金匮要略》之厚朴七物汤证，则又是里证重于表证，发热十日不解，脉仍见浮，表明表邪未除；腹满脉数，大便秘而不行，提示胃有实热气滞，病的重心趋于里。故方中重用厚朴、枳实消痞泄满，佐大黄的通便导滞，重在攻里为主，兼用桂枝、生姜、甘草、大枣解表散寒，调和营卫。其他如刘河间的双解散，则为汗、清、下三法合用之方，适用于风热壅盛，表里俱实之证。

二是补下并用。虚证用补，实证用攻，此为常法。但病有邪实正虚者，攻邪则正气不支，补正则邪实愈壅，先攻后补或先补后攻亦非所宜，则应攻补兼施，补下并用。如《伤寒六书》陶氏黄龙汤，治热病当下失下，心下硬满，下利纯清水，谵语，口渴，身热；或素体气血亏损，且患阳明胃家实之证；或因误治致虚，而腑实犹存者。方中既用大承气汤峻下以去其实，又用人参、当归等以救其虚，乃是治疗瘟疫应下失下，正虚邪实之名方。但攻下仍峻，用之宜慎。临床常见温病热结阴亏，燥屎不行，下之不通者，则补阴与攻下并用。例如《温病条辨》增液承气汤，方中既有增液汤以滋阴增液，又有硝、黄泻热通便，但用时仍宜审慎。故吴鞠通指出，阳明温病，下之不通，如属津液不足，无水舟停者，间服增液汤以增其津液，若其不下者，然后予增液承气汤缓缓服之。

三是温清并用。寒证当温，热证宜清，此为常法。但病有寒热错杂者，或上寒下热，或上热下寒，单用温不能祛其寒，单用清不能去其热，必须温清并用。《伤寒论》中温清并用之法甚多，如"伤寒胸中有热，胃中有邪气，腹中痛，欲呕吐者，黄连汤主之"，此即在上之胸中有热，在下之胃中有寒，寒热失调、升降失司之证。故方中用黄连泻胸中之热，用干姜、桂枝温胃中之寒，从而促使寒散热消，升降恢复，诸证即愈。又如寒热交结之痞证，用半夏泻心汤治之，方中既有黄连、黄芩苦降泄热，又有干姜、半夏温辛以开痞散结。

四是消补并用。单纯积滞宜消，单纯虚证宜补。但如积聚与痰湿交阻，而又脾虚不运者，则宜消补并用。如《兰室秘藏》之枳实消痞丸，即为消痞与补脾并用之法，主治心下痞满，食欲不振，神气倦怠，或胸腹痞胀，食不消化，大便不畅者。方中既用枳实、厚朴、半夏、麦芽以消痞除满，化食和胃；又用参、术、苓、草补气健脾，以助散结消痞之力，使攻不伤正，补不碍邪，共奏祛邪扶正之功。再如《金匮要略》之鳖甲煎丸，既有破血攻瘀、行气散结、利水消肿之品，以消癥散结，又有人参、阿胶补养气血之剂，亦属消补并用之法。

二、脏腑常用治法

（一）肝胆之治法

1. 疏肝

疏肝，即通过解郁、理气、活血以疏畅肝郁之气滞血瘀的治法。主要包括疏肝调气、疏肝活血2法。

（1）疏肝调气法：适用于头部巅顶及两侧胀痛、胸胁胀痛、少腹胀痛、睾丸胀痛、行经胀痛等，以逍遥散、柴胡疏肝散、加味乌药汤为代表方。

（2）疏肝活血法：适用于肝气不疏而血瘀，胁肋刺痛、少腹胀痛拒按、月经量少而夹块等症，以疏肝解郁汤、膈下逐瘀汤为代表方。

2. 清肝

清肝，即以清热泻火为主，或佐以养阴，为消除肝胆火旺的治法，主要包括清解肝热、清肝止血2法。

（1）清解肝热法：适用于肝热所致之头昏、烦闷、目赤、阴囊肿痛，以及肝热伤阴所致之烦热、咽干、便结等症。以丹栀逍遥散、黑逍遥散、滋水清肝饮以及青蒿鳖甲汤之类为代表方。肝胆热重者宜选龙胆泻肝汤或当归龙荟丸之类。

（2）清肝止血法：适用于肝火灼胃的吐血，肝火犯肺的咯血、衄血，以及肝经血热的血崩等症。以十灰丸、四生丸、槐花散、清经止血汤等为代表方。

3. 养肝

养肝，即通过滋阴、养血以补肝之虚，缓肝之急。主要包括滋养柔肝、补养肝血2法。

（1）滋养柔肝法：适用于肝失柔润，以致拘挛、震颤、疼痛为主之肝阴不足之证。以芍药甘草汤、一贯煎、滋水清肝饮为代表方。

（2）补养肝血法：适用于肝血亏虚，症见头晕目眩、心悸耳鸣，或妇女崩漏等症。以四物汤、当归补血汤为代表方。

4. 平肝

平肝，即通过泻火、滋阴、重镇以平定潜镇肝阳。主要包括平抑肝阳、镇肝息风2法。

（1）平抑肝阳法：适用于肝阳上亢，以眩晕头痛、严重失眠、烦躁不安，或兼惊痫抽搐为主要见症者。以天麻钩藤饮、羚羊角散为代表方。

（2）镇肝息风法：适用于肝阳上扰，肝风内动，症见头目眩晕、耳鸣昏厥、抽搐震颤，甚则颠仆、口眼歪斜、半身不遂。以镇肝息风汤、建瓴汤为代表方。

5. 温肝

温肝，即通过温阳散寒，以治疗肝寒病证。主要包括温散肝寒、温肝行气和温补肝阳3法。

（1）温肝散寒法：适用于寒邪伤肝，病势急骤，症见四肢厥冷、指甲青紫、腹冷痛，或囊卷阴缩，或腿肚转筋。以当归四逆汤、当归四逆加吴茱萸生姜汤为代表方。

（2）温肝行气法：适用于肝寒气滞，小腹疼痛，或痛引睾丸之证。以天台乌药散、暖肝煎为代表方。

（3）温补肝阳法：适用于素体阳虚，复遭寒入伤肝，症见巅顶头痛、呕吐涎沫、脘腹冷痛、四肢不温、小腿拘挛。以吴茱萸汤、吴萸木瓜汤为代表方。

6. 清胆

清胆，即清除胆热的治法，主要包括清胆利湿、清胆和胃、清胆豁痰3法。

（1）清胆利湿法：适用于肝胆郁结而胁痛，湿热内蕴、胆汁外溢而发为黄疸者。以茵陈蒿汤为代表方。

（2）清胆和胃法：适用于肝胆湿热所致的烦热、失眠、眩晕、呕吐等症。以蒿芩清胆汤为代表方。

（3）清胆豁痰法：适用于胆虚痰湿所致之易惊、心悸、眩晕、失眠、呕吐、虚痫等症。以温胆汤、半夏白术天麻汤为代表方。

（二）脾胃之治法

1. 健脾

健脾，即通过补益脾气以恢复其运化功能的治法。主要包括补气健脾、补气升陷两法。

（1）补气健脾法：适用于脾气虚弱，症见食欲不振、肠鸣便溏、短气懒言等；以四君子汤、香砂六君子汤和参苓白术散为代表方。

（2）补气升陷法：适用于脾虚中气下陷，症见少气懒言、阴挺、脱肛、泄泻、遗尿、带下、久痢、气虚发热、气虚便秘等。以补中益气汤、升陷汤、举元煎为代表方。

2. 温脾

温脾，即通过温补脾胃之阳以消除中焦虚寒的治法。主要包括温运脾阳、温胃祛寒法。

（1）温运脾阳法：适用于中焦虚寒证之呕吐、泄泻、腹脘胀痛、喜温喜按等。以大建中汤、小建中汤、温脾汤为代表方。

（2）温胃祛寒法：适用于素体阳虚胃寒，经常呕吐、胃痛而喜温喜按者；或寒邪伤胃，发病较急，呕吐、胃脘胀痛且喜热者。以吴茱萸汤、良附丸等为代表方。

3. 养胃

养胃，即通过滋养脾胃之阴以恢复脾胃受纳、运化功能的治法。主要包括滋养脾阴和胃阴2法。

（1）滋养脾阴法：适用于脾阴不足而运化失常之长期低热、口干舌燥、气短乏力、食欲不振、大便不畅等症。以参苓白术散为代表方。

（2）滋养胃阴法：适用于温病后期，胃液被劫，而见口干、咽燥、渴喜冷饮等症。以益胃汤、五汁饮、甘露饮为代表方。

4. 清胃

清胃，即清泻胃热之治法。主要包括清泄阳明胃热和清泄胃中积热2法。

（1）清泄阳明胃热法：适用于阳明热盛，或温病邪在气分呈现高热、汗出、烦渴引饮等症。以白虎汤为代表方。若热病后期，余热未尽，气阴两伤，呈现烦渴呕逆，少气虚烦者，宜竹叶石膏汤清热生津、益气和胃。

（2）清泄胃中积热法：适用于胃中积热，症见口臭、口疮、牙痛，喜凉畏热，或齿龈红肿溃烂，或唇口腮颊肿痛等，以清胃散为代表方。

5. 泻胃

泻胃，即用通里攻下方药以泻胃热、下积滞之治法。

适用于胃热与肠中积滞相结的腑实证，出现腹胀满痛、大便秘结，甚至神昏谵语等症。以三承气汤为代表方。

6. 和胃

和胃，即用消导食积的方药，消除气滞食积，以调和胃气的治法。

适用于饮食停滞于胃，或积滞中焦而生湿蕴热，症见脘腹痞满、嗳腐噫气、恶食吐泻，或大便不畅者。以保和丸、枳实导滞丸为代表方。

7. 降胃

降胃，即用顺气降逆之方药以纠正胃气上逆的治法。主要包括温胃降逆法和清胃降逆法2法。

（1）温胃降逆法：适用于因寒证所致之呕吐、呃逆。以大半夏汤、旋覆代赭石汤、干姜人参半夏丸、丁香柿蒂汤为代表方。

（2）清胃降逆法：适用于热证所致的呕吐、呃逆。以橘皮竹茹汤、黄连苏叶汤为代表方。

（三）肺之治法

1. 宣肺

宣肺，即宣通肺气而恢复其肃降功能之治法。主要包括宣肺散寒、宣肺散热、宣肺降逆及宣肺行水4法。

（1）宣肺散寒法：适用于寒邪束表，肺失宣肃，症见恶寒发热、头身疼痛、鼻塞、咳嗽、胸闷不舒、吐痰清稀。以麻黄汤、荆防败毒散为代表方。

（2）宣肺散热法：适用于温邪侵袭，肺卫失宣，症见身热恶风、咽痛、流涕、咳嗽、舌尖红、脉浮等。以桑菊饮、银翘散为代表方。

（3）宣肺降逆法：适用于邪犯肺卫，肺失肃降而喘促、咳嗽者。偏寒的用三拗汤之类，偏热者用麻杏甘石汤之类。

（4）宣肺行水法：适用于外邪侵犯，肺气不宣，不能通调水道，因而水湿停滞，症见浮肿、小便不利，兼有恶风、发热、脉浮等。以越婢汤及越婢加术汤为代表方。

2. 温肺

温肺，即用温阳、祛痰、化饮、降逆的方药以治疗因肺寒所致的痰、哮、喘、咳等症。主要包括温肺平喘、温肺止咳2法。

（1）温肺平喘法：适用于肺寒喘证与哮病。以小青龙汤、苏子降气汤、射干麻黄汤、苓甘五味姜辛半夏杏仁汤为代表方。

（2）温肺止咳法：适用于肺寒咳嗽，痰多、清稀、色白等症，以止咳散为代表方。

3. 清肺

清肺，即通过清泄肺热、清热降逆以消除热毒壅肺、肺热喘咳的治法。主要包括清肺降逆、清肺解毒2法。

（1）清肺降逆法：适用于肺热喘咳之证，以麻杏甘石汤、定喘汤为代表方。

（2）清肺解毒法：适用于热毒壅肺，症见发热、胸痛、咳唾脓血；或咽喉肿痛、腮颊肿痛。以《千金》苇茎汤、普济消毒饮等为代表方。

4. 润肺

润肺，即用滋养肺阴的方药以润肺燥的治法。

适用于温燥伤肺，津液被灼，出现头痛身热、心烦口渴、干咳无痰，或痰少咳出不畅，咳甚则胸痛、鼻燥咽干、咽喉疼痛，既有肺热，又已伤津等症。以桑杏汤、沙参麦冬汤、养阴清肺汤为代表方。

5. 补肺

补肺，即通过补肺气、养肺阴以消除肺虚证候的治法。主要包括补气、滋阴、双补气阴3法。

（1）补益肺气法：适用于肺气虚弱的少气懒言、声低气短、动则气促、自汗等症。以补中益气汤、玉屏风散、人参蛤蚧散为代表方。

（2）滋养肺阴法：适用于肺阴不足，或肺痨阴虚的干咳无痰、痰中带血、午后潮热、盗汗遗精等症。以琼玉膏、百合固金汤为代表方。

（3）双补气阴法：适用于肺之气阴两虚的气短懒言、头昏少神、咽干口渴、久咳、汗多、唇舌干燥等症。以生脉散为代表方。

6. 敛肺

敛肺，即通过收敛肺气以止咳、平喘、止汗、止血的治法。主要包括敛肺降逆、敛肺止血、敛肺止汗3法。

（1）敛肺降逆法：适用于肺气耗散，肺虚不敛的久咳不止、脉细而数之症。以五味子汤、人参补肺饮为代表方。

（2）敛肺止血法：适用于久咳不愈并见咯血者。以五味子、白及、阿胶、海蛤粉等敛肺、止血药为主，辅以百合、百部、贝母等润肺、化痰、止咳之品，共收敛肺止血之效。

（3）敛肺止汗法：适用于气阴两虚，卫外失固而自汗、盗汗甚多、久汗不止等症。以生脉散为代表方。

7. 泻肺

泻肺，即通过宣泄逐饮、通调水道以消除和改善痰水壅肺的治法。

适用于痰水壅肺的喘息气促、胸胁疼痛等症。轻症葶苈大枣泻肺汤，重症十枣汤或大陷胸汤为代表方。

（四）肾之治法

1. 滋肾

滋肾，即用滋养肾阴的方法以改善肾阴不足的治法。主要包括滋养肾阴、滋阴降火、滋肾纳气3法。

（1）滋养肾阴法：适用于肾阴不足，症见腰酸、遗精、盗汗、头痛、耳鸣、咽干、舌燥等。以左归饮、左归丸为代表方。

（2）滋阴降火法：适用于肾阴亏虚，虚火上炎，症见骨蒸潮热、头目眩晕、耳鸣耳聋、失眠盗汗、遗精梦泄、消渴淋沥等。以六味地黄丸、知柏地黄丸、大补阴丸为代表方。

（3）滋肾纳气法：适用于肾阴亏虚，阴虚阳浮，以致肾不纳气而喘促者。以都气丸、八仙长寿丸等为代表方加减。

2. 温肾

温肾，即用温补肾阳的方药以改善肾阳虚损的治法。主要包括温肾助阳、温肾救逆、温肾利水

3法。

（1）温肾助阳法：适用于肾阳不足之阳痿、滑精、不育等症。以人参鹿茸丸为代表方。

（2）温肾救逆法：适用于肾阳虚衰的厥逆、脉微欲绝等症。以四逆汤、参附汤为代表方。

（3）温肾利水法：适用于肾阳不足，气化不行，水湿泛滥，症见面身浮肿、肢体沉重、小便不利、形寒肢冷等。以真武汤、济生肾气丸为代表方。

3. 固肾

固肾，即用收敛固涩肾气的药物以改善肾气不固的治法。主要包括固肾涩精、固肾止带、固肾缩尿3法。

（1）固肾涩精法：适用于肾虚不固，遗精滑泄，日久不愈，兼见盗汗、虚烦、腰痛、耳鸣等症。以固精丸为代表方。

（2）固肾止带法：适用于肾虚不固，见白带清稀、久下不止、腰膝酸软、小便频数、头晕目眩等症。以固肾止带丸（鹿角霜、菟丝子、牡蛎、白术、杜仲、莲须、银杏、芡实）为代表方。

（3）固肾缩尿法：适用于肾虚不固，膀胱失约，见小便频遗、淋漓不断，或小儿遗尿等症。以缩泉丸、桑螵蛸散为代表方。

（五）心之治法

1. 清心

清心，即用清热、凉血、开窍的方药，治疗心经积热、热毒上扰、热蒙清窍的治法。主要包括清心泻火、清热凉血、清心开窍3法。

（1）清泻心火法：适用于心经积热的心烦失眠、口舌糜烂、小便短赤等症。以牛黄清心丸、清心莲子饮、导赤散为代表方。

（2）清心凉血法：适用于温病热入营血的发热且入夜尤甚、神昏谵语、出血发斑等症。以清营汤、犀角地黄汤为代表方。

（3）清心开窍法：适用于温邪内陷心包，热闭清窍的神昏谵语和痉厥之证。以安宫牛黄丸、紫雪丹、至宝丹为代表方。

2. 温心

温心，即用温补心阳的方药治疗心阳虚损和心阳虚脱。主要包括温补心阳和回阳固脱2法。

（1）温补心阳法：适用于心阳不足的心悸、气短等症，可用桂枝甘草汤之类。若心阳痹阻证，见心前憋闷，甚则心痛、自汗、脉结代等。以栝楼薤白汤加活血化瘀和益气之品治之。

（2）回阳固脱法：适用于心阳虚脱之心悸、怔忡、大汗淋漓、四肢厥逆、口唇青紫、上气喘促、呼吸微弱，甚则晕厥昏迷、脉微欲绝之症。当急予参附汤或四逆加人参汤。

3. 补心

补心，即用补益心之气阴的药物以改善心之虚损的治法。主要包括补养心阴和补益心气2法。

（1）补养心阴法：适用于心阴不足的心悸、心烦、易惊、失眠、健忘、多寐、口咽干燥等症。以天王补心丹和酸枣仁汤为代表方。

（2）补益心气法：适用于心气不足的心悸气短、自汗、倦怠无力、面色少华、舌胖嫩、脉虚等症。以养心汤为代表方；若气阴两虚，可选用炙甘草汤。

4. 镇心

镇心，即用镇心安神的药物，以改善心神不安的治法。适用于一切心神不安的心悸、失眠、多梦易惊等症。常用镇心丹、朱砂安神丸、磁朱丸等加减。

5. 开窍

开窍，即是用开窍药物使患者苏醒的治法。开窍法一般分为温开和凉开2种。

温开主要适用于寒邪湿痰所致的中风、痰厥、气厥、突然昏倒、牙关紧闭、痰鸣不醒之症，以苏合香丸辛温开窍醒脑为代表；凉开适用于邪热上扰，逆传营血，呈现抽搐昏迷等症，以牛黄、至宝、紫雪等"三宝"为代表。

第二章 神经系统疾病

第一节 脑出血

　　脑出血（intracerebral hemorrhage，ICH）也称脑溢血，系指原发性非外伤性脑实质内出血，故又称原发性或自发性脑出血。脑出血系脑内的血管病变破裂而引起的出血，绝大多数是高血压伴发小动脉微动脉瘤在血压骤升时破裂所致，称为高血压性脑出血。主要病理特点为局部脑血流变化、炎症反应，以及脑出血后脑血肿的形成和血肿周边组织受压、水肿、神经细胞凋亡。80%的脑出血发生在大脑半球，20%发生在脑干和小脑。脑出血起病急骤，临床表现为头痛、呕吐、意识障碍、偏瘫、偏身感觉障碍等。在所有脑血管疾病患者中，脑出血约占20%～30%，年发病率为60/10万～80/10万，急性期病死率为30%～40%，是病死率和致残率很高的常见疾病。该病常发生于40～70岁，其中>50岁的人群发病率最高，达93.6%，但近年来发病年龄有越来越年轻的趋势。

　　根据本病的临床表现，可归属于中医学"中风""仆击""偏枯""薄厥""大厥""卒中"等范畴。2006年中国中西医结合学会神经科专业委员会制定的《脑梗死和脑出血中西医结合诊断标准（试行）》定为："无论是脑梗死或脑出血，按其临床表现多属于中医学中风病范畴，统称为脑卒中。"

一、病因与发病机制

（一）中医病因病机

1. 风火上炎

素体阳盛，性情急躁，肝火旺盛；或郁怒伤肝，肝郁化火，亢而动风，风火上炎，鼓荡气血上冲犯脑，脑脉受损，血溢出脑脉，遂成出血性中风。

2. 风痰瘀阻

素体肥胖，或过食肥甘醇酒致脾胃受伤，脾运失调，水湿运化失司而致痰湿内生。若烦劳过度，致使阳气升张，引动风阳，内风旋动，夹痰逆于清窍，损伤脑脉，血妄行于脉外而产生脑溢血。

3. 痰热腑实

过食肥甘醇酒辛辣，致脾胃受伤；或素体肝旺，克伐脾土，脾运失调，水湿运化失司而致痰湿内生，郁久化热，形成痰热互结；或肝郁化火，灼津成痰，痰热互结，遂成痰热腑实，腑气不通，气逆上冲，破损脑脉，血溢出脑脉，则发为脑出血。

4. 气虚血瘀

年老体弱，或久病气虚，气不摄血，血不循经，溢出脑脉，离经之血聚而不散成为瘀血，阻闭脑窍，脑神失用，猝然昏仆而中风。

5. 阴虚风动

"年四十而阴气自半，起居衰矣"。年老体弱，或久病气血亏损，阴气耗伤；或劳倦伤肾，肾精亏损，水不涵木，肝肾阴虚，则阴不制阳，虚风动越，上扰脑脉，脉道受损，血不循经而外溢，发为脑出血。

6. 痰湿蒙神

脾为生痰之源，各种原因导致脾运失健，水湿运化失司而致痰湿内生，若情志过极，扰乱气机，痰湿上扰，蒙蔽清窍，损伤脑脉，血溢脉外，即发生脑出血。

7. 痰热内闭

素体痰盛，五志过极，阳亢风动，夹痰夹火，横窜经络，上窜脑脉，迫血妄行，溢出脑脉，蒙蔽清窍而卒中。

8. 元气败脱

年老体衰，或风火、痰湿、痰火上扰清窍，脑脉受损而血外溢；或瘀血阻闭清窍，发生重症脑出血，致元气败脱，阴阳不相维系而离决，神明散乱，则生命危在旦夕。

（二）西医病因及发病机制

1. 病因

高血压及高血压合并小动脉硬化是 ICH 的最常见病因，约 95% 的 ICH 患者患有高血压。其他病因有先天性动静脉畸形或动脉瘤破裂、脑动脉炎血管壁坏死、脑瘤出血、血液病并发脑内出血、Moyamoya 病、脑淀粉样血管病变、梗死性脑出血、药物滥用、抗凝或溶栓治疗等。

2. 发病机制

尚不完全清楚，与下列因素相关。

（1）高血压：持续性高血压引起脑内小动脉或深穿支动脉壁脂质透明样变性和纤维蛋白样坏死，使小动脉变脆，血压持续升高引起动脉壁疝或内膜破裂，导致微小动脉瘤或微夹层动脉瘤。血压骤然升高时血液自血管壁渗出或动脉瘤壁破裂，血液进入脑组织形成血肿。此外，高血压引起远端血管痉挛，导致小血管缺氧坏死、血栓形成、斑点状出血及脑水肿，继发脑出血，可能是子时高血压脑出血的主要机制。脑动脉壁中层肌细胞薄弱，外膜结缔组织少且缺乏外层弹力层，豆纹动脉等穿动脉自大脑中动脉近端呈直角分出，受高血压血流冲击易发生粟粒状动脉瘤，使深穿支动脉成为脑出血的主要好发部位，故豆纹动脉外侧支称为出血动脉。

（2）淀粉样脑血管病：它是老年人原发性非高血压性脑出血的常见病因，好发于脑叶，易反复发生，常表现为多发性脑出血。发病机制不清，可能为：血管内皮异常导致渗透性增加，血浆成分包括蛋白酶侵入血管壁，形成纤维蛋白样坏死或变性，导致内膜透明样增厚，淀粉样蛋白沉积，使血管中膜、外膜被淀粉样蛋白取代，弹性膜及中膜平滑肌消失，形成蜘蛛状微血管瘤扩张，当情绪激动或活动诱发血压升高时血管瘤破裂引起出血。

（3）其他因素：血液病如血友病、白血病、血小板减少性紫癜、红细胞增多症、镰状细胞病等可因凝血功能障碍引起大片状脑出血。肿瘤内异常新生血管破裂或侵蚀正常脑血管也可导致脑出血。维生素 B_1、维生素 C 缺乏或毒素（如砷）可引起脑血管内皮细胞坏死，导致脑出血，出血灶特点通常为斑点状而非融合成片。结节性多动脉炎、病毒性和立克次体性疾病等可引起血管床炎症，炎症致血管内皮细胞坏死、血管破裂发生脑出血。脑内小动、静脉畸形破裂可引起血肿，脑内静脉循环障碍和静脉破裂亦可导致出血。血液病、肿瘤、血管炎或静脉窦闭塞性疾病等所致脑出血亦常表现为多发性脑出血。

脑出血后脑水肿的发生机制：脑出血后机体和脑组织局部发生一系列病理生理反应，其中自发性脑出血后最重要的继发性病理变化之一是脑水肿。由于血肿周围脑组织形成水肿带，继而引起神经细胞及其轴突的变性和坏死，成为患者病情恶化和死亡的主要原因之一。目前认为，ICH 后脑水肿与占位效应、血肿内血浆蛋白渗出和血凝块回缩、血肿周围继发缺血、血肿周围组织炎症反应、水通道蛋白-4（AQP-4）及自由基级联反应等有关。①占位效应：主要是通过机械性压力和颅内压增高引起。巨大血肿可立即产生占位效应，造成周围脑组织损害，并引起颅内压持续增高。早期主要为局灶性颅内压增高，随后发展为弥漫性颅内压增高，而颅内压的持续增高可引起血肿周围组织广泛性缺血，并加速缺血组织的血管通透性改变，引发脑水肿形成。同时，脑血流量降低、局部组织压力增加可促发血管活性物质从受损的脑组织中释放，破坏血-脑屏障，引发脑水肿形成。因此，血肿占位效应虽不是脑水肿形成的直接原因，但可通过影响脑血流量、周围组织压力以及颅内压等因素，间接地在脑出血后脑水肿形成机制中发挥作用。②血肿内血浆蛋白渗出和血凝块回缩：血肿内血液凝结是脑出血超急性期血肿周围组织脑水肿形成的首要条件。在正常情况下，脑组织细胞间隙中的血浆蛋白含量非常低，但在血肿周围组织细胞间隙中却可见血浆蛋白和纤维蛋白聚积，这可导致细胞间隙胶体渗透压增高，使水分渗透到脑组织内形成水肿。此外，血肿形成后由于血凝块回缩，使血肿腔静水压降低，这也将导致血液中的水分渗透到脑组织间隙形成水肿。凝血连锁反应激活、血凝块回缩（血肿形成后血块分离成1个红细胞中央块和1个血清包绕区）以及纤维蛋白沉积等，在脑出血后血肿周围组织脑水肿形成中发挥着重要作用。血凝块形成是脑出血血肿周围组织脑水肿形成的必经阶段，而血浆蛋白（特别是凝血酶）则是脑水肿形成的关键因素。③血肿周围继发缺血：脑出血后血肿周围局部脑血流量显著降低，而脑血流量的异常降低可引起血肿周围组织缺血。一般脑出血后6~8h，血红蛋白和凝血酶释出细胞毒性物质，兴奋性氨基酸释放增多等，细胞内钠聚集，则引起细胞毒性水肿；出血后4~12h，血-脑屏障开始破坏，血浆成分进入细胞间液，则引起血管源性水肿。同时，脑出血后形成的血肿在降解过程中，产生的渗透性物质和缺血的代谢产物，也使组织间渗透压增高，促进或加重脑水肿，从而形成血肿周围半暗带。④血肿周围组织炎症反应：脑出血后血肿周围中性粒细胞、巨噬细胞和小胶质细胞活化，血凝块周围活化的小胶质细胞和神经元中白细胞介素-1（IL-1）、白细胞介素-6（IL-6）、细胞间黏附因子-1（ICAM-1）和肿瘤坏死因子-α（TNF-α）表达增加。临床研究采用双抗夹心酶联免疫吸附试验检测41例脑出血患者脑脊液IL-1和S100蛋白含量发现，急性患者脑脊液IL-1水平显著高于对照组，提示IL-1可能促进了脑水肿和脑损伤的发展。ICAM-1在中枢神经系统中分布广泛。Gong等的研究证明，脑出血后12h神经细胞开始表达ICAM-1，3d达高峰，持续10d逐渐下降；脑出血后1d时血管内皮开始表达ICAM-1，7d达高峰，持续2周。表达ICAM-1的白细胞活化后能产生大量蛋白水解酶，特别是基质金属蛋白酶（MMP），促使血-脑屏障通透性增加，血管源性脑水肿形成。⑤水通道蛋白-4（AQP-4）与脑水肿：过去一直认为水的跨膜转运是通过被动扩散实现的，而水通道蛋白（aquaporin；AQP）的发现完全改变了这种认识。现在认为，水的跨膜转运实际上是一个耗能的主动过程，是通过AQP实现的。AQP在脑组织中广泛存在，可能是脑脊液重吸收、渗透压调节、脑水肿形成等生理、病理过程的分子生物学基础。迄今已发现的AQP至少存在10种亚型，其中AQP-4和AQP-9可能参与血肿周围脑组织水肿的形成。实验研究脑出血后不同时间点大鼠脑组织AQP-4的表达分布发现，对照组和实验组未出血侧AQP-4在各时间点的表达均为弱阳性，而水肿区从脑出血后6h开始表达增强，3d时达高峰，此后逐渐回落，1周后仍明显高于正常组。另外，随着出血时间的推移，出血侧AQP-4表达范围不断扩大，表达强度不断增强，并且与脑水肿严重程度呈正相关。以上结果提示，脑出血能导致细胞内外水和电解质失衡，细胞内外渗透压发生改变，激活位于细胞膜上的AQP-4，进而促进水和电解质通过AQP-4进入细胞内导致细胞水肿。⑥自由基级联反应：脑出血后脑组织缺血缺氧发生一系列级联反应造成自由基浓度增加。自由基通过攻击脑内细胞膜磷脂中多聚不饱和脂肪酸和脂肪酸的不饱和双键，直接造成脑损伤发生脑水肿；同时引起脑血管通透性增加，亦加重脑水肿从而加重病情。

二、病理

肉眼所见：脑出血病例尸检时脑外观可见到明显动脉粥样硬化，出血侧半球膨隆肿胀，脑回宽、脑沟窄，有时可见少量蛛网膜下腔积血，颞叶海马与小脑扁桃体处常可见脑疝痕迹，出血灶一般在2~8cm左右，绝大多数为单灶，仅1.8%~2.7%为多灶。常见的出血部位为壳核出血，出血向内发展可损伤内囊，出血量大时可破入侧脑室。丘脑出血时，血液常穿破第三脑室或侧脑室，向外可损伤内囊。脑桥和小脑出血时，血液可穿破第四脑室，甚至可经中脑导水管逆行进入侧脑室。原发性脑室出血，出血量小时只侵及单个脑室或多个脑室的一部分；大量出血时全部脑室均可被血液充满，脑室扩张积血形成铸型。脑出血血肿周围脑组织受压，水肿明显，颅内压增高，脑组织可移位。幕上半球出血，血肿向下破坏或挤压丘脑下部和脑干，使其变形、移位和继发出血，并常出现小脑幕疝；如中线部位下移可形成中心疝；颅内压增高明显或小脑出血较重时均易发生枕骨大孔疝，这些都是导致患者死亡的直接原因。急性期后，血块溶解，含铁血黄素和破坏的脑组织被吞噬细胞清除，胶质增生，小出血灶形成胶质瘢痕，大者形成囊腔，称为中风囊，腔内可见黄色液体。

显微镜观察可分为三期：①出血期。可见大片出血，红细胞多新鲜。出血灶边缘多出现坏死。软化的脑组织，神经细胞消失或呈局部缺血改变，常有多形核白细胞浸润。②吸收期。出血24～36 h即可出现胶质细胞增生，小胶质细胞及来自血管外膜的细胞形成格子细胞，少数格子细胞含铁血黄素。星形胶质细胞增生及肥胖变性。③修复期。血液及坏死组织渐被清除，组织缺损部分由胶质细胞、胶质纤维及胶原纤维代替，形成瘢痕。出血灶较小可完全修复，较大则遗留囊腔。血红蛋白代谢产物长久残存于瘢痕组织中，呈现棕黄色。

三、临床表现

（一）症状与体征

1. 意识障碍

多数患者发病时很快出现不同程度的意识障碍，轻者可呈嗜睡，重者可昏迷。

2. 高颅压征

表现为头痛、呕吐。头痛以病灶侧为重，意识蒙或浅昏迷者可见患者用健侧手触摸病灶侧头部；呕吐多为喷射性，呕吐物为胃内容物，如合并消化道出血可为咖啡样物。

3. 偏瘫

病灶对侧肢体瘫痪。

4. 偏身感觉障碍

病灶对侧肢体感觉障碍，主要是痛觉、温度觉减退。

5. 脑膜刺激征

见于脑出血已破入脑室、蛛网膜下腔以及脑室原发性出血之时，可有颈项强直或强迫头位，Kernig征阳性。

6. 失语症

优势半球出血者多伴有运动性失语症。

7. 瞳孔与眼底异常

瞳孔可不等大、双瞳孔缩小或散大。眼底可有视网膜出血和视盘水肿。

8. 其他症状

如心律不齐、呃逆、呕吐咖啡色样胃内容物、呼吸节律紊乱、体温迅速上升及心电图异常等变化。脉搏常有力或缓慢，血压多升高，可出现肢端发绀，偏瘫侧多汗，面色苍白或潮红。

（二）不同部位脑出血的临床表现

1. 基底节区出血

为脑出血中最多见者，约占60%～70%。其中壳核出血最多，约占脑出血的60%，主要是豆纹动脉尤其是其外侧支破裂引起；丘脑出血较少，约占10%，主要是丘脑穿动脉或丘脑膝状体动脉破裂引起；尾状核及屏状核等出血少见。虽然各核出血有其特点，但出血较多时均可侵及内囊，出现一些共同症状。现将常见的症状分轻、重两型叙述如下。

（1）轻型：多属壳核出血，出血量一般为数毫升至30 mL，或为丘脑小量出血，出血量仅数毫升，出血限于丘脑或侵及内囊后肢。患者突然头痛、头晕、恶心呕吐、意识清楚或轻度障碍，出血灶对侧出现不同程度的偏瘫，亦可出现偏身感觉障碍及偏盲（三偏征），两眼可向病灶侧凝视，优势半球出血可有失语。

（2）重型：多属壳核大量出血，向内扩展或穿破脑室，出血量可达30～160 mL；或丘脑较大量出血，血肿侵及内囊或破入脑室。发病突然，意识障碍重，鼾声明显，呕吐频繁，可吐咖啡样胃内容物（由胃部应激性溃疡所致）。丘脑出血病灶对侧常有偏身感觉障碍或偏瘫，肌张力低，可引出病理反射，平卧位时，患侧下肢呈外旋位。但感觉障碍常先于或重于运动障碍，部分病例病灶对侧可出现自发性疼痛。常有眼球运动障碍（眼球向上注视麻痹，呈下视内收状态）。瞳孔缩小或不等大，一般为出血侧散大，提示已有小脑幕疝形成；部分病例有丘脑性失语（言语缓慢而不清、重复言语、发音困难、复述差，朗读正常）或丘脑性痴呆（记忆力减退、计算力下降、情感障碍、人格改变等）。如病情发展，血液大量破入脑室或损伤丘脑下部及脑干，昏迷加深，出现去大脑强直或四肢弛缓，面色潮红或苍白，出冷汗，鼾声大作，中枢性高热或体温过低，甚至出现肺水肿、上消化道出血等内脏并发症，最后多发生枕骨大孔疝死亡。

2. 脑叶出血

又称皮质下白质出血。应用CT以后，发现脑叶出血约占脑出血的15%，发病年龄11～80岁不等，40岁以下占30%，年轻人多由血管畸形（包括隐匿性血管畸形）、Moyamoya病引起，老年人常见于高血压动脉硬化及淀粉样血管病等。脑叶出血以顶叶最多见，以后依次为颞叶、枕叶、额叶，40%为跨叶出血。脑叶出血除意识障碍、颅内高压和抽搐等常见症状外，还有各脑叶的特异表现。

（1）额叶出血：常有一侧或双侧的前额痛、病灶对侧偏瘫。部分病例有精神行为异常、凝视麻痹、言语障碍和癫痫发作。

（2）顶叶出血：常有病灶侧颞部疼痛；病灶对侧的轻偏瘫或单瘫、深浅感觉障碍和复合感觉障碍；体象障碍、手指失认和结构失用症等，少数病例可出现下象限盲。

（3）颞叶出血：常有耳部或耳前部疼痛，病灶对侧偏瘫，但上肢瘫重于下肢，中枢性面、舌瘫可有对侧上象限盲；优势半球出血可出现感觉性失语或混合性失语；可有颞叶癫、幻嗅、幻视、兴奋躁动等精神症状。

（4）枕叶出血：可出现同侧眼部疼痛，同向性偏盲和黄斑回避现象，可有一过性黑和视物变形。

3. 脑干出血

（1）中脑出血：中脑出血少见，自CT应用于临床后，临床已可诊断。轻症患者表现为突然出现复视、眼睑下垂、一侧或两侧瞳孔扩大、眼球不同轴、水平或垂直眼震，同侧肢体共济失调，也可表现大脑脚综合征（Weber综合征）或红核综合征（Benedikt综合征）。重者出现昏迷、四肢迟缓性瘫痪、去大脑强直，常迅速死亡。

（2）脑桥出血：占脑出血的10%左右。病灶多位于脑桥中部的基底部与被盖部之间。患者表现突然头痛，同侧Ⅵ、Ⅶ、Ⅷ脑神经麻痹，对侧偏瘫（交叉性瘫痪），出血量大或病情重者常有四肢瘫，很快进入意识障碍、针尖样瞳孔、去大脑强直、呼吸障碍，多迅速死亡。可伴中枢性高热、大汗和应激性溃疡等。一侧脑桥小量出血可表现为脑桥腹内侧综合征（Foville综合征）、闭锁综合征和脑桥腹外侧综合征（Millard-Gubler综合征）。

（3）延髓出血：延髓出血更为少见，突然意识障碍，血压下降，呼吸节律不规则，心律失常，轻症病例可呈延髓背外侧综合征（Wallenberg综合征），重症病例常因呼吸心跳停止而死亡。

4. 小脑出血

约占脑出血的10%。多见于一侧半球的齿状核部位，小脑蚓部也可发生。发病突然，眩晕明显，频繁呕吐，枕部疼痛，病灶侧共济失调，可见眼球震颤，同侧周围性面瘫，颈项强直等，如不仔细检查，易误诊为蛛网膜下腔出血。当出血量不大时，主要表现为小脑症状，如病灶侧共济失调，眼球震颤，构音障碍和吟诗样语言，无偏瘫。出血量增加时，还可表现有脑桥受压体征，如展神经麻痹、侧视麻痹等，以及肢体偏瘫和（或）锥体束征。病情如继续加重，颅内压增高明显，昏迷加深，极易发生枕骨大孔疝死亡。

5. 脑室出血

分原发与继发两种，继发性系指脑实质出血破入脑室者；原发性指脉络丛血管出血及室管膜下动脉破裂出血，血液直流入脑室者。以前认为脑室出血罕见，现已证实占脑出血的3%～5%。55%的患者出血量较少，仅部分脑室有血，脑脊液呈血性，类似蛛网膜下腔出血。临床常表现为头痛、呕吐、项强、Kernig征阳性、意识清楚或一过性意识障碍，但常无偏瘫体征，脑脊液血性，酷似蛛网膜下腔出血，预后良好，可以完全恢复正常；出血量大，全部脑室均被血液充满者，其临床表现符合既往所谓脑室出血的症状，即发病后突然头痛、呕吐、昏迷、瞳孔缩小或时大时小、眼球浮动或分离性斜视，四肢肌张力增高，病理反射阳性，早期出现去大脑强直，严重者双侧瞳孔散大，呼吸深，鼾声明显，体温明显升高，面部充血多汗，预后极差，多迅速死亡。

四、辅助检查

（一）头颅CT

发病后CT平扫可显示近圆形或卵圆形均匀高密度的血肿病灶，边界清楚，可确定血肿部位、大小、形态及是否破入脑室，血肿周围有无低密度水肿带及占位效应（脑室受压、脑组织移位）和梗阻性脑积水等。早期可发现边界清楚、均匀的高度密度灶，CT值为60～80 Hu，周围环绕低密度水肿带。血肿范围大时可见占位效应。根据CT影像估算出血量可采用简单易行的多田计算公式：出血量（mL）= 0.5 × 最大面积长轴（cm）× 最大面积短轴（mL）× 层面数。出血后3～7 d，血红蛋白破坏，纤维蛋白溶解，高密度区向心性缩小，边缘模糊，周围低密度区扩大。病后2～4周，形成等密度或低密度灶。病后2个月左右，血肿区形成囊腔，其密度与脑脊液近乎相等，两侧脑室扩大；增强扫描，可见血肿周围有环状高密度强化影，其大小、形状与原血肿相近。

（二）头颅MRI/MRA

MRI的表现主要取决于血肿所含血红蛋白量的变化。发病1 d内，血肿呈T_1等信号或低信号，T_2呈高信号或混合信号；第2日～1周内，T_1为等信号或稍低信号，T_2为低信号；第2～4周，T_1和T_2均为高信号；4周后，T_1呈低信号，T_2为高信号。此外，MRA可帮助发现脑血管畸形、肿瘤及血管瘤等病变。

（三）数字减影血管造影（DSA）

对脑叶出血、原因不明或怀疑脑血管畸形、血管瘤、Moyamoya病和血管炎等患者有意义，尤其血压正常的年轻患者应通过DSA查明病因。

（四）腰椎穿刺检查

在无条件做CT时，且患者病情不重，无明显颅内高压者可进行腰椎穿刺检查。脑出血者脑脊液压力常增高，若出血破入脑室或蛛网膜下腔者脑脊液多呈均匀血性。有脑疝及小脑出血者应禁做腰椎穿刺检查。

（五）经颅多普勒超声（TCD）

由于简单及无创性，可在床边进行检查，已成为监测脑出血患者脑血流动力学变化的重要方法。①通过检测脑动脉血流速度，间接监测脑出血的脑血管痉挛范围及程度，脑血管痉挛时其血流速度增高。②测定血流速度、血流量和血管外周阻力可反映颅内压增高时脑血流灌注情况，如颅内压超过动脉压时收缩期及舒张期血流信号消失，无血流灌注。③提供脑动静脉畸形、动脉瘤等病因诊断的线索。

（六）脑电图（EEG）

可反映脑出血患者脑功能状态。意识障碍可见两侧弥漫性慢活动，病灶侧明显；无意识障碍时，基底节和脑叶出血出现局灶性慢波，脑叶出血靠近皮质时可有局灶性棘波或尖波发放；小脑出血无意识障碍时脑电图多正常，部分患者同侧枕颞部出现慢活动；中脑出血多见两侧阵发性同步高波幅慢活动；脑桥出血患者昏迷时可见8～12 Hz α波、低波幅β波、纺锤波或弥漫性慢波等。

（七）心电图

可及时发现脑出血合并心律失常或心肌缺血，甚至心肌梗死。

（八）血液检查

重症脑出血急性期白细胞数可增至（10～20）× 10^9/L，并可出现血糖含量升高、蛋白尿、尿糖、血尿素氮含量增加，以及血清肌酶含量升高等。但均为一过性，可随病情缓解而消退。

五、诊断与鉴别诊断

（一）诊断要点

参照中国中西医结合学会神经科专业委员会2006年制定的《脑梗死和脑出血中西医结合诊断标准

（试行）》。

1. 一般性诊断要点

（1）急性起病，常有头痛、呕吐、意识障碍、血压增高和局灶性神经功能缺损症状，部分病例有眩晕或抽搐发作。饮酒、情绪激动、过度劳累等是常见的发病诱因。

（2）常见的局灶性神经功能缺损症状和体征包括偏瘫、偏身感觉障碍、偏盲等，多于数分钟至数小时内达到高峰。

（3）头颅 CT 扫描可见病灶中心呈高密度改变，病灶周边常有低密度水肿带。头颅 MRI/MRA 有助于脑出血的病因学诊断和观察血肿的演变过程。

2. 各部位脑出血的临床诊断要点

（1）壳核出血：①对侧肢体偏瘫，优势半球出血常出现失语。②对侧肢体感觉障碍，主要是痛觉、温度觉减退。③对侧偏盲。④凝视麻痹，呈双眼持续性向出血侧凝视。⑤尚可出现失用、体象障碍、记忆力和计算力障碍、意识障碍等。

（2）丘脑出血。①丘脑型感觉障碍：对侧半身深浅感觉减退、感觉过敏或自发性疼痛。②运动障碍：出血侵及内囊可出现对侧肢体瘫痪，多为下肢重于上肢。③丘脑性失语：言语缓慢而不清、重复言语、发音困难、复述差、朗读正常。④丘脑性痴呆：记忆力减退、计算力下降、情感障碍、人格改变。⑤眼球运动障碍：眼球向上注视麻痹，常向内下方凝视。

（3）脑干出血。①中脑出血：突然出现复视，眼睑下垂；一侧或两侧瞳孔扩大，眼球不同轴，水平或垂直眼震，同侧肢体共济失调，也可表现 Weber 综合征或 Benedikt 综合征；严重者很快出现意识障碍，去大脑强直。②脑桥出血：突然头痛，呕吐，眩晕，复视，眼球不同轴，交叉性瘫痪或偏瘫、四肢瘫等。出血量较大时，患者很快进入意识障碍，针尖样瞳孔，去大脑强直，呼吸障碍，并可伴有高热、大汗、应激性溃疡等，多迅速死亡；出血量较少时可表现为一些典型的综合征，如 Foville 综合征、Millard-Gubler 综合征和闭锁综合征等。③延髓出血：突然意识障碍，血压下降，呼吸节律不规则，心律失常，继而死亡。轻者可表现为不典型的 Wallenberg 综合征。

（4）小脑出血：①突发眩晕、呕吐、后头部疼痛，无偏瘫。②有眼震，站立和步态不稳、肢体共济失调、肌张力降低及颈项强直。③头颅 CT 扫描示小脑半球或小脑蚓高密度影及第四脑室、脑干受压。

（5）脑叶出血。①额叶出血：前额痛、呕吐、痫性发作较多见；对侧偏瘫、共同偏视、精神障碍；优势半球出血时可出现运动性失语。②顶叶出血：偏瘫较轻，而偏侧感觉障碍显著；对侧下象限盲，优势半球出血时可出现混合性失语。③颞叶出血：表现为对侧中枢性面、舌瘫及上肢为主的瘫痪；对侧上象限盲；优势半球出血时可有感觉性或混合性失语；可有颞叶癫、幻嗅、幻视。④枕叶出血：对侧同向性偏盲，并有黄斑回避现象，可有一过性黑和视物变形；多无肢体瘫痪。

（6）脑室出血：①突然头痛、呕吐，迅速进入昏迷或昏迷逐渐加深。②双侧瞳孔缩小，四肢肌张力增高，病理反射阳性，早期出现去大脑强直，脑膜刺激征阳性。③常出现丘脑下部受损的症状及体征，如上消化道出血、中枢性高热、大汗、应激性溃疡、急性肺水肿、血糖增高、尿崩症等。④脑脊液压力增高，呈血性。⑤轻者仅表现头痛、呕吐、脑膜刺激征阳性，无局限性神经体征。临床上易误诊为蛛网膜下腔出血，需通过头颅 CT 检查来确定诊断。

（二）鉴别诊断

1. 脑梗死

发病较缓，或病情呈进行性加重；头痛、呕吐等颅内压增高症状不明显；典型病例一般不难鉴别；但脑出血与大面积脑梗死、少量脑出血与脑梗死临床症状相似，鉴别较困难，常需头颅 CT 鉴别。

2. 脑栓塞

起病急骤，一般缺血范围较广，症状常较重，常伴有风湿性心脏病、心房颤动、细菌性心内膜炎、心肌梗死或其他容易产生栓子来源的疾病。

3. 蛛网膜下腔出血

好发于年轻人，突发剧烈头痛，或呈爆裂样头痛，以颈枕部明显，有的可痛牵颈背、双下肢。呕吐较频繁，少数严重患者呈喷射状呕吐。约 50% 的患者可出现短暂、不同程度的意识障碍，尤以老年患者多见。常见一侧动眼神经麻痹，其次为视神经、三叉神经和展神经麻痹，脑膜刺激征常见，无偏瘫等脑实质损害的体征，头颅 CT 可帮助鉴别。

4. 外伤性脑出血

外伤性脑出血是闭合性头部外伤所致，发生于受冲击颅骨下或对冲部位，常见于额极和颞极，外伤史可提供诊断线索，CT 可显示血肿外形不整。

5. 内科疾病导致的昏迷

（1）糖尿病昏迷。①糖尿病酮症酸中毒：多数患者在发生意识障碍前数天有多尿、烦渴多饮和乏力，随后出现食欲减退、恶心、呕吐，常伴头痛、嗜睡、烦躁、呼吸深快，呼气中有烂苹果味（丙酮）。随着病情进一步发展，出现严重失水，尿量减少，皮肤弹性差，眼球下陷，脉细速，血压下降，至晚期时各种反射迟钝甚至消失，嗜睡甚至昏迷。实验室检查为尿糖、尿酮体呈强阳性，血糖和血酮体均有升高。头部 CT 结果阴性。②高渗性非酮症糖尿病昏迷：起病时常先有多尿、多饮，但多食不明显，或反而食欲减退，以致常被忽视。失水随病程进展逐渐加重，出现神经精神症状，表现为嗜睡、幻觉、定向障碍、偏盲、上肢拍击样粗震颤、性发作（多为局限性发作）等，最后陷入昏迷。实验室检查尿糖强阳性，但无酮症或较轻，血尿素氮及肌酐升高。突出的表现为血糖常高至 33.3 mmol/L（600 mg/dL）以上，一般为 33.3～66.6 mmol/L（600～1 200 mg/dL）；血钠升高可达 155 mmol/L；血浆渗透压显著增高达 330～460 mOsm/L，一般在 350 mOsm/L 以上。头部 CT 结果阴性。

（2）肝性昏迷：有严重肝病和（或）广泛门体侧支循环，精神紊乱、昏睡或昏迷，明显肝功能损害或血氨升高，扑翼（击）样震颤和典型的脑电图改变（高波幅的 δ 波，每秒少于 4 次）等，有助于诊断与鉴别诊断。

（3）尿毒症昏迷：少尿（＜400 mL/d）或无尿（＜50 mL/d），血尿，蛋白尿，管型尿，氮质血症，水电解质紊乱和酸碱失衡等。

（4）急性酒精中毒。①兴奋期：血乙醇浓度达到 11 mmol/L（50 mg/dL）即感头痛、欣快、兴奋。血乙醇浓度超过 16 mmol/L（75 mg/dL），健谈、饶舌、情绪不稳定、自负、易激怒，可有粗鲁行为或攻击行动，也可能沉默、孤僻；浓度达到 22 mmol/L（100 mg/dL）时，驾车易发生车祸。②共济失调期：血乙醇浓度达到 33 mmol/L（150 mg/dL）时，肌肉运动不协调，行动笨拙，言语含糊不清，眼球震颤，视力模糊，复视，步态不稳，出现明显共济失调。浓度达到 43 mmol/L（200 mg/dL）时，出现恶心、呕吐、困倦。③昏迷期：血乙醇浓度升至 54 mmol/L（250 mg/dL）时，患者进入昏迷期，表现昏睡、瞳孔散大、体温降低。血乙醇浓度超过 87 mmol/L（400 mg/dL）时，患者陷入深昏迷，心率快、血压下降，呼吸慢而有鼾音，可出现呼吸、循环麻痹而危及生命。实验室检查可见血清乙醇浓度升高，呼出气中乙醇浓度与血清乙醇浓度相当；动脉血气分析可见轻度代谢性酸中毒；电解质失衡，可见低血钾、低血镁和低血钙；血糖可降低。

（5）低血糖昏迷：低血糖昏迷是指各种原因引起的重症的低血糖症。患者突然昏迷、抽搐，表现为局灶神经系统症状的低血糖易被误诊为脑出血。化验血糖低于 2.8 mmol/L，推注葡萄糖后症状迅速缓解，发病后 72 h 复查头部 CT 结果阴性。

（6）药物中毒。①镇静催眠药中毒：有服用大量镇静催眠药史，出现意识障碍和呼吸抑制及血压下降。胃液、血液、尿液中检出镇静催眠药。②阿片类药物中毒：有服用大量吗啡或哌替啶的阿片类药物史，或有吸毒史，除了出现昏迷、针尖样瞳孔（哌替啶的急性中毒瞳孔反而扩大）、呼吸抑制"三联征"等特点外，还可出现发绀、面色苍白、肌肉无力、惊厥、牙关禁闭、角弓反张，呼吸先浅而慢，后叹息样或潮式呼吸、肺水肿、休克、瞳孔对光反射消失，死于呼吸衰竭。血、尿阿片类毒物成分，定性试验呈阳性。使用纳洛酮可迅速逆转阿片类药物所致的昏迷、呼吸抑制、缩瞳等毒性作用。

（7）CO 中毒。①轻度中毒：血液碳氧血红蛋白（COHb）可高于 10%～20%。患者有剧烈头痛、头晕、心悸、口唇黏膜呈樱桃红色、四肢无力、恶心、呕吐、嗜睡、意识模糊、视物不清、感觉迟钝、谵妄、幻觉、抽搐等。②中度中毒：血液 COHb 浓度可高达 30%～40%。患者出现呼吸困难、意识丧失、昏迷，对疼痛刺激可有反应，瞳孔对光反射和角膜反射可迟钝，腱反射减弱，呼吸、血压和脉搏可有改变。经治疗可恢复且无明显并发症。③重度中毒：血液COHb浓度可高于50%以上。深昏迷，各种反射消失。患者可呈去大脑皮质状态（患者可以睁眼，但无意识，不语，不动，不主动进食或大小便，呼之不应，推之不动，肌张力增强），常有脑水肿、惊厥、呼吸衰竭、肺水肿、上消化道出血、休克和严重的心肌损害，出现心律失常，偶可发生心肌梗死。有时并发脑局灶损害，出现锥体系或锥体外系损害体征。监测血中COHb浓度可明确诊断。

应详细询问病史，内科疾病导致昏迷者有相应的内科疾病病史，仔细查体，局灶体征不明显；脑出血者则同向偏视，一侧瞳孔散大、一侧面部船帆现象、一侧上肢出现扬鞭现象、一侧下肢呈外旋位，血压升高。CT检查可助鉴别。

六、治疗

（一）辨证论治

（1）风火上炎证

证候：半身不遂，舌强语謇，口舌㖞斜，头痛眩晕，面红目赤，烦躁易怒，口苦咽干，便干便秘，尿短赤，舌质红绛，舌苔薄黄，脉弦数。

治法：平肝息风，清热泻火。

方药：天麻钩藤饮加减。天麻10g，钩藤（后下）15g，生石决明（先煎）30g，川牛膝10g，黄芩10g，栀子10g，夏枯草10g。

方解：方中天麻、钩藤平肝息风；生石决明镇肝潜阳；川牛膝引血下行；黄芩、栀子清热泻火；夏枯草清泻肝火。诸药共奏平肝息风、清热泻火之功效。

加减：头晕头痛者，加菊花，清利头目；心烦不寐者，加莲子心、炒酸枣仁，清心除烦；口干口渴者，加麦冬、生地黄，养阴生津；苔黄腻者，加胆南星、天竺黄，清化痰热；便秘者，加生大黄，通腑泄热。

（2）风痰瘀阻证

证候：半身不遂，口舌㖞斜，言语謇涩或不语，感觉减退或消失，头晕目眩，痰多而黏，舌质黯淡，舌苔薄白或白腻，脉弦滑。

治法：息风化痰，活血通络。

方药：化痰通络方加减。法半夏10g，生白术10g，胆南星6g，天麻10g，丹参20g，香附10g，酒大黄（后下）5g。

方解：方中法半夏、生白术健脾化痰；胆南星清化痰热；天麻平肝息风；丹参活血化瘀；香附疏肝理气，调畅气机，以助化痰、活血；少佐酒大黄通腑泄热，以防腑实形成。诸药共奏息风化痰、活血通络之功效。

加减：瘀血重、舌质紫黯或有瘀斑者，加桃仁、红花、赤芍药，活血化瘀；舌苔黄、兼有热象者，加黄芩、栀子，清热泻火；舌苔黄腻者，加天竺黄，清化痰热；头晕、头痛者，加钩藤、菊花、夏枯草，平肝清热。

（3）痰热腑实证

证候：半身不遂，舌强不语，口舌㖞斜，头痛目眩，咯痰或痰多，腹胀便秘，舌质黯红，苔黄腻，脉弦滑或偏瘫侧脉弦滑而大。

治法：通腑泄热，化痰息风。

方药：黄连温胆汤合大承气汤加减。制半夏10g，大黄（后下）15g，枳实10g，竹茹15g，芒硝10g，黄芩10g，黄连10g，厚朴10g，天竺黄6g，牛膝10g，陈皮6g，茯苓10g，天麻10g，甘草6g。

方解：方中大黄通腑泄热；芒硝荡涤肠胃；黄芩、黄连清热解毒；制半夏燥湿化痰、降逆和胃；枳实、厚朴、竹茹、天竺黄行气导滞,清热化痰;牛膝、陈皮、茯苓理气活血,健脾渗湿;天麻平肝息风;甘草益脾和胃,又协调诸药。诸药共奏通腑泄热、化痰息风之功效。

加减:热甚者,加石膏、栀子,以加强清热之功;兼见头晕、头痛、目眩耳鸣者,加钩藤、菊花、珍珠母、石决明,平肝息风潜阳;口干舌燥、苔燥或少苔、便秘重者,可加生地黄、玄参、麦冬,滋阴增液而增水行舟。

(4) 气虚血瘀证

证候:半身不遂,肢体软弱,偏身麻木,舌㖞语謇,手足肿胀,面色白,气短乏力,自汗出,舌质黯淡,舌苔薄白,脉细涩。

治法:益气活血通络。

方药:补阳还五汤加减。生黄芪30g,全当归10g,川芎10g,赤芍药10g,桃仁(打碎)10g,红花10g,地龙10g。

方解:方中重用生黄芪,以补后天之气,使气旺血行,瘀去络通而窍开;全当归活血化瘀;川芎、赤芍药、地龙、桃仁、红花助全当归活血祛瘀;地龙通经活络。诸药共奏益气活血通络之功效。

加减:痰盛者,加半夏、远志、石菖蒲,化痰。言语謇涩重者,加石菖蒲、郁金,开窍通络。

(5) 阴虚风动证

证候:半身不遂,口舌㖞斜,言语謇涩或不语,或偏身麻木,眩晕耳鸣,手足心热,咽干口燥,舌质红或体瘦有裂纹,少苔或无苔,脉弦细数。

治法:育阴息风,活血通络。

方药:育阴通络汤加减。生地黄20g,山茱萸10g,钩藤(后下)15g,天麻10g,丹参20g,白芍药10g。

方解:方用生地黄、山茱萸滋阴补肾;钩藤、天麻平肝息风;配以丹参、白芍药养血活血、育阴通络。全方共奏育阴息风、活血通络之效。

加减:夹有痰热者,加天竺黄、胆南星,清化痰热;心烦失眠者,加莲子心、夜交藤、珍珠母,清心安神;头痛、头晕重者,加生石决明、菊花,清热平肝;半身不遂而肢体拘急麻木者,加当归、赤芍药、鸡血藤、水蛭等,活血通络。

(6) 痰湿蒙神证

证候:半身不遂,口舌㖞斜,言语謇涩或不语,感觉减退或消失,神志昏蒙,痰鸣辘辘,面白唇黯,静卧不烦,二便自遗,周身湿冷,舌质紫黯,苔白腻,脉沉滑缓。

治法:燥湿化痰,醒神开窍。

方药:涤痰汤配合灌服或鼻饲苏合香丸。陈皮10g,制半夏10g,茯苓10g,枳实10g,竹茹5g,胆南星6g,石菖蒲10g,丹参20g,另灌服或鼻饲苏合香丸。

方解:方中陈皮、制半夏、茯苓燥湿化痰;竹茹、胆南星、石菖蒲清热化痰;枳实行气消痰;配以丹参活血化瘀;苏合香丸具有芳香开窍醒神、行气温中的功效,为温开之剂,用于痰湿蒙神的阴闭者。诸药共奏燥湿化痰、醒神开窍之功效。

加减:四肢不温、寒象明显者,加桂枝,温阳通脉;舌质淡、脉细无力者,加生晒参,补益元气;舌质紫黯或有瘀点、瘀斑者,加桃仁、红花、川芎、地龙等,活血化瘀;痰湿化热者,加川贝母、天竺黄,清热化痰;痰阻气滞、大便不通者,加厚朴、大黄,行气通便。

(7) 痰热内闭证

证候:起病急骤,神志昏蒙,鼻鼾痰鸣,半身不遂,或项强身热,躁扰不宁,气粗口臭,甚则手足厥冷,频繁抽搐,舌质红绛,舌苔褐黄而腻,脉弦滑数。

治法:清热化痰,醒脑开窍。

方药:首先灌服(或鼻饲)局方至宝丹或安宫牛黄丸或牛黄清心丸,继用黄连温胆汤加减。黄芩15g,黄连15g,制半夏15g,天竺黄10g,石菖蒲10g,胆南星10g,牡丹皮6g,珍珠粉6g,钩藤(后下)10g,陈皮10g,枳实10g,竹茹10g,茯苓10g,生甘草6g。

方解：方中黄芩、黄连清热燥湿以化痰醒脑；天竺黄、石菖蒲、胆南星清热化痰，醒脑开窍；制半夏燥湿化痰；牡丹皮清热凉血；珍珠粉清肝泻火；钩藤平肝潜阳以息风；陈皮、茯苓、枳实、竹茹健脾渗湿，理气化痰；生甘草清热并调和诸药。诸药共奏清热化痰、醒脑开窍之功效。

加减：热盛动风者，加羚羊角，清热息风；大便秘结者，加生大黄，通腑泄热。

（8）元气败脱证

证候：神昏，面色苍白，气息短促，肢体瘫软，手撒，汗出肢冷，二便自遗，舌体卷缩，舌质紫黯，苔白腻，脉沉缓或脉微欲绝。

治法：益气固脱，回阳救逆。

方药：参附汤加减。人参15 g，炮附子10 g，黄芪15 g，生牡蛎（先煎）30 g，麦冬10 g，五味子10 g。

方解：方中人参大补元气以固脱；炮附子温补肾阳，助人参回阳救逆固脱；黄芪健脾益气以补化源；生牡蛎、麦冬、五味子以养阴敛阳。诸药共奏益气固脱、回阳救逆之功效。

加减：汗出不止者，加山茱萸、生龙骨，敛汗固脱；瘀象明显者，加丹参、赤芍药、当归等，活血化瘀通络。

（二）中成药

（1）牛黄清心丸：适用于脑出血痰热腑实证，每次1丸，每日2～3次，口服或鼻饲。

（2）灯盏生脉胶囊：适用于脑出血气虚血瘀证，每次3粒，每日3次，口服或鼻饲。出血性中风急性期慎用。

（3）杞菊地黄丸：适用于脑出血阴虚风动证，每次1丸，每日2～3次，口服或鼻饲。

（4）六味地黄丸：适用于脑出血阴虚风动证，每次1丸，每日2～3次，口服或鼻饲。

（5）大补阴丸：适用于脑出血阴虚风动证，每次6 g，每日2～3次，口服或鼻饲。

（6）苏合香丸：适用于脑出血痰湿蒙神证，每次1丸，每日2～4次，温水送服或鼻饲。

（7）安宫牛黄丸：适用于脑出血痰热内闭证，每次1丸，每日1～2次，温水送服或鼻饲。病情重者，可每6～8小时服1丸，但不宜久服。

（8）生脉注射液或参麦注射液：适用于脑出血元气败脱证，20～40 mL加入5%葡萄糖注射液100～200 mL中，静脉滴注，每日1次。

（9）参附注射液：适用于脑出血元气败脱证，20～40 mL加入5%葡萄糖注射液或0.9%氯化钠注射液250～500 mL中，静脉滴注，每日1次。具有回阳救逆的功效。对于出现四肢厥冷、脉微欲绝的休克患者，往往需要配合应用西医的扩容、血管活性药等。

（三）针刺疗法

主穴：内关、水沟、三阴交、极泉、尺泽、委中。

配穴：上肢瘫者，配肩髃、臂臑、曲池、手三里、外关、合谷等；下肢瘫者，配环跳、阳陵泉、阴陵泉、风市、悬钟等；口眼㖞斜者，配颊车、地仓、攒竹、颧髎、承浆；吞咽困难者，配风池、完骨、天柱、语言不利者，配上廉泉、金津、玉液；足内翻者，配丘墟、照海；便秘者，配水道、归来、丰隆、支沟；复视者，配风池、天柱、睛明、球后；尿失禁、尿潴留者，配中极、曲骨、关元；神昏、牙关紧闭、口噤不开、肢体强痉者，可选内关、水沟配合十二井穴、合谷、太冲，其中水沟、十二井穴可采用点刺放血。

七、预后与预防

（一）预后

脑出血的预后与出血量、部位、病因及全身状况等有关。脑干、丘脑及大量脑室出血预后差。脑水肿、颅内压增高及脑疝、并发症及脑－内脏（脑－心、脑－肺、脑－肾、脑－胃肠）综合征是致死的主要原因。早期多死于脑疝，晚期多死于中枢性衰竭、肺炎和再出血等继发性并发症。影响本病的预后因素有：①年龄较大。②昏迷时间长和程度深。③颅内压高和脑水肿重。④反复多次出血和出血量大。

⑤小脑、脑干出血。⑥神经体征严重。⑦出血灶多和生命体征不稳定。⑧伴癫痫发作、去大脑皮质强直或去大脑强直。⑨伴有脑-内脏联合损害。⑩合并代谢性酸中毒、代谢障碍或电解质紊乱者，预后差。及时给予正确的中西医结合治疗和内外科治疗，可大大改善预后，减少死亡率和致残率。

（二）预防

总的原则是定期体检，早发现、早预防、早治疗。脑出血是多危险因素所致的疾病。研究证明，高血压是最重要的独立危险因素，心脏病、糖尿病是肯定的危险因素。多种危险因素之间存在错综复杂的相关性，它们互相渗透、互相作用、互为因果，从而增加了脑出血的危险性，也给预防和治疗带来困难。目前我国仍存在对高血压知晓率低、用药治疗率低和控制率低等"三低"现象，恰与我国脑卒中患病率高、致残率高和死亡率高等"三高"现象形成鲜明对比。因此，加强高血压的防治宣传教育是非常必要的。在高血压治疗中，轻型高血压可选用尼群地平和吲达帕胺，对其他类型的高血压则应根据病情选用钙通道阻滞剂、β-受体阻滞剂、ACEI、利尿剂等联合治疗。

有些危险因素是先天决定的，而且是难以改变甚至不能改变（如年龄、性别）；有些危险因素是环境造成的，很容易预防（如感染）；有些是人们生活行为的方式，是完全可以控制的（如抽烟、酗酒）；还有些疾病常常是可治疗的（如高血压）。虽然大部分高血压患者都接受过降压治疗，但规范性、持续性差，这样非但没有起到降低血压、预防脑出血的作用，反而使血压忽高忽低，易于引发脑出血。所以控制血压除进一步普及治疗外，重点应放在正确的治疗方法上。预防工作不可简单、单一化，要采取突出重点、顾及全面的综合性预防措施，才能有效地降低脑出血的发病率、病死率和复发率。

除针对危险因素进行预防外，日常生活中须注意经常锻炼、戒烟酒，合理饮食，调理情绪。饮食上提倡"五高三低"，即高蛋白质、高钾、高钙、高纤维素、高维生素及低盐、低糖、低脂。锻炼要因人而异，方法灵活多样，强度不宜过大，避免剧烈运动。

第二节 蛛网膜下腔出血

蛛网膜下腔出血（subarachnoid hemorrhage，SAH）是指脑表面或脑底部的血管自发破裂，血液流入蛛网膜下腔，伴或不伴颅内其他部位出血的一种急性脑血管疾病。本病可分为原发性、继发性和外伤性。原发性SAH是指脑表面或脑底部的血管破裂出血，血液直接或基本直接流入蛛网膜下腔所致，称特发性蛛网膜下腔出血或自发性蛛网膜下腔出血（idio pathic subarachnoid hemorrhage，ISAH），约占急性脑血管疾病的15%左右，是神经科常见急症之一；继发性SAH则为脑实质内、脑室、硬脑膜外或硬脑膜下的血管破裂出血，血液穿破脑组织进入脑室或蛛网膜下腔者；外伤引起的概称外伤性SAH，常伴发于脑挫裂伤。SAH临床表现为急骤起病的剧烈头痛、呕吐、精神或意识障碍、脑膜刺激征和血性脑脊液。SAH的年发病率世界各国各不相同，中国约为5/10万，美国约为6/10万~16/10万，德国约为10/10万，芬兰约为25/10万，日本约为25/10万。

蛛网膜下腔出血属中医"中风""真头痛""头痛"等病证范畴。

一、病因与发病机制

（一）中医病因病机

SAH发病急骤，多因情绪激动、用力、排便、咳嗽等诱发。青壮年平素多性情急躁，五志过极皆可化火，心肝火旺，灼伤肝阴，肝阳偏亢；中老年人肝肾渐亏，水不涵木，肝阳偏亢，复因暴怒，肝阳暴涨，风扇火炽，或因用力而使气机升降失常，气血逆乱于上，上冲于脑，脑脉破裂发为本病。"血之与气并走于上，则为大厥"（《素问·调经论》）以及"阳气者，大怒则形气绝，而血菀于上，使人薄厥"（《素问·生气通天论》）较符合其发病机制。病初多以实邪阻滞为主要表现，风、痰、瘀诸邪交结互现，其轻者，邪阻脉络，不通则痛，表现为剧烈头痛，其重者则邪闭脑窍，神志不清；本病顺症者，经调治将息，邪去正衰，后期出现肝肾阴虚，气血不足的表现；逆症者，邪气独留，正气衰败，元气败脱，多成不治。总之，本病主要为肝经病变，以实证居多，风、火、痰、瘀为其标，肝肾阴虚、气血亏虚为其本，情志内伤为其最常见的诱发因素，风（肝风）、火（心火、肝火）、痰、瘀乃其重要的病理因素，常相兼互化，相互影响，互为因果；病变部位在脑，病变脏腑涉及心、肝、肾，病性以实为主。

1. 肝阳暴亢，瘀血阻窍

肝"体阴而用阳"，主升主动，喜条达而恶抑郁。郁怒伤肝，气郁化火，致肝阳上亢，扰动清窍；火郁日久，灼伤脉络，致血溢脉外。蛛网膜下腔出血量较大者，临床常见头痛目赤、心烦躁动者，常属此因。

2. 肝风上扰，痰蒙清窍

忧郁、恼怒太过，肝气郁结，气郁化火伤阴，肝阴耗伤，风阳易动，上扰头目；或先天禀赋不足，肾阴素亏不能养肝，水不涵木，肝阴易动，肝阳上亢，肝风上扰；同时因饮食不节，忧思、劳倦过度，损伤脾胃，脾失健运，水液运行不畅，致痰湿内生，肝风夹痰上扰，蒙蔽清窍而发病。蛛网膜下腔出血量中等或偏小但影响皮质功能者，常见意识蒙、头昏眼花、心烦躁动者，多属此因。

3. 瘀血阻络，痰火扰心

常见于久郁气滞，或热毒蕴结血分，或外伤致血液瘀阻，因血行不畅或筋脉失养而出现一系列临床表现；或嗜食膏粱厚味，煎炸炙煿，蕴热化火生痰，或伤脾滋生痰浊，致痰火扰心。蛛网膜下腔出血出现头痛心烦、躁动不安、口渴口臭、大便干结或不畅者，多属此因。

4. 元气败脱，神明散乱

年老体弱，或饮食不节，或劳役过度，或大病久病致使正气虚衰，元气败脱，阳脱于外，阴阳离决，神明散乱，病情危重，为五脏之气衰欲绝的表现。多见于老年人蛛网膜下腔出血，或出血量较大，脑水肿明显或出现脑疝及多脏器衰竭者，多属此因。

（二）西医病因及发病机制

1. 病因

SAH 的病因很多，以动脉瘤为最常见，包括先天性动脉瘤、高血压动脉硬化性动脉瘤、夹层动脉瘤和感染性动脉瘤等，其他如脑血管畸形、脑底异常血管网、结缔组织病、脑血管炎等。约 75%～85% 的非外伤性 SAH 患者为颅内动脉瘤破裂出血，其中，先天性动脉瘤发病多见于中青年；高血压动脉硬化性动脉瘤为梭形动脉瘤，约占 13%，多见于老年人。脑血管畸形占第二位，以动静脉畸形最常见，约占 15%，常见于青壮年。其他如烟雾病、感染性动脉瘤、颅内肿瘤、结缔组织病、垂体卒中、脑血管炎、血液病及凝血障碍性疾病、妊娠并发症等均可引起 SAH。近年发现约 15% 的 ISAH 患者病因不清，即使 DSA 检查也未能发现 SAH 的病因。

2. 发病机制

（1）动脉瘤：近年来，对先天性动脉瘤与分子遗传学的多个研究支持 I 型胶原蛋白 α_2 链基因（$COLIA_2$）和弹力蛋白基因（FLN）是先天性动脉瘤最大的候补基因。颅内动脉瘤好发于 Willis 环及其主要分支的血管分叉处，其中位于前循环颈内动脉系统者约占 85%，位于后循环基底动脉系统者约占 15%。对此类动脉瘤的研究证实，血管壁的最大压力来自沿血流方向上的血管分叉处的尖部。随着年龄增长，在血压增高、动脉瘤增大，更由于血流涡流冲击和各种危险因素的综合因素作用下，出血的可能性也随之增大。颅内动脉瘤体积的大小与有无蛛网膜下腔出血相关，直径 < 3 mm 的动脉瘤，SAH 的风险小；直径 > 5～7 mm 的动脉瘤，SAH 的风险高。对于未破裂的动脉瘤，每年发生动脉瘤破裂出血的危险性介于 1%～2% 之间。曾经破裂过的动脉瘤有更高的再出血率。在一项动脉瘤协作研究中，再出血发生在第 1 次出血后的 24 h 内者为 4%；在随后的 4 周内，每日的出血率为 1%～2%；1 个月后，再出血率大约为每年 3%～4%。

（2）脑血管畸形：以动静脉畸形最常见，且 90% 以上位于小脑幕上。脑血管畸形是胚胎发育异常形成的畸形血管团，血管壁薄，在有危险因素的条件下易诱发出血。

（3）高血压动脉硬化性动脉瘤：长期高血压动脉粥样硬化导致脑血管弯曲多，侧支循环多，管径粗细不均，且脑内动脉缺乏外弹力层，在血压增高、血流涡流冲击等因素影响下，管壁薄弱的部分逐渐向外膨胀形成囊状动脉瘤，极易破裂出血。

（4）其他病因：动脉炎或颅内炎症可引起血管破裂出血，肿瘤可直接侵袭血管导致出血。脑底异常血管网形成后可并发动脉瘤，一旦破裂出血可导致反复发生的脑实质内出血或SAH。

蛛网膜下腔出血后，血液流入蛛网膜下腔淤积在血管破裂相应的脑沟和脑池中，并可下流至脊髓蛛网膜下腔，甚至逆流至第四脑室和侧脑室，引起一系列变化，主要包括：①颅内容积增加。血液流入蛛网膜下腔使颅内容积增加，引起颅内压增高，血液流入量大者可诱发脑疝。②化学性脑膜炎。血液流入蛛网膜下腔后直接刺激血管，使白细胞崩解释放各种炎症介质。③血管活性物质释放。血液流入蛛网膜下腔后，血细胞破坏产生各种血管活性物质（氧合血红蛋白、5-羟色胺、血栓烷A_2、肾上腺素、去甲肾上腺素）刺激血管和脑膜，使脑血管发生痉挛和蛛网膜颗粒粘连。④脑积水：血液流入蛛网膜下腔在颅底或逆流入脑室发生凝固，造成脑脊液回流受阻引起急性阻塞性脑积水和颅内压增高；部分红细胞随脑脊液流入蛛网膜颗粒并溶解，使其阻塞，引起脑脊液吸收减慢，最后产生交通性脑积水。⑤下丘脑功能紊乱：血液及其代谢产物直接刺激下丘脑引起神经内分泌紊乱，引起发热、血糖含量增高、应激性溃疡、肺水肿等。⑥脑-心综合征：急性高颅压或血液直接刺激下丘脑、脑干，导致自主神经功能亢进，引起急性心肌缺血、心律失常等。

二、病理

肉眼可见脑表面呈紫红色，覆盖有薄层血凝块；脑底部的脑池、脑桥小脑三角及小脑延髓池等处可见更明显的血块沉积，甚至可将颅底的血管、神经埋没。血液可穿破脑底面进入第三脑室和侧脑室。脑底大量积血或脑室内积血可影响脑脊液循环出现脑积水，约5%的患者，由于部分红细胞随脑脊液流入蛛网膜颗粒并使其堵塞，引起脑脊液吸收减慢而产生交通性脑积水。蛛网膜及软膜增厚、色素沉着，脑与神经、血管间发生粘连。脑脊液呈血性。血液在蛛网膜下腔的分布，以出血量和范围分为弥散型和局限型。前者出血量较多，穹隆面与基底面蛛网膜下腔均有血液沉积；后者血液则仅存于脑底池。约40%~60%的脑标本并发脑内出血。出血的次数越多，并发脑内出血的比例越大。并发脑内出血的发生率第1次约39.6%，第2次约55%，第3次达100%。出血部位随动脉瘤的部位而定。动脉瘤好发于Willis环的血管上，尤其是动脉分叉处，可单发或多发。

三、临床表现

SAH发生于任何年龄，发病高峰多在30~60岁；50岁后，ISAH的危险性有随年龄的增加而升高的趋势。男女在不同的年龄段发病不同，10岁前男性的发病率较高，男女比为4：1；40~50岁时，男女发病相等；70~80岁时，男女发病率之比高达1：10。临床主要表现为剧烈头痛、脑膜刺激征阳性、血性脑脊液。在严重病例中，患者可出现意识障碍，从嗜睡至昏迷不等。

（一）症状与体征

1. 先兆及诱因

先兆通常是不典型头痛或颈部僵硬，部分患者有病侧眼眶痛、轻微头痛、动眼神经麻痹等表现，主要由少量出血造成；70%的患者存在上述症状数日或数周后出现严重出血，但绝大部分患者起病急骤，无明显先兆。常见诱因有过量饮酒、情绪激动、精神紧张、剧烈活动、用力状态等，这些诱因均能增加ISAH的风险性。

2. 一般表现

出血量大者，当日体温即可升高，可能与下丘脑受影响有关；多数患者于2~3 d后体温升高，多属于吸收热；SAH后患者血压增高，约1~2周病情趋于稳定后逐渐恢复病前血压。

3. 神经系统表现

绝大部分患者有突发持续性剧烈头痛。头痛位于前额、枕部或全头，可扩散至颈部、腰背部；常伴有恶心、呕吐。呕吐可反复出现，系由颅内压急骤升高和血液直接刺激呕吐中枢所致。如呕吐物为咖啡色样胃内容物则提示上消化道出血,预后不良。头痛部位各异,轻重不等,部分患者类似眼肌麻痹型偏头痛。有48%～81%的患者可出现不同程度的意识障碍,轻者嗜睡,重者昏迷,多逐渐加深。意识障碍的程度、持续时间及意识恢复的可能性均与出血量、出血部位及有无再出血有关。

部分患者以精神症状为首发或主要的临床症状,常表现为兴奋、躁动不安、定向障碍,甚至谵妄和错乱;少数可出现迟钝、淡漠、抗拒等。精神症状可由大脑前动脉或前交通动脉附近的动脉瘤破裂引起,大多在病后1～5 d出现,但多数在数周内自行恢复。癫发作较少见,多发生在出血时或出血后的急性期,国外发生率为6%～26.1%,国内资料为10%～18.3%。在一项SAH的大宗病例报道中,大约有15%的动脉瘤性SAH表现为癫。癫可为局限性抽搐或全身强直－阵挛性发作,多见于脑血管畸形引起者,出血部位多在天幕上,多由于血液刺激大脑皮质所致,患者有反复发作倾向。部分患者由于血液流入脊髓蛛网膜下腔可出现神经根刺激症状,如腰背痛。

4. 神经系统体征

(1) 脑膜刺激征:为SAH的特征性体征,包括头痛、颈强直、Kernig征和Brudzinski征阳性。常于起病后数小时至6 d内出现,持续3～4周。颈强直发生率最高(6%～100%)。另外,应当注意临床上有少数患者可无脑膜刺激征,如老年患者,可能因蛛网膜下腔扩大等老年性改变和痛觉不敏感等因素,往往使脑膜刺激征不明显,但意识障碍仍可较明显,老年人的意识障碍可达90%。

(2) 脑神经损害:以第Ⅱ、Ⅲ对脑神经最常见,其次为第Ⅴ、Ⅵ、Ⅶ、Ⅷ对脑神经,主要由于未破裂的动脉瘤压迫或破裂后的渗血、颅内压增高等直接或间接损害引起。少数患者有一过性肢体单瘫、偏瘫、失语,早期出现者多因出血破入脑实质和脑水肿所致;晚期多由于迟发性脑血管痉挛引起。

(3) 眼症状:SAH的患者中,17%有玻璃体膜下出血,7%～35%有视盘水肿。视网膜下出血及玻璃体下出血是诊断SAH有特征性的体征。

(4) 局灶性神经功能缺失:如有局灶性神经功能缺失有助于判断病变部位,如突发头痛伴眼睑下垂者,应考虑载瘤动脉可能是后交通动脉或小脑上动脉。

(二) SAH 并发症

1. 再出血

在脑血管疾病中,最易发生再出血的疾病是SAH,国内文献报道再出血率为24%左右。再出血临床表现严重,病死率远远高于第1次出血,一般发生在第1次出血后10～14 d,2周内再发生率占再发病例的54%～80%。近期再出血病死率为41%～46%,甚至更高。再发出血多因动脉瘤破裂所致,通常在病情稳定的情况下,突然头痛加剧、呕吐、癫发作,并迅速陷入深昏迷,瞳孔散大,对光反射消失,呼吸困难甚至停止。神经定位体征加重或脑膜刺激征明显加重。

2. 脑血管痉挛

脑血管痉挛(CVS)是SAH发生后出现的迟发性大、小动脉的痉挛狭窄,以后者更多见。典型的血管痉挛发生在出血后3～5 d,于5～10 d达高峰,2～3周逐渐缓解。在大多数研究中,血管痉挛发生率在25%～30%。早期可逆性CVS多在蛛网膜下腔出血后30 min内发生,表现为短暂的意识障碍和神经功能缺失。70%的CVS在蛛网膜下腔出血后1～2周内发生,尽管及时干预治疗,但仍有约50%有症状的CVS患者将会进一步发展为脑梗死。因此,CVS的治疗关键在预防。血管痉挛发作的临床表现通常是头痛加重或意识状态下降,除发热和脑膜刺激征外,也可表现局灶性的神经功能损害体征,但不常见。尽管导致血管痉挛的许多潜在危险因素已经确定,但CT扫描所见的蛛网膜下腔出血的数量和部位是最主要的危险因素。基底池内有厚层血块的患者比仅有少量出血的患者更容易发展为血管痉挛。虽然国内外均有大量的临床观察和实验数据,但是CVS的机制仍不确定。蛛网膜下腔出血本身或其降解产物中的一种或多种成分可能是导致CVS的原因。

CVS的检查,常选择经颅多普勒超声(TCD)和数字减影血管造影(DSA)检查。TCD有助于血管痉挛的诊断。TCD血液流速峰值大于200 cm/s和(或)平均流速大于120 cm/s可能很好地与血管造影显示的严重血管痉挛相符。值得提出的是,TCD只能测定颅内血管系统中特定深度的血管段。测得数值的准确性在一定程度上依赖于超声检查者的经验。动脉插管血管造影诊断CVS较TCD更为敏感。CVS患者行血管造影的价值不仅用于诊断，更重要的目的是血管内治疗。动脉插管血管造影为有创检查，价格较昂贵。

3. 脑积水

大约 25% 的动脉瘤性蛛网膜下腔出血患者由于出血量大、速度快，血液大量涌入第三脑室、第四脑室并凝固，使第四脑室的外侧孔和正中孔受阻，可引起急性梗阻性脑积水，导致颅内压急剧升高，甚至出现脑疝而死亡。急性脑积水常发生于起病数小时至 2 周内，多数患者在 1～2 d 内意识障碍呈进行性加重，神经症状迅速恶化，生命体征不稳定，瞳孔散大。颅脑 CT 检查可发现阻塞上方的脑室明显扩大等脑室系统有梗阻表现，此类患者应迅速进行脑室引流术。慢性脑积水是 SAH 后 3 周至 1 年内发生的脑积水，原因可能为蛛网膜下腔出血刺激脑膜，引起无菌性炎症反应形成粘连，阻塞蛛网膜下腔及蛛网膜绒毛而影响脑脊液的吸收与回流，以脑脊液吸收障碍为主，病理切片可见蛛网膜增厚纤维变性，室管膜破坏及脑室周围脱髓鞘改变。Johnston 认为脑脊液的吸收与蛛网膜下腔和上矢状窦的压力差以及蛛网膜绒毛颗粒的阻力有关。当脑外伤后颅内压增高时，上矢状窦的压力随之升高，使蛛网膜下腔和上矢状窦的压力差变小，从而使蛛网膜绒毛微小管系统受压甚至关闭，直接影响脑脊液的吸收。由于脑脊液的积蓄造成脑室内静水压升高，致使脑室进行性扩大。因此，慢性脑积水的初期，患者的颅内压是高于正常的，及至脑室扩大到一定程度之后，由于加大了吸收面，才渐使颅内压下降至正常范围，故临床上称之为正常颅压脑积水。但由于脑脊液的静水压已超过脑室壁所能承受的压力，使脑室不断继续扩大、脑萎缩加重而致进行性痴呆。

4. 自主神经及内脏功能障碍

常因下丘脑受出血、脑血管痉挛和颅内压增高的损伤所致，临床可并发心肌缺血或心肌梗死、急性肺水肿、应激性溃疡。这些并发症被认为是由于交感神经过度活跃或迷走神经张力过高所致。

5. 低钠血症

尤其是重症 SAH 常影响下丘脑功能，而导致有关水盐代谢激素的分泌异常。目前，关于低钠血症发生的病因有两种机制，即血管升压素分泌异常综合征（syn drome of inappropriate antidiuretic hor mone, SIADH）和脑性耗盐综合征（cerebral salt-wasting syndrome, CSWS）。

SIADH 理论是 1957 年由 Bartter 等提出的，该理论认为，低钠血症产生的原因是由于各种创伤性刺激作用于下丘脑，引起血管升压素（ADH）分泌过多，或血管升压素渗透性调节异常，丧失了低渗对 ADH 分泌的抑制作用，而出现持续性 ADH 分泌。肾脏远曲小管和集合管重吸收水分的作用增强，引起水潴留、血钠被稀释及细胞外液增加等一系列病理生理变化。同时，促肾上腺皮质素（ACTH）相对分泌不足，血浆 ACTH 降低，醛固酮分泌减少，肾小管排钾保钠功能下降，尿钠排出增多。细胞外液增加和尿、钠丢失的后果是血浆渗透压下降和稀释性低血钠，尿渗透压高于血渗透压，低钠而无脱水，中心静脉压增高的一种综合征。若进一步发展，将导致水分从细胞外向细胞内转移、细胞水肿及代谢功能异常。当血钠 < 120 mmol/L 时，可出现恶心、呕吐、头痛；当血钠 < 110 mmol/L 时可发生嗜睡、躁动、谵语、肌张力低下、腱反射减弱或消失甚至昏迷。

但 20 世纪 70 年代末以来，越来越多的学者发现，发生低钠血症时，患者多伴有尿量增多和尿钠排泄量增多，而血中 ADH 并无明显增加。这使得脑性耗盐综合征的概念逐渐被接受。SAH 时，CSWS 的发生可能与脑钠肽（BNP）的作用有关。下丘脑受损时可释放出 BNP，脑血管痉挛也可使 BNP 升高。BNP 的生物效应类似心房钠尿肽（ANP），有较强的利钠和利尿反应。CSWS 时可出现厌食、恶心、呕吐、无力、直立性低血压、皮肤无弹性、眼球内陷、心率增快等表现。诊断依据：细胞外液减少，负钠平衡，水摄入与排出率 < 1，肺动脉楔压 < 8 mmHg，中央静脉压 < 6 mmHg，体重减轻。Ogawasara 提出每日对 CSWS 患者定时测体重和中央静脉压是诊断 CSWS 和鉴别 SIADH 最简单和实用的方法。

四、辅助检查

（一）脑脊液检查

目前脑脊液（CSF）检查尚不能被 CT 检查所完全取代。由于腰椎穿刺（LP）有诱发再出血和脑疝的风险，在无条件行 CT 检查和病情允许的情况下，或颅脑 CT 所见可疑时才可考虑谨慎施行 LP 检查。均匀一致的血性脑脊液是诊断 SAH 的金标准，脑脊液压力增高，蛋白含量增高，糖和氯化物水平正常。起初脑脊液中红、白细胞比例与外周血基本一致（700：1），12 h 后脑脊液开始变黄，2~3 d 后因出现无菌性炎症反应，白细胞数可增加，初为中性粒细胞，后为单核细胞和淋巴细胞。LP 阳性结果与穿刺损伤出血的鉴别很重要。通常是通过连续观察试管内红细胞计数逐渐减少的三管试验来证实，但采用脑脊液离心检查上清液黄变及匿血反应是更灵敏的诊断方法。脑脊液细胞学检查可见巨噬细胞内吞噬红细胞及碎片，有助于鉴别。

（二）颅脑 CT 检查

CT 检查是诊断蛛网膜下腔出血的首选常规检查方法。急性期颅脑 CT 检查快速、敏感，不但可早期确诊，还可判定出血部位、出血量、血液分布范围及动态观察病情进展和有无再出血迹象。急性期 CT 表现为脑池、脑沟及蛛网膜下腔呈高密度改变，尤以脑池局部积血有定位价值，但确定出血动脉及病变性质仍需借助于数字减影血管造影（DSA）检查。发病距 CT 检查的时间越短，显示蛛网膜下腔出血病灶部位的积血越清楚。Adams 观察发病当日 CT 检查显示阳性率为 95%，1 d 后降至 90%，5 d 后降至 80%，7 d 后降至 50%。CT 显示蛛网膜下腔高密度出血征象，多见于大脑外侧裂池、前纵裂池、后纵裂池、鞍上池、和环池等。CT 增强扫描可能显示大的动脉瘤和血管畸形。须注意 CT 阴性并不能绝对排除 SAH。

有学者依据 CT 扫描并结合动脉瘤好发部位推测动脉瘤的发生部位，如蛛网膜下腔出血以鞍上池为中心呈不对称向外扩展，提示颈内动脉瘤；外侧裂池基底部积血提示大脑中动脉瘤；前纵裂池基底部积血提示前交通动脉瘤；出血以脚间池为中心向前纵裂池和后纵裂池基底部扩散，提示基底动脉瘤。CT 显示弥漫性出血或局限于前部的出血发生再出血的风险较大，应尽早行 DSA 检查确定动脉瘤部位并早期手术。MRA 作为初筛工具具有无创、无风险的特点，但敏感性不如 DSA 检查高。

（三）数字减影血管造影

确诊 SAH 后应尽早行数字减影血管造影（DSA）检查，以确定动脉瘤的部位、大小、形状、数量、侧支循环和脑血管痉挛等情况，并可协助除外其他病因如动静脉畸形、烟雾病和炎性血管瘤等。大且不规则、分成小腔（为责任动脉瘤典型的特点）的动脉瘤可能是出血的动脉瘤。如发病之初脑血管造影未发现病灶，应在发病 1 个月后复查脑血管造影，可能会有新发现。DSA 可显示 80% 的动脉瘤及几乎 100% 的血管畸形，而且对发现继发性脑血管痉挛有帮助。脑动脉瘤大多数在 2~3 周内再次破裂出血，尤以病后 6~8 d 为高峰，因此对动脉瘤应早检查、早期手术治疗，如在发病后 2~3 d 内，脑水肿尚未达到高峰时进行手术则手术并发症少。

（四）MRI 检查

MRI 对蛛网膜下腔出血的敏感性不及 CT。急性期 MRI 检查还可能诱发再出血。但 MRI 可检出脑干隐匿性血管畸形；对直径 3~5 mm 的动脉瘤检出率可达 84%~100%，而由于空间分辨率较差，不能清晰显示动脉瘤颈和载瘤动脉，仍需行 DSA 检查。

（五）其他检查

心电图可显示 T 波倒置、QT 间期延长、出现高大 U 波等异常；血常规、凝血功能和肝功能检查可排除凝血功能异常方面的出血原因。

五、诊断与鉴别诊断

（一）诊断

根据以下临床特点，诊断 SAH 一般并不困难，如突然起病，主要症状为剧烈头痛，伴呕吐；可有不同程度的意识障碍和精神症状，脑膜刺激征明显，少数伴有脑神经及轻偏瘫等局灶症状；辅助检查 LP 为血性脑脊液，脑 CT 所显示的出血部位有助于判断动脉瘤。

临床分级：一般采用 Hunt-Hess 分级法（表 2-1）或世界神经外科联盟（WFNS）分级。前者主要用于动脉瘤引起 SAH 的手术适应证及预后判断的参考，Ⅰ~Ⅲ级应尽早行 DSA，积极术前准备，争取尽早手术；对Ⅳ～Ⅴ级先行血块清除术，待症状改善后再行动脉瘤手术。后者根据格拉斯哥昏迷评分和有无运动障碍进行分级（表2-2），即Ⅰ级的SAH患者很少发生局灶性神经功能缺损；GCS≤12分（Ⅳ～Ⅴ级）的患者，不论是否存在局灶神经功能缺损，并不影响其预后判断；对于GCS 13～14分（Ⅱ～Ⅲ级）的患者，局灶神经功能缺损是判断预后的补充条件。

表2-1 Hunt-Hess分级法（1968年）

分类	标准
0级	未破裂动脉瘤
Ⅰ级	无症状或轻微头痛
Ⅱ级	中-重度头痛、脑膜刺激征、脑神经麻痹
Ⅲ级	嗜睡、意识混浊、轻度，灶性神经体征
Ⅳ级	昏迷、中或重度偏瘫，有早期去大脑强直或自主神经功能紊乱
Ⅴ级	深昏迷、去大脑强直、濒死状态

注：凡有高血压、糖尿病、高度动脉硬化、慢性肺部疾病等全身性疾病，或DSA呈现高度脑血管痉挛的病例，则向恶化阶段提高1级。

表2-2 WFNS的SAH分级（1988年）

分类	GCS	运动障碍
Ⅰ级	15	无
Ⅱ级	14～13	无
Ⅲ级	14～13	有局灶性体征
Ⅳ级	12～7	有或无
Ⅴ级	6～3	有或无

注：GCS（Glasgow Coma Scale）格拉斯哥昏迷评分。

（二）鉴别诊断

1. 脑出血

脑出血深昏迷时与SAH不易鉴别，但脑出血多有局灶性神经功能缺失体征，如偏瘫、失语等，患者多有高血压病史。仔细的神经系统检查及脑CT检查有助于鉴别诊断。

2. 颅内感染

发病较SAH缓慢。各类脑膜炎起病初均先有高热，脑脊液呈炎性改变而有别于SAH。进一步脑影像学检查，脑沟、脑池无高密度增高影改变。脑炎临床表现为发热、精神症状、抽搐和意识障碍，且脑脊液多正常或只有轻度白细胞数增高，只有脑膜出血时才表现为血性脑脊液；脑CT检查有助于鉴别诊断。

3. 脑卒中

依靠详细病史（如有慢性头痛、恶心、呕吐等）、体征和脑CT检查可以鉴别。

六、治疗

（一）中医治疗

1. 辨证论治

（1）肝阳暴亢，瘀血阻窍证

证候：突发头痛，疼痛剧烈，状如刀劈，伴有恶心，呕吐，烦躁，易激动，口干，口苦，渴喜冷饮，舌黯红或有瘀斑，苔黄，舌下脉络迂曲，脉弦。

治法：平肝潜阳，活血止痛。

方药：镇肝熄风汤加减。生龙骨（先煎）30 g，生牡蛎（先煎）30 g，代赭石（先煎）30 g，龟甲（先煎）10 g，白芍药 12 g，玄参 15 g，天冬 9 g，川牛膝 15 g，川楝子 9 g，茵陈 9 g，麦芽 9 g，川芎 9 g。

方解：方中生龙骨、生牡蛎、代赭石镇肝潜阳；龟甲、白芍药、玄参、天冬滋养肝肾之阴，又重用川牛膝辅以川楝子引气血下行；合茵陈、麦芽以清肝解郁；川芎以活血行气止痛。全方共奏平肝潜阳、活血止痛之效。

加减：夹有痰热者，加天竺黄、竹沥，清化痰热；心烦失眠者，加黄连、栀子、夜交藤、珍珠母，清心除烦、安神定志；头痛重者，加生石决明、夏枯草，平肝清热；烦躁者，加石菖蒲、远志，宁神定志；血瘀明显者，加红花、桃仁、牡丹皮，活血化瘀。

（2）肝风上扰，痰蒙清窍证

证候：剧烈头痛，颈项强直，伴有恶心，呕吐，头晕昏沉或眩晕，可见谵妄或神志昏蒙，喉中痰鸣，舌质淡，苔黄或白腻，脉弦滑。

治法：平肝息风，化痰开窍

方药：羚角钩藤汤合温胆汤加减。羚羊角粉（分冲）1.2 g，生地黄 30 g，钩藤 15 g，菊花 9 g，桑叶 9 g，茯苓 15 g，白芍药 15 g，赤芍药 15 g，竹茹 9 g，川牛膝 15 g，川芎 9 g，牡丹皮 15 g，半夏 9 g，陈皮 9 g，栀子 9 g，生甘草 6 g。

方解：方中羚羊角粉入肝经，凉肝息风；钩藤清热平肝，息风止痉；桑叶、菊花辛凉疏泄，清热平肝息风，以加强凉肝息风之效；生地黄、白芍药、生甘草酸甘化阴，滋阴增液；川芎、赤芍药、牡丹皮清热凉血化瘀；竹茹、栀子清热化痰；茯苓、半夏、陈皮健脾燥湿化痰；牛膝引火下行。诸药配伍共奏平肝息风、化痰开窍之功。

加减：头痛剧烈者，加石决明、夏枯草，平肝清热；恶心呕吐者，加生姜，和中止呕；谵妄者，加石菖蒲、郁金，豁痰宁神；口苦、咽干者，加黄芩，清热利咽；痰多者，加天竺黄、川贝母，清热化痰。

（3）瘀血阻络，痰火扰心证

证候：头痛日久不愈，痛有定处，突然头痛加剧，伴呕吐，项强，或抽搐，或半身不遂，口干但欲漱水不欲咽，唇甲紫黯，或持续发热，尿赤便秘，舌质黯，有瘀斑，苔黄燥，脉弦。

治法：活血化瘀，清化痰热。

方药：通窍活血汤合涤痰汤加减。川芎 9 g，桃仁 12 g，红花 9 g，赤芍药 15 g，牡丹皮 15 g，胆南星 6 g，半夏 9 g，橘红 9 g，竹茹 9 g，石菖蒲 12 g，枳实 9 g，茯苓 15 g。

方解：方中川芎、桃仁、红花、赤芍药、牡丹皮活血化瘀；半夏、橘红、胆南星、竹茹、茯苓清热健脾化痰；枳实行气化痰消痞；石菖蒲化湿开窍宁神。全方共奏活血化瘀、清化痰热之功。

加减：热重者，加栀子、黄芩，清热解毒；大便干者，加大黄、全瓜蒌，清热泻下通便；痰多者，加天竺黄、竹沥，清热化痰。

（4）元气败脱，神明散乱证

证候：突然昏仆，不省人事，频频呕吐，肢体瘫软，手撒肢冷，冷汗淋漓，气息微弱，二便自遗，面青舌萎，舌质紫黯，苔白滑，脉微弱。

治法：益气固脱，回阳救逆。

方药：独参汤或参附汤加减。人参 30 g，制附子 9 g。

方解：方中人参大补元气；附子温肾壮阳，二药合用以奏益气固脱、回阳救逆之功。

加减：汗出淋漓者，加煅龙骨、煅牡蛎、五味子，敛汗固脱。

2. 中成药

（1）天麻钩藤颗粒：适用于 SAH 肝阳暴亢、瘀血阻窍证，每次 10 g，每日 3 次，口服。

（2）至宝丹或安宫牛黄丸：适用于 SAH 肝风上扰、痰蒙清窍证，每次 1 丸（3 g），每日 1~2 次，口服或鼻饲。

（3）牛黄宁宫片或安脑丸：适用于SAH瘀血阻络、痰火扰心证，每次3～6片或1～2丸，每日3次或2次口服。

（4）参附注射液：适用于SAH元气败脱、神明散乱证，20～40 mL加入5%葡萄糖注射液或0.9%氯化钠注射液250～500 mL中，静脉滴注，每日1次。

（5）生脉注射液或参麦注射液：适用于SAH元气败脱、神明散乱证，20～40 mL加入5%葡萄糖注射液100～200 mL中，静脉滴注，每日1次。

（6）脑血康口服液：适用于SAH瘀血不消所致的头痛头晕，每次10～20 mL，每日3次口服。

3. 针刺疗法

主穴：取双侧内关穴，用28号毫针直刺1～1.5寸，采用捻转提插相结合，泻法，施术1 min，接着刺水沟，用雀啄方法，至患者流泪，最后配以昆仑、太冲、列缺、阿是穴、太阳、率谷、风池等穴用泻法直刺0.4～0.6寸，留针3～5 min，每日1次。

配穴：三棱针刺十宣穴放血。急性期每日1～2次。

（二）西医治疗

主要治疗原则：①控制继续出血，预防及解除血管痉挛，去除病因，防治再出血，尽早采取措施预防、控制各种并发症。②掌握时机尽早行DSA检查，如发现动脉瘤及动静脉畸形，应尽早行血管介入、手术治疗。

1. 一般处理

绝对卧床护理4～6周，避免情绪激动和用力排便，防治剧烈咳嗽，烦躁不安时适当应用止咳剂、镇静剂；稳定血压，控制癫发作。对于血性脑脊液伴脑室扩大者，必要时可行脑室穿刺和体外引流，但应掌握引流速度要缓慢。发病后应密切观察GCS评分，注意心电图变化，动态观察局灶性神经体征变化和进行脑功能监测。

2. 防止再出血

二次出血是本病的常见现象，故积极进行药物干预对防治再出血十分必要。蛛网膜下腔出血急性期脑脊液纤维素溶解系统活性增高，第2周开始下降，第3周后恢复正常。因此，选用抗纤维蛋白溶解药物抑制纤溶酶原的形成，具有防治再出血的作用。

（1）6-氨基己酸：为纤维蛋白溶解抑制剂，可阻止动脉瘤破裂处凝血块的溶解，又可预防再破裂和缓解脑血管痉挛。每次8～12 g加入10%葡萄糖盐水500 mL中静脉滴注，每日2次。

（2）氨甲苯酸：又称抗血纤溶芳酸，能抑制纤溶酶原的激活因子，每次200～400 mg，溶于葡萄糖注射液或0.9%氯化钠注射液20 mL中缓慢静脉注射，每日2次。

（3）氨甲环酸：为氨甲苯酸的衍化物，抗血纤维蛋白溶酶的效价强于前两种药物，每次250～500 mg加入5%葡萄糖注射液250～500 mL中静脉滴注，每日1～2次。

但近年的一些研究显示抗纤溶药虽有一定的防止再出血作用，但同时增加了缺血事件的发生，因此不推荐常规使用此类药物，除非凝血障碍所致出血时可考虑应用。

3. 降颅压治疗

蛛网膜下腔出血可引起颅内压升高、脑水肿，严重者可出现脑疝，应积极进行脱水降颅压治疗，主要选用20%甘露醇静脉滴注，每次125～250 mL，2～4次/d；呋塞米入小壶，每次20～80 mg，2～4次/d；白蛋白10～20 g/d，静脉滴注。药物治疗效果不佳或疑有早期脑疝时，可考虑脑室引流或颞肌下减压术。

4. 防治脑血管痉挛及迟发性缺血性神经功能缺损

目前认为脑血管痉挛引起迟发性缺血性神经功能缺损（delayed ischemic neurologic deficit, DIND）是动脉瘤性SAH最常见的死亡和致残原因。钙通道拮抗剂可选择性作用于脑血管平滑肌，减轻脑血管痉挛和DIND。常用尼莫地平，每日10 mg（50 mL），以每小时2.5～5.0 mL速度泵入或缓慢静脉滴注，5～14 d为1个疗程；也可选择尼莫地平，每次40 mg，每日3次，口服。国外报道高血压-高血容量-血液稀释（hypertension-hypervolemia-hemodilution, 3H）疗法可使大约70%的患者临床症状得到改善。

有数个报道认为与以往相比,"3H"疗法能够明显改善患者预后。增加循环血容量,提高平均动脉压(MAP),降低血细胞比容(HCT)至30%～50%,被认为能够使脑灌注达到最优化。3H疗法必须排除已存在脑梗死、高颅压,并已夹闭动脉瘤后才能应用。

5. 防治急性脑积水

急性脑积水常发生于病后1周内,发生率为9%～27%。急性阻塞性脑积水患者脑CT显示脑室急速进行性扩大,意识障碍加重,有效的疗法是行脑室穿刺引流和冲洗。但应注意防止脑脊液引流过度,维持颅内压在15～30 mmHg,因过度引流会突然发生再出血。长期脑室引流要注意继发感染(脑炎、脑膜炎),感染率为5%～10%。同时常规应用抗生素防治感染。

6. 低钠血症的治疗

SIADH的治疗原则主要是纠正低血钠和防止体液容量过多。可限制液体摄入量,1 d < 500～1 000 mL,使体内水分处于负平衡以减少体液过多与尿钠丢失。注意应用利尿剂和高渗盐水,纠正低血钠与低渗血症。当血浆渗透压恢复,可给予5%葡萄糖注射液维持,也可用抑制ADH药物,地美环素1～2 g/d,口服。

CSWS的治疗主要是维持正常水盐平衡,给予补液治疗。可静脉或口服等渗或高渗盐液,根据低钠血症的严重程度和患者耐受程度单独或联合应用。高渗盐液补液速度以每小时0.7 mmol/L,24 h < 20 mmol/L为宜。如果纠正低钠血症速度过快可导致脑桥脱髓鞘病,应予特别注意。

7. 外科治疗

经造影证实有动脉瘤或动静脉畸形者,应争取手术或介入治疗,根除病因防止再出血。

(1)显微外科:夹闭颅内破裂的动脉瘤是消除病变并防止再出血的最好方法,而且动脉瘤被夹闭,继发性血管痉挛就能得到积极有效的治疗。一般认为Hunt-Hess分级Ⅰ～Ⅱ级的患者应在发病后48～72 h内早期手术。应用现代技术,早期手术已经不再难以克服。一些神经血管中心富有经验的医师已经建议给低评分的患者早期手术,只要患者的血流动力学稳定,颅内压得以控制即可。对于神经状况分级很差和(或)伴有其他内科情况,手术应该延期。对于病情不太稳定、不能承受早期手术的患者,可选择血管内治疗。

(2)血管内治疗:选择适合的患者行血管内放置Gugliel mi可脱式弹簧圈(Gugliel mi de tachablecoils,GDCs),已经被证实是一种安全的治疗手段。近年来,一般认为治疗指征为手术风险大或手术治疗困难的动脉瘤。

(三)中西医结合治疗思路

SAH是一种急性脑血管疾病,死亡率较高,尤其是再次发病后。治疗的关键点主要为急性期的治疗措施是否准确到位。控制血管痉挛、降低颅内压,现代医学有成熟可靠的方法;防治脑血管痉挛及继发的缺血性脑损害,尼莫地平有一定疗效。经造影证实有动脉瘤或动静脉畸形者,应争取手术或介入治疗。

中医药的干预应在发病开始即进行,辨证论治可有效调节机体的阴阳平衡。SAH急性期或重症患者临床的痰热证表现最为常见,给予活血化瘀、清热化痰、通腑泄热治疗对防治继续出血、脑保护、抗脑水肿、促醒等方面具有一定疗效。中药静脉制剂的不断开发利用对提高治疗的快捷性和临床疗效发挥了较好作用,醒脑静注射液、痰热清注射液、清开灵注射液、丹参注射液、三七总皂苷注射液等均可辨证使用,尤其是三七制剂的双相调节机制,有止血不留瘀、活血不出血的作用。因此病属中医学"中风"范畴,根据中医"有是证用是药"和"同病异治,异病同治"理论,在不同时期可参考第二节脑出血的辨证论治。关于急性期活血化瘀药的使用,张学文教授认为SAH血液流入蛛网膜下腔,离经之血即为瘀血,出血愈多,瘀血愈重,不仅直接损伤神明,又致脑络不利,津血流通不畅,形成瘀血并存,适当应用活血化瘀药,可促进积血吸收,减轻脑血管痉挛,控制和减轻脑水肿,防止后期脑积水形成。其经验方清通三七汤以水牛角、栀子、三七、牡丹皮、生地黄、川牛膝、大黄、丹参、地龙、水蛭等组成,具清热凉血、化瘀止血之功,有较好临床疗效。中医药在术后的调治、治疗和预防脑血管痉挛、慢性脑积水、急性期发热等方面有愈来愈多的报道。

七、预后与预防

(一) 预后

临床常采用 Hunt 和 Kosnik (1974) 修改的 Botterell 的分级方案,对预后判断有帮助。Ⅰ～Ⅱ级患者预后佳,Ⅳ～Ⅴ级患者预后差,Ⅲ级患者介于两者之间。

首次蛛网膜下腔出血的死亡率约为 10%～25%。死亡率随着再出血递增。再出血和脑血管痉挛是导致死亡和致残的主要原因。蛛网膜下腔出血的预后与病因、年龄、动脉瘤的部位、瘤体大小、出血量、有无并发症、手术时机选择及处置是否及时、得当有关。

(二) 预防

蛛网膜下腔出血病情常较危重,死亡率较高,尽管不能从根本上达到预防目的,但对已知的病因应及早积极对因治疗,如控制血压、戒烟、限酒,以及尽量避免剧烈运动、情绪激动、过劳、用力排便、剧烈咳嗽等;对于长期便秘的个体应采取辨证论治思路长期用药(如麻仁润肠丸、芪蓉润肠口服液、香砂枳术丸、越鞠保和丸等);情志因素常为本病的诱发因素,对于已经存在脑动脉瘤、动脉血管夹层或烟雾病的患者,保持情绪稳定至关重要。

不少尸检材料证实,患者生前曾患动脉瘤但未曾破裂出血,说明存在危险因素并不一定完全会出血,预防动脉瘤破裂有着非常重要的意义。应当强调的是,蛛网膜下腔出血常在首次出血后 2 周再次发生出血且常常危及生命,故对已出血患者积极采取有效措施进行整体调节并及时给予恰当的对症治疗,对预防再次出血至关重要。

第三节 短暂性脑缺血发作

短暂性脑缺血发作 (transient ischemic attack, TIA) 是指因脑血管病变引起的短暂性、局限性脑功能缺失或视网膜功能障碍。临床症状一般持续 10～20 min,多在 1 h 内缓解,最长不超过 24 h,不遗留神经功能缺失症状,结构性影像学 (CT、MRI) 检查无责任病灶。凡临床症状持续超过 1 h 且神经影像学检查有明确病灶者不宜称为 TIA。

1975 年时曾将 TIA 定义限定为 24 h,这是基于时间 (time-based) 的定义。2002 年美国 TIA 工作组提出了新的定义,即由于局部脑或视网膜缺血引起的短暂性神经功能缺损发作,典型临床症状持续不超过 1 h,且无急性脑梗死的证据。TIA 新的基于组织学 (tissue-based) 的定义以脑组织有无损伤为基础,更有利于临床医师及时进行评价,使急性脑缺血能得到迅速干预。

流行病学统计表明,15% 的脑卒中患者曾发生过 TIA。不包括未就诊的患者,美国每年 TIA 发作人数估计为 20 万～50 万人。TIA 发生脑卒中率明显高于一般人群,TIA 后第 1 个月内发生脑梗死者占 4%～8%;1 年内约 12%～13%;5 年内增至 24%～29%。TIA 患者发生脑卒中在第 1 年内较一般人群高 13～16 倍,是最严重的"卒中预警"事件,也是治疗干预的最佳时机,频发 TIA 更应以急诊处理。

本病相当于中医学"微风""小中风""中风先兆""眩晕"等病证。

一、病因与发病机制

(一) 中医病因病机

中医学认为短暂性脑缺血之所以随发随止,是因为气血尚未衰败;之所以反复发作,是因为机体内致病因素存在;之所以多无持久的意识障碍,是由于尚未中脏腑。其病因病机与中风相同。风、火、痰、瘀、虚是其主要病因病机。

1. 风火上炎

素体阳盛,性情急躁,肝火旺盛,或郁怒伤肝,肝郁化火,亢而动风,风火上炎,鼓荡气血上冲犯脑。

2. 风痰瘀阻

因五志过极，暴怒伤肝，引动心火，风火夹痰，气血阻滞等，而见经络失常症状。

3. 痰热腑实

饮食不节，肥甘厚腻，痰热内生，风阳夹痰，蒙蔽清窍。

4. 气虚血瘀

由于积损正衰、年老体弱等致正气不足，卫外不顾，外邪入中经络，气血痹阻。

5. 阴虚风动

劳累过度，肝肾阴虚，肝阳上亢，上扰清窍。病性多为本虚标实，上盛下虚。在本为肝肾阴虚，在标为风火相扇，痰湿壅盛，瘀血阻滞，气血运行不畅。其基本病机为气血阻滞、经络失常。

（二）西医病因及发病机制

1. 病因

TIA 病因各有不同，主要是动脉粥样硬化和心源性栓子。多数学者认为微栓塞或血流动力学障碍是 TIA 发病的主要原因，90% 左右的微栓子来源于心脏和动脉系统，动脉粥样硬化是 50 岁以上患者 TIA 的最常见原因。

2. 发病机制

TIA 的真正发病机制至今尚未完全阐明。主要有血流动力学改变学说和微栓子学说

（1）血流动力学改变学说：TIA 的主要原因是血管本身病变。动脉粥样硬化造成大血管的严重狭窄，由于病变血管自身调节能力下降，当一些因素引起灌注压降低时，病变血管支配区域的血流就会显著下降，同时又可能存在全血黏度增高、红细胞变形能力下降和血小板功能亢进等血液流变学改变，促进了微循环障碍的发生，而使局部血管无法保持血流量的恒定，导致相应供血区域 TIA 的发生。血流动力学型 TIA 在大动脉严重狭窄基础上合并血压下降，导致远端一过性脑供血不足症状，当血压回升时症状可缓解。

（2）微栓子学说：大动脉的不稳定粥样硬化斑块破裂，脱落的栓子随血流移动，阻塞远端动脉，随后栓子很快发生自溶，临床表现为一过性缺血发作。动脉的微栓子来源最常见的部位是颈内动脉系统。心源性栓子为微栓子的另一来源，多见于心房颤动、心瓣膜疾病及左心室血栓形成。

（3）其他学说：脑动脉痉挛、受压学说，如脑血管受到各种刺激造成的痉挛或由于颈椎骨质增生压迫椎动脉造成缺血；颅外血管盗血学说，如锁骨下动脉严重狭窄，椎动脉脑血流逆行，导致颅内灌注不足等。

TIA 常见的危险因素包括：高龄、高血压、抽烟、心脏病（冠心病、心律失常、充血性心力衰竭、心脏瓣膜病）、高血脂、糖尿病和糖耐量异常、肥胖、不健康饮食、体力活动过少、过度饮酒、口服避孕药或绝经后雌激素的应用、高同型半胱氨酸血症、抗心磷脂抗体综合征、蛋白 C/蛋白 S 缺乏症等。

二、临床表现

TIA 多发于老年人，男性多于女性。发病突然，恢复完全，不遗留神经功能缺损的症状和体征，多有反复发作的病史。持续时间短暂，一般为 10 ~ 15 min，颈内动脉系统平均为 14 min，椎－基底动脉系统平均为 8 min，每日可有数次发作，发作间期无神经系统症状及阳性体征。颈内动脉系统 TIA 与椎－基底动脉系统 TIA 相比，发作频率较少，但更容易进展为脑梗死。

TIA 神经功能缺损的临床表现依据受累的血管供血范围而不同，临床常见的神经功能缺损有：

（一）颈动脉系统 TIA

最常见的症状为对侧面部或肢体的一过性无力和感觉障碍、偏盲，偏侧肢体或单肢的发作性轻瘫最常见，通常以上肢和面部较重，优势半球受累可出现语言障碍。单眼视力障碍为颈内动脉系统 TIA 所特有，短暂的单眼黑矇是颈内动脉分支——眼动脉缺血的特征性症状，表现为短暂性视物模糊、眼前灰暗感或云雾状。

（二）椎-基底动脉系统 TIA

常见症状为眩晕、头晕、平衡障碍、复视、构音障碍、吞咽困难、皮质性盲和视野缺损、共济失调、交叉性肢体瘫痪或感觉障碍。脑干网状结构缺血可能由于双下肢突然失张力，造成跌倒发作（drop attack）。颞叶、海马、边缘系统等部位缺血可能出现短暂性全面性遗忘症（transient global amnesia），表现为突发的一过性记忆丧失，时间、空间定向力障碍，患者有自知力，无意识障碍，对话、书写、计算能力保留，症状可持续数分钟至数小时。

血流动力学型 TIA 与微栓塞型 TIA 在临床表现上也有所区别（表2-3）。

表 2-3　血流动力学型 TIA 与微栓塞型 TIA 的临床鉴别要点

临床表现	血流动力学型	微栓塞型
发作频率	密集	稀疏
持续时间	短暂	较长
临床特点	刻板	多变

三、辅助检查

治疗的结果与确定病因直接相关，辅助检查的目的就在于确定病因及危险因素。

（一）TIA 的神经影像学表现

普通 CT 和 MRI 扫描正常。MRI 灌注成像（PWI）表现可有局部脑血流减低，但不出现 DWI 的影像异常。TIA 作为临床常见的脑缺血急症，要进行快速的综合评估，尤其是 MRI 检查（包括 DWI 和 PWI），以便鉴别脑卒中、确定半暗带、制订治疗方案和判断预后。CT 检查可以排除脑出血、硬膜下血肿、脑肿瘤、动静脉畸形和动脉瘤等临床表现与 TIA 相似的疾病，必要时需行腰椎穿刺以排除蛛网膜下腔出血。CT 血管成像（CTA）、磁共振血管成像（MRA）有助于了解血管情况。梗死型 TIA 的概念是指临床表现为 TIA，但影像学上有脑梗死的证据，早期的 MRI 弥散成像（DWI）检查发现，20%～40% 临床上表现为 TIA 的患者存在梗死灶。但实际上根据 TIA 的新概念，只要出现了梗死灶就不能诊断为 TIA。

（二）血浆同型半胱氨酸检查

血浆同型半胱氨酸（hcy）浓度与动脉粥样硬化程度密切相关，血浆 hcy 水平升高是全身性动脉硬化的独立危险因素。

（三）其他检查包括

TCD 检查可发现颅内动脉狭窄，并且可进行血流状况评估和微栓子检测。血常规和生化检查也是必要的，神经心理学检查可能发现轻微的脑功能损害。双侧肱动脉压、桡动脉搏动、双侧颈动脉及心脏有无杂音、全血和血小板检查、血脂、空腹血糖及糖耐量、纤维蛋白原、凝血功能、抗心磷脂抗体、心电图、心脏及颈动脉超声、TCD、DSA 等，有助于发现 TIA 的病因和危险因素、评判动脉狭窄程度、评估侧支循环建立程度和进行微栓子的检测；有条件时应考虑经食管超声心动图检查，可能发现卵圆孔未闭等心源性栓子的来源。

四、诊断与鉴别诊断

（一）诊断

诊断只能依靠病史，根据血管分布区内急性短暂神经功能障碍与可逆性发作特点，结合 CT 排除出血性疾病可考虑 TIA。确立 TIA 诊断后应进一步进行病因、发病机制的诊断和危险因素分析。TIA 和脑梗死之间并没有截然的区别，二者应被视为一个疾病动态演变过程的不同阶段，应尽可能采用"组织学损害"的标准界定二者。

（二）鉴别诊断

鉴别需要考虑其他可以导致短暂性神经功能障碍发作的疾病。

1. 局灶性癫后出现的 Todd 麻痹

局限性运动性发作后可能遗留短暂的肢体无力或轻偏瘫，持续 0.5～36 h 后可消除。患者有明确的癫病史，EEG 可见局限性异常，CT 或 MRI 可能发现脑内病灶。

2. 偏瘫型偏头痛

多于青年期发病，女性多见，可有家族史，头痛发作的同时或过后出现同侧或对侧肢体不同程度瘫痪，并可在头痛消退后持续一段时间。

3. 晕厥

为短暂性弥漫性脑缺血、缺氧所致，表现为短暂性意识丧失，常伴有面色苍白、大汗、血压下降，EEG 多数正常。

4. 梅尼埃病

发病年龄较轻，发作性眩晕、恶心、呕吐可与椎-基底动脉系统 TIA 相似，反复发作常合并耳鸣及听力减退，症状可持续数小时至数天，但缺乏中枢神经系统定位体征。

5. 其他

血糖异常、血压异常、颅内结构性损伤（如肿瘤、血管畸形、硬膜下血肿、动脉瘤等）、多发性硬化等，也可能出现类似 TIA 的临床症状。临床上可以依靠影像学资料和实验室检查进行鉴别诊断。

五、治疗

（一）中医治疗

1. 辨证论治

（1）风火上炎证

证候：一过性眩晕，头痛，半身不遂，步履不稳，偏身麻木，或言语謇涩；面红目赤，烦躁易怒，便干便秘，尿短赤，舌质红绛，舌苔薄白，脉弦数。

治法：清热泻火，平肝息风。

方药：天麻钩藤汤合龙胆泻肝汤加减。天麻 10 g，钩藤 10 g，黄芩 15 g，龙胆草 5 g，车前草 15 g，白芍药 10 g，栀子 10 g，黄连 10 g，泽泻 10 g，柏子仁 15 g。

方解：方中天麻平肝息风，钩藤清肝火、平肝阳，二者配伍平肝息风；黄芩、黄连、栀子清三焦之火；龙胆草清肝胆之热；白芍药养血敛阴平肝；泽泻、车前草利湿泻火；柏子仁润肠通便安神。全方共奏清热泻火、平肝息风之功。

加减：心火盛者，加莲子心，清心安神；失眠者，加远志，交通心肾、宁心安神。

（2）风痰瘀阻证

证候：一过性半身不遂，言语謇涩，偏身麻木，步履不稳，或头晕目眩；痰多而黏，舌质黯淡，舌苔薄白或白腻，脉弦滑。

治法：祛风化痰，化瘀通络。

方药：二陈汤合天麻钩藤汤加减。陈皮 9 g，半夏 9 g，茯苓 15 g，天麻 10 g，钩藤 10 g，石菖蒲 15 g，川芎 15 g，当归 15 g，黄芪 20 g，白术 15 g。

方解：方中半夏燥湿化痰；茯苓、陈皮健脾化痰；天麻、钩藤平肝息风；石菖蒲化痰开窍；川芎、当归二药配伍化瘀通络，同时配以黄芪、白术补脾益气，燥湿化痰。全方共奏祛风化痰、祛瘀通络之功。

加减：伴胸闷呕恶、纳呆便溏等痰湿中阻之象者，加苍术、厚朴，燥湿宽中。

（3）痰热腑实证

证候：一过性半身不遂，偏身麻木，步履不稳，言语謇涩，或眩晕呕吐，饮水呛咳；咯痰或痰多，腹胀便干便秘，舌质黯红，苔黄腻，脉弦滑或偏瘫侧弦滑而大。

治法：清热化痰，通腑泄热。

方药：导痰汤合大承气汤加减。陈皮 10 g，半夏 10 g，胆南星 10 g，茯苓 15 g，大黄 10 g，枳实 10 g，厚朴10 g，黄芩10 g，栀子10 g，瓜蒌10 g。

方解：方中陈皮、半夏燥湿化痰；茯苓健脾化痰；胆南星清热化痰；大黄泻火通便；枳实、厚朴二药配伍行气消积、化痰除痞；黄芩、栀子清热泻火；瓜蒌清热涤痰通便。全方共奏清热化痰、通腑泄热之功。

加减：痰湿重者，可加薤白，理气化痰；咯痰黄稠者，加竹茹，清热化痰；呕吐者，可加砂仁，调中止呕；眩晕者，加天麻、钩藤，平肝潜阳息风。

（4）气虚血瘀证

证候：一过性偏身麻木，言语謇涩，半身不遂，眩晕，步履不稳；面色苍白，气短乏力，自汗出，舌质黯淡，舌苔薄白，脉细涩。

治法：健脾益气，活血通络。

方药：补阳还五汤加减。生黄芪30 g，党参15 g，川芎15 g，当归15 g，茯苓15 g，延胡索10 g，川楝子10 g，鸡血藤20 g，白术15 g。

方解：方中生黄芪、党参补气；白术、茯苓健脾益气；川芎、当归活血化瘀通络；延胡索、川楝子行气通络；鸡血藤养血活血通络。全方共奏健脾益气、活血通络之功。

加减：瘀血重者，加桃仁、红花，活血化瘀通络；肢体麻木重者，加清风藤、络石藤、海风藤，祛风除湿、通经活络；伴肢体发冷者，可加桂枝，温阳通络。

（5）阴虚风动证

证候：一过性眩晕，半身不遂，言语謇涩，偏身麻木，或饮水呛咳，步履不稳；耳鸣，烦躁不寐，手足心热，咽干口燥，舌质红或体瘦有裂纹，少苔或无苔，脉弦细数。

治法：育阴潜阳，平肝息风。

方药：镇肝熄风汤加减。牡蛎（先煎）30 g，龟甲（先煎）30 g，白芍药15 g，怀牛膝15 g，天麻15 g，钩藤15 g，生地黄20 g，川芎10 g。

方解：方中牡蛎平肝潜阳，龟甲滋阴潜阳益肾养血，二药配伍养阴息风；白芍药滋阴润肝；怀牛膝补益肝肾、活血通络；天麻、钩藤平肝息风；生地黄养阴润燥生津；川芎活血。全方共奏育阴潜阳、平肝息风之功。

加减：肝肾阴虚甚者，可加山茱萸、山药、枸杞子，滋补肝肾；腰膝酸软者，可加杜仲，补肾壮腰。

2. 中成药

（1）通心络胶囊：适用于 TIA 气虚血瘀证，每次4粒，每日3次，口服。

（2）大活络丹：适用于 TIA 风痰瘀阻证，每次1丸，每日1次，口服。

（3）六味地黄丸：适用于 TIA 阴虚风动证，每次6 g，每日2次，口服。

（4）黄芪注射液：适用于 TIA 气虚血瘀证，每次20 mL，加入5%葡萄糖注射液250 mL中，每日1次，静脉滴注。

3. 针刺疗法

（1）体针

主穴：百会、肩髃、曲池、合谷、阳陵泉、足三里、三阴交、太冲。

方解：百会穴位于头，头为诸阳之会，百脉之宗，而本穴则为各经脉气会聚之处，连贯周身经穴，对于调节机体的阴阳平衡起着重要的作用；风病多犯阳经，肩髃、曲池、合谷、阳陵泉、足三里为手足阳经穴位，调和经脉，疏通气血；三阴交为足三阴经交会处，滋养肝肾之阴；太冲可平肝息风。

配穴：痰湿重者，可配丰隆；肝肾之阴不足甚者，可配太溪、肝俞、肾俞；眩晕耳鸣甚者，可配耳门、听宫、听会；上肢可配肩髎、手三里、外关；下肢可配风市、伏兔、绝骨；肌肤不仁者，可配皮肤针局部叩刺。

针法：毫针刺，补虚泻实，每日或隔日1次，每次留针30 min。

（2）耳针

选穴：脑、皮质下、肾、肝、脾。

方法：可毫针刺，每日或隔日1次，每次留针30 min；或用王不留行贴压。

（二）西医治疗

TIA是缺血性血管病变的重要部分。TIA既是急症，也是预防缺血性血管病变的最佳和最重要时机。TIA的治疗与二级预防密切结合，可减少脑卒中及其他缺血性血管事件发生。TIA症状持续1 h以上，应按照急性脑卒中流程进行处理。根据TIA病因和发病机制的不同，应采取不同的治疗策略。

1. 控制危险因素

TIA需要严格控制危险因素，包括调整血压、血糖、血脂、同型半胱氨酸，以及戒烟、治疗心脏疾病、避免大量饮酒、有规律的体育锻炼、控制体重等。已经发生TIA的患者或高危人群可长期服用抗血小板药物。肠溶阿司匹林为目前最主要的预防性用药之一。

2. 药物治疗

（1）抗血小板聚集药物：阻止血小板活化、黏附和聚集，防止血栓形成，减少动脉—动脉微栓子。常用药物为：①阿司匹林肠溶片。通过抑制环氧化酶减少血小板内花生四烯酸转化为血栓烷 A_2（TXA_2）防止血小板聚集，各国指南推荐的标准剂量不同，我国指南的推荐剂量为75～150 mg/d。②氯吡格雷（75 mg/d）。也是被广泛采用的抗血小板药，通过抑制血小板表面的二磷酸腺苷（ADP）受体阻止血小板积聚；③双嘧达莫。为血小板磷酸二酯酶抑制剂，缓释剂可与阿司匹林联合使用，效果优于单用阿司匹林。

（2）抗凝治疗：考虑存在心源性栓子的患者应予抗凝治疗。抗凝剂种类很多，肝素、低分子量肝素、口服抗凝剂（如华法林、香豆素）等均可选用，但除低分子量肝素外，其他抗凝剂如肝素、华法林等应用过程中应注意检测凝血功能，以避免发生出血不良反应。低分子量肝素，每次4000～5 000 U，腹部皮下注射，每日2次，连用7～10 d，与普通肝素比较，生物利用度好，使用安全。口服华法林6～12 mg/d，3～5 d后改为2～6 mg/d维持，目标国际标准化比值（INR）范围为2.0～3.0。

（3）降压治疗：血流动力学型TIA的治疗以改善脑供血为主，慎用血管扩张药物，除抗血小板聚集、降脂治疗外，需慎重管理血压，避免降压过度，必要时可给予扩容治疗。在大动脉狭窄解除后，可考虑将血压控制在目标值以下。

（4）生化治疗：防治动脉硬化及其引起的动脉狭窄和痉挛以及斑块脱落的微栓子栓塞造成TIA。主要用药有：维生素 B_1，每次10 mg，3次/d；维生素 B_2，每次5 mg，3次/d；维生素 B_6，每次10 mg，3次/d；复合维生素B，每次10 mg，3次/d；维生素C，每次100 mg，3次/d；叶酸片，每次5 mg，3次/d。

3. 手术治疗

颈动脉剥脱术（CEA）和颈动脉支架治疗（CAS）适用于症状性颈动脉狭窄70%以上的患者，实际操作上应从严掌握适应证。仅为预防脑卒中而让无症状的颈动脉狭窄患者冒险手术不是正确的选择。

（三）中西医结合治疗思路

短暂性脑缺血发作治疗的主要意义不仅仅是制止发作，而是预防实质性更大面积脑梗死的发生。2007年Stroke曾提出tripill概念，即抗血小板、降压及他汀类药治疗缺血性脑血管疾病的三大药物，至今也是治疗TIA的主要手段。短暂性脑缺血发作和其他的神经系统疾病可以出现部分相同的临床表现，可以同属"眩晕"临床范畴，但本病与其他疾病的病理过程不同，其预后转归也有区别。应从主要是血管病变还是血液成分改变导致的TIA角度考虑如何消除主要病因，预防脑血管事件的发生。

中医对本病治疗则从扶正祛邪、调整阴阳入手，从而发挥中医的整体观、辨证论治的优势。本病除了发作时的对症治疗外，重点在于预防，防止脑梗死的发生，因此应充分利用中医在预防疾病、改善亚健康状态方面的优势，辨证分析个体的不同证候类型，有的放矢、有针对性地采取防治措施。

在发病期间应以西医治疗为主，发挥西药作用迅速的特点，以使局部缺血得到迅速缓解，不致脑组织发生坏死。此后可采用中医辨证治疗，整体调节人体阴阳平衡及脏腑功能，使机体维持在阴平阳秘的和谐状态。不少相关临床研究证明中医辨证论治可有效调整脂代谢、改善血液流变学、改善微循环等。

传统的中医药特别是某些临床有效的中草药已找到了现代科学的依据。譬如现代医学研究发现，活血化瘀通络等药物在某种程度上可以起到改善脑组织血液循环,增加脑血流量,降低血管阻力,防止血小板聚集和释放,以及去纤、降血脂等作用。如丹参可以改善微循环障碍,缓解脑血管痉挛,降低血液黏滞度,改善脑供血,同时可以抑制脑缺血区的脂质过氧化反应,增加超氧化物歧化酶的活性,清除自由基,从而改善脑组织细胞及神经功能。黄芪能扩张脑血管,改善血液循环,具有抗脑组织细胞缺氧功能。有 TIA 发作史的患者通常有高血压、动脉硬化病史,或有糖尿病、心脏病史,或血压低、血的黏度高、血脂高等;但主要还应从中医辨证出发,切不可单独从所谓的单味药物的某些成分而片面理解中医药,更不应走向废医存药的死胡同。

中西医结合从整体调节出发,注重整体与局部结合,辨证与辨病相结合,预防与治疗并重。现代医学对本病的治疗包括治疗原发病如代谢综合征或糖尿病、高脂血症、高黏滞血症及高凝状态,以及调节血压、积极治疗心脏病、外科手术治疗等全面控制危险因素的综合治疗。在中医辨证论治的同时,可配合改善血流状态的西药,如阿司匹林,并改变不良的生活习惯。中西医共同治疗,可有效预防 TIA 的再次发生,从而降低脑梗死的发病率。

六、预后与预防

(一)预后

TIA 可使发生缺血性脑卒中的危险性增加。传统观点认为,未经治疗的 TIA 患者约 1/3 发展成脑梗死,1/3 可反复发作,另 1/3 可自行缓解。但如果经过认真细致的中西医结合治疗应会减少脑梗死的发生比例。一般第一次 TIA 后,10%~20% 的患者在其后 90 d 出现缺血性脑卒中,其中 50% 发生在第一次 TIA 发作后 24~28 h。预示脑卒中发生率增高的危险因素包括高龄、糖尿病、发作时间超过 10 min、颈内动脉系统 TIA 症状(如无力和语言障碍);椎-基底动脉系统 TIA 发生脑梗死的比例较少。

(二)预防

近年来以中西医结合治疗本病的临床研究证明,在注重整体调节的前提下,病证结合,中医辨证论治能有效减少 TIA 发作的频率及程度并降低形成脑梗死的危险因素,从而起到预防脑血管病事件发生的作用。

第三章 循环系统疾病

第一节 急性心肌梗死

急性心肌梗死是在冠状动脉病变的基础上，冠状动脉血供急剧减少或中断，使相应的心肌发生严重而持久的急性缺血，导致的心肌细胞坏死。临床表现为持久的胸骨后剧烈疼痛、发热、白细胞计数和血清心肌坏死标记物增高及心电图进行性改变，可发生心律失常：休克、心力衰竭和猝死，属急性冠状动脉综合征的严重类型。

一、病因和发病机制

基本病因是冠状动脉粥样硬化，导致一支或多支冠状动脉管腔狭窄和心肌供血不足，而侧支循环尚未充分建立。在此基础上，在各种生理和病理因素的促发下，不稳定的粥样斑块破裂、出血，激活血小板和凝血系统，形成富含血小板的血栓或形成以纤维蛋白和红细胞为主的闭塞性血栓（红色血栓），从而造成冠状动脉血流明显减少或中断，使心肌发生严重而持久性的急性缺血达 30 min 以上，即可发生心肌梗死。

促使粥样斑块破裂出血及血栓形成的诱因如下。

（1）晨起 6 ~ 12 时交感神经活动增加，机体应激反应增强，心肌收缩力、心率、血压增高，冠状动脉张力增高。

（2）在饱餐特别是进食多量脂肪后，血脂增高、血黏度增高。

（3）重体力活动、情绪激动、血压剧增或用力大便时，使左心室负荷明显加重。

（4）休克、脱水、出血、严重心律失常或外科手术，致心排血量骤降，冠状动脉灌注锐减。

急性心肌梗死可发生在频发心绞痛的患者，也可发生在从无症状者。急性心肌梗死后发生的严重心律失常、休克或心力衰竭，均可使冠状动脉灌流量进一步减少，心肌坏死范围扩大。

二、病理变化

（一）冠状动脉病变

绝大多数急性心肌梗死患者冠状动脉内可在粥样斑块的基础上有血栓形成，使管腔闭塞，而由冠状动脉痉挛引起管腔闭塞者，个别可无严重粥样硬化病变。

（1）左冠状动脉前降支闭塞，引起左心室前壁、心尖部、下侧壁、前间壁和二尖瓣前乳头肌梗死。

（2）右冠状动脉闭塞，引起左心室膈面（右冠状动脉占优势时）、后间壁和右心室梗死，并可累及窦房结和房室结。

（3）左冠状动脉回旋支闭塞，引起左心室高侧壁、膈面（左冠状动脉占优势时）和左心房梗死，可累及房室结。

（4）左冠状动脉主干闭塞，引起左心室广泛梗死。

（二）心肌病变

1. 坏死心肌

坏死心肌冠状动脉闭塞后 20～30 min，局部心肌即有少数坏死。1～2 h 绝大部分心肌呈凝固性坏死，心肌间质充血、水肿，伴有多量炎症细胞浸润。以后，坏死的心肌纤维逐渐溶解，形成肌溶灶，随后逐渐有肉芽组织形成。大面积心肌梗死累及心室壁全层或大部分者常见，心电图上相继出现 ST 段抬高、T 波倒置和 Q 波，称为 Q 波性心肌梗死（透壁性心肌梗死）。可累及心包而致心包炎症，累及心内膜而致心腔内附壁血栓。当冠状动脉闭塞不完全或自行再通形成小面积心肌梗死呈灶性分布，急性期心电图上仍有 ST 段抬高，但不出现 Q 波的称为非 Q 波性心肌梗死，较少见。缺血坏死仅累及心肌壁的内层，不到心肌壁厚度的一半，伴有 ST 段压低或 T 波变化，心肌坏死标记物增高者过去称为心内膜下心肌梗死，现已归类为非 ST 段抬高心肌梗死。在心腔内压力作用下，坏死心肌向外膨出，可产生心脏破裂，心室游离壁破裂则形成心脏压塞或逐渐形成室壁瘤；室间壁破裂则形成室间隔穿孔；乳头肌断裂则造成二尖瓣反流。坏死组织 1～2 周后开始吸收，并逐渐纤维化，6～8 周形成瘢痕而愈合，称为陈旧性心肌梗死。

2. 顿抑心肌

顿抑心肌指梗死心肌周围急性严重缺血或冠状动脉再灌注后尚未发生坏死的心肌，虽已恢复血供，但引起的心肌结构、代谢和功能的改变，需要数小时、数天乃至数周才能恢复。某些心肌梗死患者，恢复期出现左心室功能进行性改善，可能与梗死周围濒死的顿抑心肌功能逐渐恢复有关。

3. 冬眠心肌

冬眠心肌指慢性持久的缺血心肌，其代谢需氧量亦随之减少而保持低水平，维持脆弱的心肌代谢平衡，即维持在功能的最低状态。一般认为，这是心肌的一种保护性机制，一旦供血改善则心肌功能可完全恢复。

三、病理生理

1. 心功能改变

急性心肌梗死，尤其透壁性心肌梗死发生后，常伴有不同程度的左心功能舒张和收缩功能障碍和血流动力学的改变，主要包括心脏收缩力减弱，室壁顺应性减低，心肌收缩不协调，致泵衰竭。前向衰竭者，导致每搏量和心排血量下降，出现低血压或休克；后向衰竭者，左心室射血分数减低，左心室舒张末压增高，左心室舒张期和收缩末期容量增加，导致肺瘀血、肺水肿。

2. 心律失常

急性心肌缺血可导致细胞膜电学不稳定，引起严重心律失常，甚至心室颤动而猝死。

3. 右心室梗死

在心肌梗死患者中少见，其主要病理生理改变是急性右心衰竭的血流动力学变化，右心房压力增高，高于左心室舒张末压，心排血量减低，血压下降。

四、临床表现

与心肌梗死面积的大小、部位、侧支循环情况有关。

（一）前驱症状

50%～81.2% 患者在发病前数日有乏力、胸部不适、心悸、烦躁、心绞痛等前驱症状，其中以不稳定型心绞痛为突出。心绞痛发作较以往频繁、性质加剧、持续时间长、硝酸甘油疗效差。疼痛时伴有恶心、呕吐、大汗和心动过缓，或伴有心功能不全、严重心律失常、血压大幅度波动等，同时心电图有 ST 段明显抬高或减低、T 波倒置或增高等。

（二）症状

1. 疼痛

疼痛是最早出现的症状，多发生于清晨，疼痛部位和性质与心绞痛相同，但多无明显诱因，且常发生于安静时,程度较重,持续时间较长,可达数小时或数天,休息和含用硝酸甘油均不能缓解。患者常烦躁不安、出汗、恐惧或有濒死感。少数患者无疼痛,尤其老年人、糖尿病患者,一开始即表现为休克或急性心力衰竭。部分患者疼痛不典型,表现为上腹痛、颈部痛、背部上方痛、肢体痛等。

2. 全身症状

全身症状有发热、心动过速、白细胞计数增高和红细胞沉降率增快等,由坏死物质吸收引起。一般在发病后 24～48 h 出现,程度与梗死范围成正相关,体温一般在 38℃ 左右,持续约 1 周。

3. 胃肠道症状

胃肠道症状多见于下壁心肌梗死,尤其是在发病早期及疼痛剧烈时,表现为频繁恶心、呕吐和上腹部胀痛,与迷走神经张力增高或组织灌注不足有关。

4. 心律失常

见于 75%～90% 的患者,多发生在起病 1～2 d,而以 24 h 内最多见。各种心律失常中以室性心律失常最多,尤其是室性期前收缩,它可以频发(每分钟 5 次以上)、成对出现或呈短阵、多源性室性心动过速或 R on T 型,常为心室颤动先兆。心室颤动是急性心肌梗死早期,特别是入院前主要的死因。下壁梗死多见房室传导阻滞,前壁梗死常易发生室性心律失常及室内束支传导阻滞。如发生房室传导阻滞,则表示病变范围广泛,病情严重。

5. 低血压和休克

疼痛剧烈时血压下降和血容量不足时血压降低均未必是休克,纠正以上情况后收缩压仍然低于 10.7 kPa(80 mmHg),有烦躁不安、面色苍白、皮肤湿冷、脉搏细速、大汗淋漓、尿量减少(< 20 mL/h)、神志反应迟钝甚至晕厥者,则为休克表现。休克多在病后数小时至 1 周内发生,主要为心源性(心肌梗死面积 > 40% 以上),其次有血容量不足或神经反射引起的周围血管扩张等因素参与。

6. 心力衰竭

主要是急性左侧心力衰竭,可在起病最初几天内发生,或在疼痛、休克好转阶段出现,为梗死后心脏收缩力显著减弱或不协调所致,发生率为 32%～48%。出现呼吸困难、咳嗽、发绀、烦躁等症状,严重者可发生肺水肿,后期也可出现右侧心力衰竭。右心室梗死可在病初即出现右侧心力衰竭表现,并伴有血压下降。

急性心肌梗死引起的心力衰竭称为泵衰竭,按 Killip 分级法分为:Ⅰ 级,尚无明显心力衰竭;Ⅱ 级,有左侧心力衰竭,肺部啰音 < 50% 肺野;Ⅲ 级,有急性肺水肿,全肺大、小、干、湿啰音;Ⅳ 级,有心源性休克,伴有或不伴有急性肺水肿。

(三)体征

1. 心脏体征

心脏浊音界可正常也可轻度至中度增大;心率多增快,少数也可减慢;心尖部第一心音减弱;可出现第四心音(心房性)奔马律,心功能不全时常出现第三心音(心室性)奔马律;10%～20% 的患者在病后第 2～3 天出现心包摩擦音,为纤维素性心包炎所致;心尖部可出现粗糙的收缩期杂音或伴有收缩中晚期喀喇音,为二尖瓣乳头肌功能失调或断裂所致。可有各种心律失常。

2. 血压

除极早期有血压增高外,几乎所有患者血压均有所降低。

3. 其他

可有与心律失常、心力衰竭及休克相应的体征。

五、实验室及其他检查

(一)心电图检查

1. 特征性改变

ST 段抬高心肌梗死者心电图特点为:①ST 段抬高呈弓背向上型,在面向坏死区周围心肌损伤区的导联出现;②深而宽的 Q 波,在面向心肌坏死区的导联出现;③T 波倒置,在面向损伤区周围心肌缺血区的导联出现。

在背向梗死区的导联则出现相反的改变，即 R 波增高、ST 段压低和 T 波直立并增高。

非 ST 段抬高心肌梗死者心电图有 2 种类型：①无病理性 Q 波，有普遍性 ST 段压低 ≥ 0.1 mV，但 aVR 导联（有时还有 V_1 导联）ST 段抬高，或有对称性 T 波倒置，为心内膜下心肌梗死所致；②无病理性 Q 波，也无 ST 段变化，仅有 T 波倒置改变。

2. 动态改变

ST 段抬高心肌梗死改变如下。

（1）超急性期改变：起病数小时内，可尚无异常或出现异常高大、两肢不对称的 T 波。

（2）急性期改变：起病数小时后，ST 段明显抬高，弓背向上，与直立的 T 波相连，形成单相曲线。数小时至 2d 出现病理性 Q 波，同时 R 波降低。Q 波在 3～4 d 稳定不变。

（3）亚急性期改变：在早期不进行治疗干预，ST 段抬高持续数天至 2 周左右，逐渐回到基线水平，T 波则变为平坦、倒置。

（4）慢性期改变：数周至数月后，T 波呈 V 形倒置，两肢对称，波谷尖锐。T 波倒置可永久存在，也可在数月或数年内逐渐恢复。

非 ST 段抬高心肌梗死：上述的类型①先是 ST 段普遍压低（除 aVR 导联，有时 V_1 导联外），继而 T 波倒置加深呈对称性。ST-T 改变持续数日或数周后恢复。类型② T 波改变在 1～6 个月恢复。

3. 定位诊断

可根据特征性的改变来判定（表 3-1）。

表 3-1　ST 段抬高心肌梗死的心电图定位诊断

导联	前间壁	局限前壁	前侧壁	广泛前壁	下壁	下间壁	下侧壁	高侧壁	正后壁
V1	+			+		+			
V2	+			+		+			
V3	+	+		+		+			
V4		+		+					
V5		+	+	+			+		
V6			+				+		
V7			+				+		
V8									+
aVR									+
aVL		±	±	±	-	-	-	+	
aVF					+	+	+	-	
Ⅰ		±	±	±	-	-	-	+	
Ⅱ					+	+	+	-	
Ⅲ					+	+	+	-	

注，为"+"正面改变，表示典型 ST 段抬高、Q 波及 T 波变化；"-"为反面改变，表示 QRS 主波向上，ST 段压低及与"+"部位的 T 波方向相反的 T 波；"±"为可能有正面改变

（二）超声心动图检查

二维和 M 型超声心动图检查也有助于了解室壁运动、室壁瘤和左心室功能，尤其是对心肌梗死的并发症如乳头肌断裂、室间隔穿孔、心室游离壁破裂、室壁瘤等诊断的敏感性与特异性都相当高。

（三）实验室检查

1. 白细胞计数

升高至 $(10～20) \times 10^9/L$，中性粒细胞增多，红细胞沉降率增快，C 反应蛋白增高，均可持续

1~3周。

2. 血清心肌坏死标记物测定

①肌红蛋白（Mb）起病后 2 h 内升高，12 h 内达高峰，24~48 h 恢复正常；②肌钙蛋白 I（cTnI）或 T（cTnT）起病 3~4 h 后升高，cTnI 于 11~24 h 达高峰，7~10 d 降至正常；cTnT 于 24~48 h 达高峰，10~14 d 降至正常。这些心肌结构蛋白含量的增高是诊断心肌梗死的敏感指标；③肌酸激酶同工酶 CK-MB 升高，起病后 4 h 内增高，16~24 h 达高峰，3~4 d 恢复正常，其增高的程度能较准确地反映梗死的范围。其高峰出现时间是否提前有助于判断溶栓治疗是否成功。

肌红蛋白在急性心肌梗死后出现最早，也十分敏感，但特异性不很强。cTnI 和 cTnT 出现稍迟，而特异性很高，在症状出现后 6 h 内测定为阴性则 6 h 后应再复查，其缺点是持续时间长达 10~14 d，对在此期间出现胸痛，判断是否有新的梗死不利。CK-MB 虽不如 cTnI、cTnT 敏感，但对早期（<4 h）急性心肌梗死诊断有较重要价值。

六、诊断与鉴别诊断

根据典型的临床表现、心电图特征性的改变和动态演变及血清心肌坏死标记物测定，诊断本病并不困难。老年患者突然发生严重心律失常、休克、心力衰竭而原因未明，或突然发生较重而持久的胸闷或胸痛者，都应考虑本病可能。宜先按急性心肌梗死来处理，短期内进行心电图、血心肌坏死标记物测定等动态观察以确定诊断。对非 ST 段抬高心肌梗死，血肌钙蛋白测定的诊断价值更大。鉴别诊断要考虑以下一些疾病。

1. 心绞痛

胸痛性质及部位与心肌梗死相似，但程度较轻，持续时间较短，休息或含化硝酸甘油可迅速缓解，发作常有明显诱因，无发热、呼吸困难、休克、心力衰竭等表现，心电图改变为一过性，无 ST-T 演变，也无血清心肌坏死标记物变化。

2. 主动脉夹层动脉瘤

以剧烈的胸痛起病，类似急性心肌梗死。但疼痛一开始即达高峰，常放射至背、肋、腹、腰和下肢，两上肢血压、脉搏可有明显差别，少数有主动脉瓣关闭不全，可有下肢暂时性瘫痪或偏瘫，但无血清心肌坏死标记物升高。X 线检查示主动脉影明显增宽，CT 或磁共振主动脉断层显像及超声心动图探测到主动脉夹层内的血液，可确立诊断。

3. 急性心包炎

尤其是急性非特异性心包炎可有较剧烈而持久的心前区疼痛。但心包炎的疼痛与发热同时出现，呼吸与咳嗽时加剧，早期即有心包摩擦音，疼痛和心包摩擦音在心包腔内出现渗液时均消失；全身症状一般不如心肌梗死严重；心电图除 aVR 导联外，其余导联均有 ST 段呈弓背向下的抬高，伴 T 波低平或倒置、QRS 波群低电压，但无异常 Q 波。

4. 急性肺动脉栓塞

可发生胸痛，常伴有咯血、呼吸困难和休克，并伴有右心室负荷急剧加重的表现，如肺动脉第二音亢进、颈静脉充盈、肝大及特异性心电图改变等可资鉴别。

5. 急腹症

急性胰腺炎、消化性溃疡穿孔、急性胆囊炎、胆石症等，均有上腹部疼痛。仔细询问病史和进行体格检查，行血清心肌坏死标记物测定及心电图检查可协助鉴别。

七、并发症

1. 乳头肌功能失调或断裂

发生率可高达 40%~50%。乳头肌因缺血、坏死而致功能障碍，导致二尖瓣关闭不全，心尖部出现收缩中晚期喀喇音和吹风样收缩期杂音，可引起心力衰竭。轻者可以恢复，杂音也可消失；重者多发生在乳头肌断裂患者，常因下壁心肌梗死累及后乳头肌所致，心力衰竭严重，预后不佳。

2. 心脏破裂

较少见，常在起病后 1 周内出现，多为心室游离壁破裂，造成心包积血、心脏压塞而猝死。也有心室间隔破裂而穿孔，在胸骨左缘 3～4 肋间出现 II 级以上收缩期杂音，并伴有震颤，可引起心力衰竭和休克，可在起病数天至 2 周内死亡。

3. 栓塞

发生率为 1%～6%，见于起病后 1～2 周，为左心室附壁血栓脱落所致，可引起脑、肾或四肢等动脉栓塞。由下肢静脉血栓部分脱落则产生肺栓塞。

4. 心室膨胀瘤

主要见于左心室，发生率为 5%～20%。体格检查可有左侧心界扩大，心脏冲动范围较广，可有收缩期杂音，心音较低钝。心电图 ST 段持续抬高。超声心动图、放射性核素检查及心血管造影均可确诊。

5. 梗死后综合征

发生率约 10%。于心肌梗死后数周或数月出现，可反复发生，表现为心包炎、胸膜炎或肺炎，有发热、胸痛等症状，可能为机体对坏死物质的变态反应。

八、急诊处理

治疗原则：改善心肌供血，挽救濒死心肌，防止心肌梗死面积扩大，缩小心肌缺血范围，维护心脏功能，及时处理严重心律失常、泵衰竭和各种并发症，防止猝死。

（一）院前急救

流行病学调查发现，约 50% 的患者发病后 1 h 内在院外猝死，死因主要是可救治的心律失常。因此，院前急救的基本任务是将急性心肌梗死患者安全、迅速地转送到医院，以便尽早开始再灌注治疗。重点是缩短患者就诊延误的时间和院前检查、处理、转运所用时间。

1. 诊断评估

（1）测量生命体征。

（2）通过对疼痛部位、性质、持续时间、缓解方式、伴随症状的询问确定缺血性胸痛，查明心、肺、腹、血管等有无异常体征。

（3）描记 18 导联心电图。

（4）根据缺血性胸痛病史和心电图特点迅速进行简明的鉴别诊断、做出初步诊断。一旦确诊或可疑急性心肌梗死时应及时转送并给予紧急处理。

2. 紧急处理及转运

（1）吸氧，嘱患者停止任何主动性活动和运动。

（2）迅速建立至少两条静脉通路。静脉点滴硝酸甘油或立即含服硝酸甘油 1 片，每 5 min 可重复使用。

（3）镇静止痛：吗啡 5～10 mg 皮下注射或哌替啶 50～100 mg 肌内注射。

（4）口服水溶性阿司匹林或嚼服肠溶阿司匹林 300 mg。

（5）持续监测心电、血压和血氧饱和度。除颤仪应随时处于备用状态。

（6）有频发、多源室性期前收缩或室性心动过速者，静脉注射利多卡因 50～100 mg，5～10 min 后可重复 1 次，必要时 10 min 后可再重复 1 次，然后按 1～3 mg/min 静脉滴注。有心动过缓者，如心率 < 50 次/分，可静脉注射阿托品 1 mg，必要时每 3～5 min 可重复使用，总量应 < 2.5 mg。

（7）对心搏骤停者，立即就地心肺复苏，待心律、血压、呼吸稳定后再转送入院。

（8）对有低血压、心动过速、休克或肺水肿体征者，可直接送至有条件进行冠状动脉血管重建术的医院。

（9）有条件可在救护车内进行静脉溶栓治疗。

（10）对于转诊途中可能发生的意外情况应向家属交代，并签署转诊同意书。

（二）ST 段抬高或伴左束支传导阻滞的急性心肌梗死院内急诊处理

急诊医师应力争在 10 min 内完成病史采集、临床检查、18 导联心电图描记，尽快明确诊断，对病情做出基本评价并确定即刻处理方案；送检血常规、血型、凝血系列、血清心肌坏死标记物、血糖、电解质等；建立静脉通路，保持给药途径畅通。对有适应证的患者在就诊后 90 min 内进行急诊经皮冠状动脉介入治疗（PCI）或 30 min 内在急诊科或 CCU 开始静脉溶栓治疗。

1. 监护和一般治疗

急性心肌梗死患者来院后应立即开始一般治疗，并与诊断同时进行，重点是监测和防治急性心肌梗死的不良事件或并发症。

（1）监测：持续心电、血压和血氧饱和度监测，及时发现和处理心律失常、血流动力学异常和低氧血症。必要时还可监测肺毛细血管楔压和静脉压。

（2）卧床休息：可降低心肌耗氧量，减少心肌损害。对血流动力学稳定且无并发症的患者一般卧床休息 1～3 d，对病情不稳定及高危患者卧床时间应适当延长。

（3）镇痛：剧烈胸痛使患者交感神经过度兴奋，产生心动过速、血压升高和心肌收缩功能增强，从而增加心肌耗氧量，并易诱发快速室性心律失常，应迅速给予有效镇痛。可给吗啡 5～10 mg 皮下注射或哌替啶 50～100 mg 肌内注射，必要时 1～2 h 后再注射 1 次，以后每 4～6 h 可重复。不良反应有恶心、呕吐、低血压和呼吸抑制。一旦出现呼吸抑制，可每隔 3 min 静脉注射纳洛酮 0.4 mg（最多 3 次）以拮抗之。

（4）吸氧：持续鼻导管或面罩吸氧，有严重左侧心力衰竭、肺水肿和有机械并发症的患者，应加压给氧或气管插管行机械通气。

（5）硝酸甘油：以 10 μg/min 开始静脉滴注，每 5～10 min 增加 5～10 μg，直至症状缓解，血压正常者动脉收缩压降低 1.3 kPa（10 mmHg）或高血压患者动脉收缩压降低 4.0 kPa（30 mmHg）为有效剂量，最高剂量以不超过 100 μg/min 为宜。在静脉滴注过程中如心率明显加快或收缩压 ≤ 12.0 kPa（90 mmHg），应减慢滴速或暂停使用。该药的禁忌证为急性心肌梗死合并低血压［收缩压 ≤ 12.0 kPa（90 mmHg）］或心动过速（心率 > 100/ 分），下壁梗死伴右心室梗死时即使无低血压也应慎用。急性心肌梗死早期通常给予硝酸甘油静脉滴注 24～48 h。也可静脉滴注二硝基异山梨酯。静脉用药后可使用二硝基异山梨酯或 5- 单硝山梨醇酯口服。

（6）抗血小板治疗：①阿司匹林，所有急性心肌梗死患者只要无禁忌证均应口服水溶性阿司匹林或嚼服肠溶阿司匹林 300 mg，1 次 / 天，3 d 后改为 75～150 mg，1 次 / 天，长期服用；②二磷酸腺苷受体（ADP）拮抗药：常用的有氯吡格雷和噻氯匹定，由于噻氯匹定导致粒细胞减少症和血小板减少症的发生率高于氯吡格雷，在患者不能应用氯吡格雷时再选用噻氯匹定替代。对于阿司匹林过敏或不能耐受的患者，可使用氯吡格雷替代，或与阿司匹林联合用于置入支架的冠心病患者。初始剂量 300 mg 口服，维持量每日 75 mg。循证医学显示对 ST 段抬高的急性心肌梗死患者，阿司匹林与氯吡格雷联用的效果优于单用阿司匹林。

2. 再灌注治疗

再灌注治疗可使闭塞的冠状动脉再通，心肌得到再灌注，挽救濒死的心肌，缩小梗死范围，改善心功能，降低病死率，是一种积极的治疗措施。

1）经皮冠状动脉介入（PCI）治疗

经皮冠状动脉介入治疗与溶栓治疗相比，梗死相关血管再通率高，再闭塞率低，缺血复发少，且出血（尤其脑出血）的危险性低，目前已被公认为首选的安全有效的恢复心肌再灌注的治疗手段。包括直接 PCI、转运 PCI 和补救性 PCI。

（1）直接 PCI：是指对所有发病 12 h 以内的 ST 段抬高急性心肌梗死患者采用介入手段直接开通梗死相关动脉的方法。对于 ST 段抬高的急性心肌梗死患者直接 PCI 是最有效降低病死率的治疗。

直接 PCI 适应证：①所有 ST 段抬高心肌梗死患者，发病 12 h 以内，就诊—球囊扩张时间 90 min 以内；②适合再灌注治疗而有溶栓治疗禁忌证者；③发病时间 > 3 h 的患者更趋首选 PCI；④心源性休克患者，年龄＜75 岁，心肌梗死发病＜36 h，休克＜18 h；⑤对年龄＞75 岁的心源性休克患者，如心肌梗死发病＜36 h，休克＜18 h，权衡利弊后可考虑 PCI；⑥发病 12～24 h，仍有缺血证据，或有心功能障碍或血流动力学不稳定或严重心律失常者。应注意：①对发病 12 h 以上无症状，血流动力学和心电稳定患者不推荐直接 PCI；②患者血流动力学稳定时，不推荐直接 PCI 干预非梗死相关动脉；③要由有经验者施术，以免延误时机。有心源性休克者宜先行主动脉内球囊反搏术，待血压稳定后再施行 PCI。

（2）转运 PCI：转运 PCI 是直接 PCI 的一种，主要适用于患者所处医院无行直接 PCI 的条件，而患者有溶栓治疗的禁忌证，或虽无溶栓治疗的禁忌证但发病已＞3 h，＜12 h，尤其为较大范围心肌梗死和（或）血流动力学不稳定的患者。

（3）补救性 PCI：是指溶栓失败后梗死相关动脉仍处于闭塞状态，而针对梗死相关动脉所行的 PCI。溶栓剂输入后 45～60 min 的患者，胸痛无缓解和心电图 ST 段无回落临床提示溶栓失败。

补救性 PCI 适应证：①溶栓治疗 45～60 min 后仍有持续心肌缺血症状或表现者；②合并心源性休克年龄＜75 岁，心肌梗死发病＜36 h，休克＜18 h 者；③心肌梗死发病＜12 h，合并心力衰竭或肺水肿者；④年龄＞75 岁的心源性休克患者，如心肌梗死发病＜36 h，休克＜18 h，权衡利弊后可考虑补救性 PCI；⑤血流动力学或心电不稳定的患者。

（4）溶栓治疗再通者的 PCI：溶栓治疗成功的患者，如无缺血复发表现，可在 7～10 d 后行冠状动脉造影，如残留的狭窄病变适宜 PCI 可行 PCI 治疗。

2）溶栓治疗

（1）适应证：①两个或两个以上相邻导联 ST 段抬高，在肢体导联≥0.1 mV、胸导≥0.2 mV，或新出现的或可能新出现的左束支传导阻滞，发病时间＜12 h，年龄＜75 岁；②ST 段显著抬高的心肌梗死患者，年龄＞75 岁，经慎重权衡利弊仍可考虑溶栓治疗；③ST 段抬高，发病时间 12～24 h，有进行性胸痛和 ST 段广泛抬高患者，仍可考虑溶栓治疗；④高危心肌梗死，就诊时收缩压≥24.0 kPa（180 mmHg）和（或）舒张压≥14.7 kPa（110 mmHg），经认真权衡溶栓治疗的益处与出血性卒中的危险性后，应首先镇痛、降低血压（如应用硝酸甘油静脉滴注、β 受体阻断药等），将血压降至≤20.0/12.0 kPa（150/90 mmHg）时再考虑溶栓治疗（若有条件应考虑直接 PCI）。

下列情况首选溶栓：①不具备 24 h 急诊 PCI 治疗条件或不具备迅速转运条件或不能在 90 min 内转运 PCI，符合溶栓的适应证及无禁忌证者；②具备 24 h 急诊 PCI 治疗条件，患者就诊早（发病≤3 h 而且不能及时进行心导管治疗）；③具备 24 h 急诊 PCI 治疗条件，但是就诊－球囊扩张与就诊－溶栓时间相差超过 60 min、就诊－球囊扩张时间超过 90 min；④对于再梗死的患者应该及时进行血管造影并根据情况进行血运重建治疗，包括 PCI 或冠状动脉旁路移植术（CABG），如不能立即（症状发作后 60 min 内）进行血管造影和 PCI，则给予溶栓治疗。

（2）禁忌证：①有出血性脑卒中或 1 年内有缺血性脑卒中（包括 TIA）；②颅内肿瘤；③近期（2～4 周）内有活动性出血（消化性溃疡、咯血、痔、月经来潮、出血倾向）；④严重高血压，血压＞24.0/14.7 kPa（180/110 mmHg），或不能除外主动脉夹层动脉瘤；⑤目前正在使用治疗剂量的抗凝药；⑥近期（＜2 周）曾穿刺过不易压迫止血的深部动脉；⑦近期（2～4 周）创伤史，包括头部外伤、创伤性心肺复苏或较长时间（＞10 min）的心肺复苏；⑧近期（＜3 周）外科大手术。

（3）溶栓药物的应用：以纤溶酶原激活药激活纤溶酶原，使转变为纤溶酶而溶解冠状动脉内的血栓。

（4）溶栓药物主要有：①尿激酶：150 万 U（约 2.2 万 U，/kg）溶于 100 mL 0.9% 氯化钠液中，30 min 内静脉滴入。溶栓结束 12 h 皮下注射肝素 7 500 U 或低分子肝素，2 次/天，共 3～5 d；②链激酶或重组链激酶：150 万 U 溶于 100 mL 0.9% 氯化钠液中，60 min 内静脉滴入。溶栓结束 12 h 皮下注射肝素 7 500 U 或低分子肝素，2 次/天，共 3～5 d；③阿替普酶：首先静脉注射 15 mg，继而 30 min 内静脉滴注 50 mg，其后 60 min 内再静脉滴注 35 mg；④瑞替普酶：10 MU 溶于 5～10 mL 注射用水中静脉注射，时间＞2 min，30 min 后重复上述剂量；⑤替奈普酶：一般为 30～50 mg 溶于 10 mL 生理盐水中静脉注射。根据体重调整剂量：如体重＞60 kg，剂量为 30 mg；体重每增加 10 kg，剂量增加 5 mg，直至体重＞90 kg，最大剂量为 50 mg。

用阿替普酶、瑞替普酶、替奈普酶前先用肝素 60 U/kg（最大量 4 000 U）静脉注射，用药后以每小时 12 U/kg（最大量 1 000 U/h）的速度持续静脉滴注肝素 48 h，将 APTT 调整至 50～70 s；以后改为 7 500 U，2 次 /d，皮下注射，连用 3～5 d（也可用低分子肝素）。

（5）溶栓再通临床指征：①心电图抬高的 ST 段于在 2 h 内回降 > 50%；②胸痛在 2 h 内基本消失；③ 2 h 内出现再灌注性心律失常；④血清 CPK-MB 酶峰值提前出现（14 h 内），肌钙蛋白峰值提前到 12 h 内。

3. 消除心律失常

首先应加强针对急性心肌梗死、心肌缺血的治疗。溶栓、急诊 PCI、β 受体阻断药、纠正电解质紊乱均可预防或减少心律失常发生。

（1）急性心肌梗死并发室上性快速心律失常的治疗

房性期前收缩：与交感神经兴奋或心功能不全有关，本身无须特殊治疗。

心房颤动：常见且与预后有关。血流动力学不稳定的患者应迅速行同步电复律。血流动力学稳定的患者，以减慢心室率为目标。常选用美托洛尔、维拉帕米、地尔硫䓬、洋地黄制剂或胺碘酮治疗。

（2）急性心肌梗死并发室性快速心律失常的治疗

心室颤动、持续多形性室性心动过速：立即非同步电复律。

持续单形性室性心动过速：伴心绞痛、肺水肿、低血压，应予同步电复律；不伴上述情况，可首先给予药物治疗，如胺碘酮 150 mg 于 10 min 内静脉注射，必要时可重复，然后 1 mg/min 静脉滴注 6 h，再 0.5 mg/min 维持静脉滴注；亦可应用利多卡因。

频发室性期前收缩、成对室性期前收缩、非持续性室性心动过速：可严密观察或利多卡因治疗（使用不超 24 h）。

偶发室性期前收缩、加速性室性自主心律：严密观察，不予特殊处理。

（3）缓慢心律失常的治疗

无症状窦性心动过缓：可暂作观察，不予特殊处理。

症状性窦性心动过缓、二度Ⅰ型房室传导阻滞、三度房室传导阻滞伴窄 QRS 波逸搏心律，患者常有低血压、头晕、心功能障碍、心动过缓 < 50 次 / 分等，可先静脉注射阿托品 0.5 mg，3～5 min 重复 1 次，至心率达 60 次 / 分左右。最大可用至 2 mg。

二度Ⅱ型房室传导阻滞；三度房室传导阻滞伴宽 QRS 波群逸搏心律、心室停搏；症状性窦性心动过缓、二度Ⅰ型房室传导阻滞、三度房室传导阻滞伴窄 QRS 波群逸搏心律经阿托品治疗无效及双侧束支传导阻滞患者需行临时起搏治疗。

4. 其他治疗

（1）β 受体阻断药：通过减慢心率，降低体循环血压和减弱心肌收缩力使心肌耗氧量减少，对改善缺血区的氧供需失衡，缩小心肌梗死面积，降低急性期病死率有肯定的疗效。在无禁忌证的情况下应及早常规使用。用药过程中需严密观察，使用剂量必须个体化。常用美托洛尔 25～50 mg，口服，2～3 次 /d；或阿替洛尔 6.25～25 mg，口服，2 次 /d。前壁急性心肌梗死伴剧烈胸痛或高血压者，可静脉注射美托洛尔 5 mg，间隔 5 min 后可再给予 1～2 次，继之口服维持。

（2）血管紧张素转换酶抑制药（ACEI）：近年研究认为心肌梗死时应用血管紧张素转换酶抑制药有助于改善恢复期心肌的重构，降低心力衰竭的发生率，从而降低病死率。前壁心肌梗死伴有心功能不全的患者获益最大。在无禁忌证的情况下，溶栓治疗后血压稳定即可开始使用，但剂量和时限应视患者情况而定。通常应从小剂量开始，逐渐增加剂量。如卡托普利 6.25 mg，口服，作为试验剂量，一天之内可加至 12.5 mg 或 25 mg，次日加至 12.5～25 mg，2～3 次 /d。有心力衰竭的患者宜长期服用。

（3）羟甲基戊二酸单酰辅酶 A 还原酶抑制药：近年的研究表明，本类调脂药可以稳定斑块，改善内皮细胞的功能，建议早期使用，如辛伐他汀 20～40 mg/d，普伐他汀 10～40 mg/d，氟伐他汀 20～40 mg/d，阿托伐他汀 10～80 mg/d。

（4）葡萄糖-胰岛素-氯化钾（GIK）溶液：研究结果提示，在急性心肌梗死的早期使用 GIK 静脉滴注及进行代谢调整是可行的。目前不主张常规补镁治疗。

5. 右室心肌梗死的院内急诊处理

治疗措施与左心室梗死略有不同。右心室心肌梗死引起右侧心力衰竭伴低血压，而无左侧心力衰竭的表现时，宜扩张血容量。在血流动力学监测下静脉滴注输液，直到低血压得到纠正或肺毛细血管压达 2.0～2.4 kPa（15～18 mmHg）。如输液 1～2 L 低血压未能纠正可用正性肌力药，以多巴酚丁胺为优。不宜用利尿药。伴有房室传导阻滞者可予临时起搏。

6. 非 ST 段抬高的急性心肌梗死院内急诊处理

危险性分层：对非 ST 段抬高的急性心肌梗死进行危险性分层的主要目的是为迅速做出治疗决策提供依据。临床上主要根据症状、体征、心电图及血流动力学指标对其进行危险性分层。

低危患者：无并发症、血流动力学稳定、不伴有反复缺血发作的患者。

中、高危患者（符合以下一项或多项）：①心肌坏死标识物升高；②心电图有 ST 段压低（<2 mm）；③强化抗缺血治疗 24 h 内反复发作胸痛；④有心肌梗死病史；⑤造影显示冠状动脉狭窄病史；⑥ PCI 或 CABG 后；⑦左心室射血分数 <40%；⑧糖尿病；⑨肾功能不全（肾小球滤过率 <60 mL/min）。

极高危患者（符合以下一项或多项）：①严重胸痛持续时间长、无明显间歇或 >30 min，濒临心肌梗死表现；②心肌坏死物标识物显著升高和（或）心电图 ST 段显著压低（≥2 mm）持续不恢复或范围扩大；③有明显血流动力学变化，严重低血压、心力衰竭或心源性休克表现；④严重恶性心律失常：室性心动过速、心室颤动。

非 ST 段抬高的急性心肌梗死多是非 Q 波性，此类患者不宜溶栓治疗。低危患者以阿司匹林和肝素尤其是低分子肝素治疗为主。对中、高危患者行早期 PCI（72 h 内）。对极高危患者行紧急 PCI（2 h 内）。其他治疗与 ST 段抬高的患者相同。

第二节 重症心律失常

心律失常是指心脏冲动的频率、节律、起源部位、传导速度或激动次序的异常。正常心脏冲动起源于窦房结，先后经结间束、房室结、希氏束、左和右束支及浦肯野纤维至心室。心律失常的发生是由于多种原因引起心肌细胞的自律性、兴奋性、传导性改变，导致心脏冲动形成和（或）传导异常。临床上根据发作时心率的快慢，可将心律失常分为快速心律失常和缓慢心律失常。前者包括期前收缩、心动过速、心房颤动、心室颤动等，后者包括窦性缓慢心律失常、房室传导阻滞等。心律失常发生在无器质性心脏病者，大多病程短，可自行恢复，对血流动力学无明显影响，一般不增加心血管死亡危险性。发生于严重器质性心脏病或离子通道病的心律失常，病程较长，常有严重血流动力学障碍，可诱发心绞痛、休克、心力衰竭、昏厥甚至猝死，称重症心律失常。常见的病因为急性冠脉综合征、陈旧性心肌梗死、慢性充血性心力衰竭（射血分数 <40%）、各类心肌病、长 Q-T 间期综合征、预激综合征等。

心律失常的诊断应从详尽采集病史入手，病史通常能提供对诊断有用的线索。心电图检查是诊断心律失常最重要的一项无创性检查技术，应记录 12 导联心电图，并记录清楚显示 P 波导联的心电图长条以备分析，通常选择 V_1 或 II 导联。系统分析应包括：心房与心室节律是否规则，频率各为若干？P-R 间期是否恒定？P 波与 QRS 波群是否正常？P 波与 QRS 波群的相互关系等。在确定心律失常类型后，对重症心律失常患者，在院前和院内对其进行急救时首先要判断有无严重血流动力学障碍，并建立静脉通道，给予吸氧、心电监护，使用电击复律和（或）抗心律失常药物迅速纠正心律失常。在血流动力学稳定、心律失常已纠正的情况下再分析、判断导致心律失常的病因和诱因，并给予相应的处理。

一、阵发性室上性心动过速

阵发性室上性心动过速，简称室上速，是一种阵发性、规则而快速的异位心律。根据起搏点部位及发生机制的不同，包括窦房折返性心动过速、心房折返性心动过速、自律性房性心动过速、房室结内折返性心动过速等。此外，利用隐匿性房室旁路逆行传导的房室折返性心动过速习惯上也归属于室上性心动过速的范畴。由于心动过速发作时频率很快，P 波往往埋伏于前一个 T 波中，不易判定起搏点的部位，故常统称为阵发性室上性心动过速。在全部室上速病例中，房室结内折返性心动过速和房室折返性心动过速约占 90% 以上。

（一）病因

阵发性室上性心动过速常见于正常的青年，情绪激动、疲劳或烟酒过量常可诱发。亦可见于各种心脏病患者，如冠心病、风湿性心脏病、慢性肺源性心脏病、甲状腺功能亢进性心脏病等。

（二）发病机制

折返是阵发性室上性心动过速发生的主要机制。由触发活动、自律性增高引起者为数甚少。在房室结存在双径路、房室间存在隐匿性房室旁路、窦房结细胞群之间存在功能性差异、心房内 3 条结间束或心房肌的传导性能不均衡或中断的情况下，两条传导性和不应期不一致的传导通路如形成折返环，其中一条传导通路出现单向传导阻滞时，适时的期前收缩或程序刺激在非阻滞通路上传导的时间使单向传导阻滞的通路脱离不应期，冲动在折返环中沿着一定的方向在折返环中运行，即可形成阵发性室上性心动过速。

（三）临床表现

心动过速发作突然起始与终止，持续时间长短不一。症状包括心悸、胸闷、焦虑不安、头晕，少数患者可出现晕厥、心绞痛、心力衰竭、休克。症状轻重取决于发作时心室率快速的程度、持续时间及有无血流动力学障碍，亦与原发病的严重程度有关。体检心尖区第一心音强度恒定，心律绝对规则。

（四）诊断

1. 心电图特征

（1）心率 150～250 次 / 分，节律规则。

（2）QRS 波群形态与时限正常，发生室内差异性传导或原有束支传导阻滞时，QRS 波群形态异常。

（3）P 波形态与窦性心律时不同，且常与前一个心动周期的 T 波重叠而不易辨认。

（4）ST 段轻度下移，T 波平坦或倒置（图 3-1）。

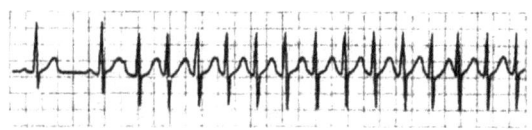

图 3-1　阵发性室上性心动过速

2. 评估

（1）判断有无严重的血流动力学障碍、缺氧、二氧化碳潴留和电解质紊乱。

（2）判断有无器质性心脏病、心功能状态和发作的诱因。

（3）询问既往有无阵发性心动过速发作，每次发作的持续时间、主要症状及诊治情况。

（五）急诊处理

在吸氧、心电监护、建立静脉通路后，根据患者基础的心脏状况、既往发作的情况、有无血流动力学障碍及对心动过速的耐受程度做出处理。

1. 同步直流电复律

当患者有严重的血流动力学障碍时，需要紧急电击复律。抗心律失常药物治疗无效亦应施行电击复律。能量一般选择 100～150 J。电击复律时如患者意识清楚，应给予地西泮 10～30 mg 静脉注射。应用洋地黄者不应电复律治疗。

2. 刺激迷走神经

如患者心功能与血压正常，可先尝试刺激迷走神经的方法。颈动脉窦按摩（患者取仰卧位，先行右侧，每次 5～10 s，切不可两侧同时按摩，以免引起脑缺血）、ValsalVa 动作（深吸气后屏气、再用力作呼气）、诱导恶心、将面部浸没于冰水中等方法可使心动过速终止。

3. 腺苷与钙通道阻滞药

首选治疗药物为腺苷，6～12 mg 静脉注射，时间 1～2 s。腺苷起效迅速，不良反应有胸部压迫感、呼吸困难、面部潮红、窦性心动过缓、房室传导阻滞等。由于其半衰期短于 6 s，不良反应即使发生亦很快消失。如腺苷无效可改用维拉帕米，首次 5 mg 稀释后静脉注射，时间 3～5 min，无效间隔 10 min 再静脉注射 5 mg。亦可使用地尔硫䓬 0.25～0.35 mg/kg。上述药物疗效达 90% 以上。如患者合并心力衰竭、低血压或为宽 QRS 波心动过速，尚未明确室上性心动过速的诊断时，不应选用钙通道阻滞药，宜选用腺苷静脉注射。

4. 洋地黄与 β 受体阻断药

毛花苷 C（西地兰）0.4～0.8 mg 稀释后静脉缓慢注射，以后每 2～4 h 静脉注射 0.2～0.4 mg，24 h 总量在 1.6 mg 以内。目前洋地黄已较少应用，但对伴有心功能不全患者仍为首选。

β 受体阻断药也能有效终止心动过速，但应避免用于失代偿的心力衰竭患者，并以选用短效 β 受体阻断药（如艾司洛尔）较为合适，剂量 50～200 μg/（kg·min）。

5. 普罗帕酮

1～2 mg/kg（常用 70 mg）稀释后静脉注射，无效间隔 10～20 min 再静脉注射 1 次，一般静脉注射总量不超过 280 mg。由于普罗帕酮有负性肌力作用及抑制传导系统作用，且个体间存在较大差异，对有心功能不全者禁用，对有器质性心脏病、低血压、休克、心动过缓者等慎用或禁用。

6. 其他

合并低血压者可应用升压药物，通过升高血压反射性地兴奋迷走神经，终止心动过速。可选用间羟胺 10～20 mg 或甲氧明 10～20 mg，稀释后缓慢静脉注射。有器质性心脏病或高血压者不宜使用。

二、室性心动过速

室性心动过速简称室速，是指连续 3 个或 3 个以上的室性期前收缩，频率 > 100 次/分所构成的快速心律失常。

（一）病因

室速常发生于各种器质性心脏病，以缺血性心脏病为最常见；其次为心肌病、心力衰竭、二尖瓣脱垂、瓣膜性心脏病等；其他病因包括代谢紊乱、电解质紊乱、长 Q-T 间期综合征、Brugada 综合征、药物中毒等。少数室速可发生于无器质性心脏病者，称为特发性室速。

（二）发病机制

1. 折返

折返形成必须具备两条解剖或功能上相互分离的传导通路、部分传导途径的单向阻滞和另一部分传导缓慢这 3 个条件。心室内的折返可为大折返、微折返。前者具有明确的解剖途径；后者为发生于小块心肌甚至于细胞水平的折返，是心室内的折返最常见的形式。心肌的缺血、低血钾及代谢障碍等引起心室肌细胞膜电位改变，动作电位时间、不应期、传导性的非均质性，使心肌电活动不稳定而诱发室速。

2. 自律性增高

心肌缺血、缺氧、牵张过度均可使心室异位起搏点 4 相舒张期除极坡度增加、降低阈电位或提高静息电位的水平，使心室肌自律性增高而诱发室速。

3. 触发活动

由后除极引起的异常冲动的发放。常由前一次除极活动的早期后除极或延迟后除极所诱发。它可见于局部儿茶酚胺浓度增高、心肌缺血 - 再灌注、低血钾、高血钙及洋地黄中毒时。

（三）临床表现

室速临床症状的轻重视发作时心脏基础病变、心功能状态、频率及持续时间等不同而异，而有很大差别。非持续性室速的患者通常无症状。持续性室速常伴有明显的血流动力学障碍与心肌缺血。临床症状包括心悸、气促、低血压、心绞痛、少尿、晕厥等。听诊心律轻度不规则，第 1、2 心音分裂。室速发生房室分离时，颈静脉搏动出现间歇性 a 波，第 1 心音响度及血压随每次心搏而变化；室速伴有房颤时,则第 1 心音响度变化和颈静脉搏动间歇性 a 波消失。部分室速蜕变为心室颤动而引起患者猝死。

(四)诊断与鉴别诊断

1. 心电图特征

(1) 3 个或 3 个以上的室性期前收缩连续出现。

(2) QRS 波群宽大、畸形,时间 > 0.12 s,ST-T 波方向与 QRS 波群主波方向相反。

(3) 心室率通常为 100～250 次/分,心律规则,但亦可不规则。

(4) 心房独立活动与 QRS 波群无固定关系,形成房室分离;偶尔个别或所有心室激动逆传夺获心房。

(5) 通常发作突然开始。

(6) 心室夺获与室性融合波:室速发作时少数室上性冲动可下传心室,产生心室夺获,表现为在 P 波之后提前发生一次正常的 QRS 波群。室性融合波的 QRS 波群形态介于窦性与异位心室搏动之间,其意义为部分夺获心室。心室夺获与室性融合波的存在对确立室速的诊断有重要价值(图 3-2)。

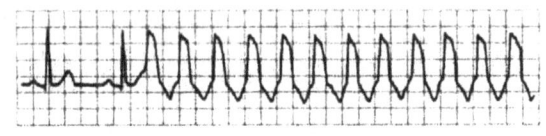

图 3-2　室性心动过速

2. 室速的分类

(1) 按室速发作持续时间的长短分为:①持续性室速,发作时间 30 s 以上,或室速发作时间未达 30 s,但出现严重的血流动力学异常,需药物或电复律始能终止;②非持续性室速,发作时间短于 30 s,能自行终止。

(2) 按室速发作时 QRS 波群形态不同分为:①单形性室速,室速发作时,QRS 波群形态一致;②多形性室速,室速发作时,QRS 波群形态呈 2 种或 2 种以上形态。

(3) 按室速发作时血流动力学的改变分为:①血流动力学稳定性室速;②血流动力学不稳定性室速。

(4) 按室速持续时间和形态的不同分为:①单形性持续性室速;②单形性非持续性室速;③多形性持续性室速;④多形性非持续性室速。

3. 鉴别诊断

室速与阵发性室上性心动过速伴束支传导阻滞或室内差异性传导或合并预激综合征的心电图十分相似,但各自的临床意义及治疗完全不同,因此应进行鉴别。

(1) 阵发性室上性心动过速伴室内差异性传导:室速与阵发性室上性心动过速伴室内差异性传导酷似,均为宽 QRS 波群心动过速,两者应仔细鉴别。下述诸点有助于阵发性室上性心动过速伴室内差异性传导的诊断:①每次心动过速均由期前发生的 P 波开始;② P 波与 QRS 波群相关,通常呈 1∶1 房室比例;③刺激迷走神经可减慢或终止心动过速。

(2) 预激综合征伴心房颤动:预激综合征患者发生心房颤动,冲动沿旁道下传预激心室表现为宽 QRS 波,沿房室结下传表现为窄 QRS 波,有时两者融合 QRS 波介于两者之间。当室率较快时易与室速混淆。下述诸点有助于预激综合征伴心房颤动的诊断:①心房颤动发作前后有预激综合征的心电图形;② QRS 时限 > 0.20 s,且由于预激心室程度不同 QRS 时限可有差异;③心律明显不齐,心率多 > 200 次/分;④心动过速 QRS 波中有预激综合征心电图形时有利于预激综合征伴心房颤动的诊断。

4. 评估

(1) 判断血流动力学状态、有无脉搏:当心电图显示为室性心动过速或宽 QRS 波心动过速时,首先要判断患者血流动力学是否稳定、有无脉搏。

(2) 确定室速的类型、持续时间。

(3) 判断有无器质性心脏病、心功能状态和发作的诱因。

（4）判断 Q-T 间期有无延长、是否合并低血钾和洋地黄中毒等。

（五）急诊处理

室速的急诊处理原则是：对非持续性的室速，无症状、无晕厥史、无器质性心脏病者无须治疗；对持续性室速发作，无论有无器质性心脏病均应迅速终止发作，积极治疗原发病；对非持续性室速，有器质性心脏病患者亦应积极治疗。

1. 吸氧

室性心动过速的患者，常有器质性心脏病，发作时间长时即有明显缺氧，应该注意氧气吸入。

2. 直流电复律

无脉性室速、多形性室速应视同心室颤动，立即进行复苏抢救和非同步直流电复律，首次单相波能量为 360 J，双相波能量为 150 J 或 200 J。伴有低血压、休克、呼吸困难、肺水肿、心绞痛、晕厥或意识丧失等严重血流动力学障碍的单形性持续性室性心动过速者，首选同步直流电复律；药物治疗无效的单形性持续性室性心动过速者，也应行同步直流电复律。首次单相波能量为 100 J，如不成功，可增加能量。如血流动力学情况允许应予短时麻醉。洋地黄中毒引起的室性心动过速者，不宜用电复律，应给予药物治疗。

3. 抗心律失常药物的使用

（1）胺碘酮：静脉注射胺碘酮基本不诱发尖端扭转性室速，也不加重或诱发心衰。适用于血流动力学稳定的单形性室速、不伴 Q-T 间期延长的多形性室速、未能明确诊断的宽 QRS 心动过速、电复律无效或电复律后复发的室速、普鲁卡因胺或其他药物治疗无效的室速。在合并严重心功能受损或缺血的患者，胺碘酮优于其他抗心律失常药，疗效较好，促心律失常作用低。首剂静脉用药 150 mg，用 5% 葡萄糖溶液稀释后，于 10 min 注入。首剂用药 10～15 min 后仍不能转复，可重复静脉注射 150 mg。室速终止后以 1 mg/min 速度静脉滴注 6 h，随后以 0.5 mg/min 速度维持给药，原则上第一个 24 h 不超过 1.2 g，最大可达 2.2 g。第 2 个 24 h 及以后的维持量一般推荐 720 mg/24 h。静脉胺碘酮的使用剂量和方法要因人而异，使用时间最好不要超过 3～4 d。静脉使用胺碘酮的主要不良反应是低血压和心动过缓，减慢静脉注射速度、补充血容量、使用升压药或正性肌力药物可以预防，必要时采用临时起搏。

（2）利多卡因：近年来发现利多卡因对起源自正常心肌的室速终止有效率低；终止器质性心脏病或心衰中室速的有效率不及胺碘酮和普鲁卡因胺；急性心肌梗死中预防性应用利多卡因，室颤发生率降低，但病死率上升；此外终止室速、室颤复发率高；因此利多卡因已不再是终止室速、室颤的首选药物。首剂用药 50～100 mg，稀释后 3～5 min 内静脉注射，必要时间隔 5～10 min 后可重复 1 次，至室速消失或总量达 300 mg，继以 1～4 mg/min 的速度维持给药。主要不良反应有嗜睡、感觉迟钝、耳鸣、抽搐、一过性低血压等。禁忌证有高度房室传导阻滞、严重心衰、休克、肝功能严重受损等。

（3）苯妥英钠：它能有效地消除由洋地黄过量引起的延迟性后除极触发活动，主要用于洋地黄中毒引起的室性和房性快速心律失常。也可用于长 Q-T 间期综合征所诱发的尖端扭转性室速。首剂用药 100～250 mg，以注射用水 20～40 mL 稀释后 5～10 min 内静脉注射，必要时每隔 5～10 min 重复静脉注射 100 mg，但 2 h 内不宜超过 500 mg，1 d 不宜超过 1 000 mg。治疗有效后改口服维持，第二、三天维持量 100 mg，5 次 /d；以后改为每 6 h 1 次。主要不良反应有头晕、低血压、呼吸抑制、粒细胞减少等。禁忌证有低血压、高度房室传导阻滞（洋地黄中毒例外）、严重心动过缓等。

（4）普罗帕酮：用法，1～2 mg/kg（常用 70 mg）稀释后以 10 mg/min 静脉注射，无效间隔 10～20 min 再静脉注射 1 次，一般静脉注射总量不超过 280 mg。由于普罗帕酮有负性肌力作用及抑制传导系统作用，且个体间存在较大差异，对有心功能不全者禁用，对有器质性心脏病、低血压、休克、心动过缓者等慎用或禁用。

（5）普鲁卡因胺：用法，100 mg 稀释后 3～5 min 内静脉注射，每隔 5～10 min 重复 1 次，直至心律失常被控制或总量达 1～2 g，然后以 1～4 mg/min 的速度维持给药。为避免普鲁卡因胺产生的低血压反应，用药时应有另外一个静脉通路，可随时滴入多巴胺，保持在推注普鲁卡因胺过程中血压不降。用药时应有心电图监测。应用普鲁卡因胺负荷量时可产生 QRS 增宽，如超过用药前 50% 则提示已达最大耐受量,不可继续使用。

(六)特殊类型的室性心动过速

1. 尖端扭转性室速

尖端扭转性室速是多形性室速的一个特殊类型,因发作时QRS波群的振幅与波峰呈周期性改变,宛如围绕等电位线连续扭转而得名。往往连续发作3~20个冲动,间以窦性冲动,反复出现,频率200~250次/分(图3-3)。在非发作期可有Q-T间期延长。当室性期前收缩发生在舒张晚期、落在前面T波的终末部分可诱发室速。由于发作时频率过快可伴有血流动力学不稳定的症状,甚至心脑缺血表现,持续发作控制不满意可恶化为心室颤动和猝死。临床见于先天性长Q-T间期综合征、严重的心肌损害和代谢异常、电解质紊乱(如低血钾或低血镁)、吩噻嗪和三环类抗抑郁药及抗心律失常药物(如奎尼丁、普鲁卡因胺或丙吡胺)的使用时。

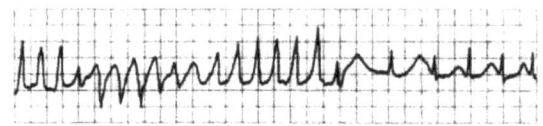

图3-3 尖端扭转性室速

药物终止尖端扭转性室速时,首选硫酸镁,首剂2g,用5%葡萄糖溶液稀释至40mL缓慢静脉注射,时间3~5min,然后以8mg/min的速度静脉滴注。ⅠA类和Ⅲ类抗心律失常药物可使Q-T间期更加延长,故不宜应用。先天性长Q-T间期综合征治疗应选用β受体阻断药。对于基础心室率明显缓慢者,可起搏治疗,联合应用β受体阻断药。药物治疗无效者,可考虑左颈胸交感神经切断术,或置入埋藏式心脏复律除颤器。

2. 加速性室性自主心律

其又称非阵发性室速、缓慢型室速。心电图常表现为连续发生3~10个起源于心室的QRS波群,心室率通常为60~110次/分。心动过速的开始与终止呈渐进性,跟随于一个室性期前收缩之后,或当心室异位起搏点自律性高于窦性频率时发生。由于心室与窦房结两个起搏点轮流控制心室节律,融合波常出现于心律失常的开始与终止时,心室夺获亦很常见。

加速性室性自主心律常发生于心脏病患者,特别是急性心肌梗死再灌注期间、心脏手术、心肌病、风湿热与洋地黄中毒。发作短暂或间歇。患者一般无症状,亦不影响预后。通常无须治疗。

三、心房扑动

心房扑动简称房扑,是一种快速而规则、药物难以控制的心房异位心律,较心房颤动少见。

(一)病因

心房扑动常发生于器质性心脏病,如风湿性心脏病、冠心病、高血压性心脏病、心肌病等。此外,肺栓塞、慢性充血性心力衰竭、二、三尖瓣狭窄与反流导致心房扩大,亦可出现心房扑动。其他病因有甲状腺功能亢进症、酒精中毒、心包炎等,亦可见于一些无器质性心脏病的患者。

(二)发病机制

心脏电生理研究表明,房扑系折返所致。因这些折返环占领了心房的大部分区域,故称之为"大折返"。下腔静脉至三尖瓣环间的峡部常为典型房扑折返环的关键部位。围绕三尖瓣环呈逆钟向折返的房扑最常见,称典型房扑(Ⅰ型);围绕三尖瓣环呈顺钟向折返的房扑较少见,称非典型房扑(Ⅱ型)。

(三)临床表现

心房扑动往往有不稳定的倾向,可恢复为窦性心律或进展为心房颤动,亦可持续数月或数年。按摩颈动脉窦能突然成比例减慢心房扑动者的心室率,停止按摩后又恢复至原先心室率水平。令患者运动、施行增加交感神经张力或降低迷走神经张力的方法,可促进房室传导,使心房扑动的心室率成倍数增加。

房扑患者常有心悸、呼吸困难、乏力或胸痛等症状。有些房扑患者症状较为隐匿，仅表现为活动时乏力。如房扑伴有极快的心室率，可诱发心绞痛、心力衰竭。体检可见快速的颈静脉扑动。房室传导比例发生改变时，第一心音强度也随之变化。未得到控制且心室率极快的房扑，长期发展会导致心动过速性心肌病。

（四）诊断

1. 心电图特征

（1）反映心房电活动的窦性 P 波消失，代之以规律的锯齿状扑动波称为 F 波，扑动波之间的等电位线消失，在 Ⅱ、Ⅲ、aVF 或 V_1 导联最为明显，典型房扑在 Ⅱ、Ⅲ、aVF 导联上的扑动波呈负向，V_1 导联上的扑动波呈正向，移行至 V_6 导联时则扑动波演变成负向波。心房率为 250～350 次/分。非典型房扑，表现为 Ⅱ、Ⅲ、aVF 导联上的正向扑动波和 V_1 导联上的负向扑动波，移行至 V_6 导联时则扑动波演变正向扑动波，心房率为 340～430 次/分。

（2）心室率规则或不规则，取决于房室传导比例是否恒定。当心房率为 300 次/分，未经药物治疗时，心室率通常为 150 次/分（2∶1 房室传导）。使用奎尼丁、普罗帕酮等药物，心房率减慢至 200 次/分以下，房室传导比例可恢复 1∶1，导致心室率显著加速。预激综合征和甲状腺功能亢进症并发房扑，房室传导比例如为 1∶1，可产生极快的心室率。不规则的心室率是由于房室传导比例发生变化，如 2∶1 与 4∶1 传导交替所致。

（3）QRS 波群呈室上性，时限正常。当合并预激综合征、室内差异性传导和束支传导阻滞时，QRS 波增宽、畸形（图 3-4）。

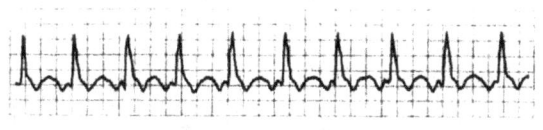

图 3-4 心房扑动

2. 评估

（1）有无严重的血流动力学障碍。

（2）判断有无器质性心脏病、心功能状态和发作的诱因。

（3）判断房扑的持续时间。

（五）急诊处理

心房扑动常发生于器质性心脏病，在吸氧、心电监护、建立静脉通路后，根据患者基础的心脏状况、有无血流动力学障碍做出处理。房扑急诊处理的目的是在对原发病进行治疗的基础上将其转复为窦性心律，预防复发或单纯减慢心率以缓解临床症状。

1. 心律转复

（1）直流电同步复律：是终止房扑最有效的方法。房扑发作时有严重的血流动力学障碍或出现心衰，应首选直流电复律；对持续性房扑药物治疗无效者，亦宜用电复律。大多数房扑仅需 50 J 的单相波或更小的双相波电击，即能成功地将房扑转复为窦性心律。成功率为 95%～100%。

（2）心房快速起搏：适用于电复律无效者，或已应用大剂量洋地黄不适宜复律者。成功率为 70%～80%。对典型房扑（Ⅰ型）效果较好而非典型房扑（Ⅱ型）无效。对于房扑伴 1∶1 传导或旁路前向传导，由于快速心房起搏可诱发快速心室率甚至心室颤动，故为心房快速起搏禁忌。将电极导管插至食管的心房水平，或经静脉穿刺插入电极导管至右心房处，以快于心房率 10～20 次/分开始，当起搏至心房夺获后突然终止起搏，常可有效地转复房扑为窦性心律。当初始频率不能终止房扑时，在原来起搏频率基础上增加 10～20 次/分，必要时重复上述步骤。终止房扑最有效的起搏频率一般为房扑频率的 120%～130%。

（3）药物复律：对房扑复律有效的药物有以下几种。

伊布利特：转复房扑的有效率为 38%～76%，转复时间平均为 30 min。研究证实，其复律成功与否与房扑持续时间无关。严重的器质性心脏病、Q-T 间期延长或有窦房结病变的患者，不应给予伊布利特治疗。

普罗帕酮：急诊转复房扑的成功率为 40%。

索他洛尔：1.5 mg/kg 转复房扑成功率远不如伊布利特。

2. 药物控制心室率

对血流动力学稳定的患者，首先以降低心室率为治疗目的。

（1）洋地黄制剂：是房扑伴心功能不全患者的首选药物。可用毛花苷 C（西地兰）0.4～0.6 mg 稀释后缓慢静脉注射，必要时于 2 h 后再给 0.2～0.4 mg，使心率控制在 100 次/分以下后改为口服地高辛维持。房扑大多数先转为房颤，如继续使用或停用洋地黄过程中，可能恢复窦性心律；少数从心房扑动转为窦性心律。

（2）钙通道阻滞药：首选维拉帕米，5～10 mg 稀释后缓慢静脉注射，偶可直接复律，或经房颤转为窦性心律，口服疗效差。静脉应用地尔硫䓬亦能有效控制房扑的心室率。主要不良反应为低血压。

（3）β 受体阻断药：可减慢房扑之心室率。

（4）对于房扑伴 1∶1 房室传导，多为旁道快速前向传导。可选用延缓旁道传导的普罗帕酮、胺碘酮、普鲁卡因胺等，禁用延缓房室传导、增加旁道传导而加快室率的洋地黄和维拉帕米等。

3. 药物预防发作

多非利特、氟卡尼、胺碘酮均可用于预防发作。但 Ⅰ C 类抗心律失常药物治疗房扑时必须与 β 受体阻断药或钙通道阻滞药合用，原因是 Ⅰ C 类抗心律失常药物可减慢房扑频率，并引起 1∶1 房室传导。

4. 抗凝治疗

新近观察显示，房扑复律过程中栓塞的发生率为 1.7%～7.0%，未经充分抗凝的房扑患者直流电复律后栓塞风险为 2.2%。房扑持续时间超过 48 h 的患者，在采用任何方式的复律之前均应抗凝治疗。只有在下列情况下才考虑心律转复：患者抗凝治疗达标（INR 值为 2.0～3.0）、房扑持续时间少于 48 h 或经食管超声未发现心房血栓。食管超声阴性者，也应给予抗凝治疗。

四、心房颤动

心房颤动亦称心房纤颤，简称房颤，指心房丧失了正常的、规则的、协调的、有效的收缩功能而代之以 350～600 次/分的不规则颤动，是一种十分常见的心律失常。绝大多数见于器质性心脏病患者，可呈阵发性或呈持续性。在人群中的总发病率约为 0.4%，65 岁以上老年人发病率为 3%～5%，80 岁后发病率可达 8%～10%。合并房颤后心脏病病死率增加 2 倍，如无适当抗凝，脑卒中增加 5 倍。

（一）病因

房颤常发生于原有心血管疾病者，常见于风湿性心脏病、冠心病、高血压性心脏病、甲状腺功能亢进、缩窄性心包炎、心肌病、感染性心内膜炎及慢性肺源性心脏病等。房颤发生在无心脏病变的中青年，称为孤立性房颤。老年房颤患者中部分是心动过缓 - 心动过速综合征的心动过速期表现。

（二）发病机制

目前得到公认的是多发微波折返学说和快速发放冲动学说。多发微波折返学说认为：多发微波以紊乱方式经过心房，互相碰撞、再启动和再形成，并有足够的心房组织块来维持折返。快速发放冲动学说认为：左右心房、肺静脉、腔静脉、冠状静脉窦等开口部位，或其内一定距离处（存在心房肌袖）有快速发放冲动灶，驱使周围心房组织产生心房颤动，由多发微波折返机制维持，快速发放冲动停止后心房颤动仍会持续。

（三）临床表现

房颤时心房有效收缩消失，心排血量比窦性心律时减少 25% 或更多。症状的轻重与患者心功能和心室率的快慢有关。轻者可仅有心悸、气促、乏力、胸闷；重者可致急性肺水肿、心绞痛、心源性休克甚至昏厥。阵发性房颤者自觉症状常较明显。房颤伴心房内附壁血栓者，可引起栓塞症状。房颤的典型体征是第一心音强弱不等，心律绝对不规则，脉搏短绌。

（四）诊断

1. 心电图特点

（1）各导联中正常 P 波消失，代之以形态、间距及振幅均绝对不规则的心房颤动波（f 波），频率 350～600 次/分，通常在 Ⅱ、Ⅲ、aVF 或 V_1 导联较为明显。

（2）R-R 间期绝对不规则，心室率较快；但在并发完全性房室传导阻滞或非阵发性交界性心动过速时，R-R 规则，此时诊断依靠 f 波的存在。

（3）QRS 波群呈室上性，时限正常。当合并预激综合征、室内差异性传导和束支传导阻滞时，QRS 波群增宽、畸形，此时心室率又很快时，极易误诊为室速，食管导联心电图对诊断很有帮助。

（4）在长 R-R 间期后出现的短 R-R 间期，其 QRS 波群呈室内差异性传导（常为右束支传导阻滞型）称为 Ashman 现象；差异传导连续发生时称为蝉联现象（图 3-5）。

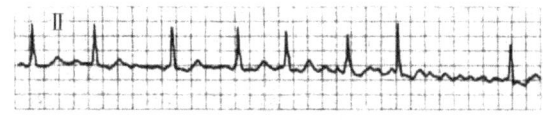

图 3-5 心房颤动

2. 房颤的分类

（1）阵发性房颤：持续时间 < 7 d（通常在 48 h 内），能自行终止，反复发作。

（2）持续性房颤：持续时间 > 7 d，或以前转复过，非自限性，反复发作。

（3）永久性房颤：终止后又复发，或患者无转复愿望，持久发作。

3. 评估

（1）根据病史和体格检查确定患者有无器质性心脏病、心功能不全、电解质紊乱，是否正在使用洋地黄制剂？

（2）心电图中是否间歇出现或持续存在 δ 波？如存在则表明为 WPW，洋地黄制剂和维拉帕米为禁忌药物。

（3）紧急复律是否有益处？如快速心室率所致的心肌缺血、肺水肿、血流动力学不稳定。

（4）复律后是否可维持窦律？如甲状腺疾病、左心房增大、二尖瓣疾病。

（5）发生栓塞并发症的危险因素有哪些？即是否需要抗凝治疗？

（五）急诊处理

房颤急诊处理的原则及目的：①恢复并维持窦性心律；②控制心室率；③抗凝治疗预防栓塞并发症。

1. 复律治疗

（1）直流电同步复律：急性心肌梗死、难治性心绞痛、预激综合征等伴房颤患者，如有严重血流动力学障碍，首选直流电同步复律，初始能量 200 J。初始电复律失败，保持血钾在 4.5～5.0 mmol/L，30 min 静脉注射胺碘酮 300 mg（随后 24 h 静脉滴注 900～1 200 mg），尝试进一步除颤。血流动力学稳定、房颤时心室率快（> 100 次/分），用洋地黄难以控制，或房颤反复诱发心力衰竭或心绞痛，药物治疗无效，也尽快电复律。

（2）药物复律：房颤发作在 7 d 内的患者药物复律的效果最好。大多数这样的患者房颤是第一次发作，不少患者发作后 24～48 h 可自行复律。房颤时间较长的患者（> 7 d）很少能自行复律，药物复律的成功率也大大减少。复律成功与否与房颤的持续时间的长短、左心房大小和年龄有关。已证实有效的房颤复律药物有：胺碘酮、普罗帕酮、氟卡尼、伊布利特、多非利特、奎尼丁。

普罗帕酮：用于 ≤ 7 d 的房颤患者，单剂口服 450～600 mg，转复有效率可达 60% 左右。但不能用于 75 岁以上的老年患者、心力衰竭、病态窦房结综合征、束支传导阻滞、QRS ≥ 0.12 s、不稳定心绞痛、6 个月内有过心肌梗死、二度以上房室传导阻滞者等。

胺碘酮：可静脉或口服应用。口服用药住院患者 1.2～1.8 g/d，分次服，直至总量达 10 g，然后 0.2～0.4 g/d 维持；门诊患者 0.6～0.8 g/d，分次服，直至总量达 10 g 后 0.2～0.4 g/d 维持。静脉用药者为 30～60 min 内静脉注射 5～7 mg/kg，然后 1.2～1.8 g/d 持续静脉滴注或分次口，直至总量达 10 g 后 0.2～0.4 g/d 维持。转复有效率为 20%～70%。

伊布利特：适用于 7 d 左右的房颤。1 mg 静脉注射 10 min，若 10 min 后未能转复可重复 1 mg。应用时必须心电监护 4 h。转复有效率为 20%～75%。

2. 控制心室率

1）短期迅速控制心室率：血流动力学稳定的患者最初治疗目标是迅速控制心室率，使患者心室率 ≤100 次/分，保持血流动力学稳定，减轻患者症状，以便赢得时间，进一步选择最佳治疗方案。初次发作且在 24～48 h 的急性房颤或部分阵发性患者心室率控制后，可能自行恢复为窦性心律。

（1）毛花苷 C（西地兰）：是伴有心力衰竭、肺水肿患者的首选药物。0.2～0.4 mg 稀释后缓慢静脉注射，必要时于 2～6 h 后可重复使用，24 h 内总量一般不超过 1.2 mg。若近期曾口服洋地黄制剂者，可在密切观察下给毛花苷 C 0.2 mg。

（2）钙通道阻滞药：地尔硫䓬 15 mg，稀释后静脉注射，时间 2 min，必要时 15 min 后重复 1 次，继以 15 mg/h 维持，调整静脉滴注速度，使心室率达到满意控制。维拉帕米 5～10 mg，稀释后静脉注射，时间 10 min，必要时 30～60 min 后重复 1 次。应注意这两种药物均有一定的负性肌力作用，可导致低血压，维拉帕米更明显，伴有明显心力衰竭者不用维拉帕米。

（3）β 受体阻断药：普萘洛尔 1 mg 静脉注射，时间 5 min，必要时每 5 min 重复 1 次，最大剂量至 5 mg，维持剂量为每 4 h 1～3 mg；或美托洛尔 5 mg 静脉注射，时间 5 min，必要时每 5 min 重复 1 次，最大剂量 10～15 mg；艾司洛尔 0.25～0.5 mg/kg 静脉注射，时间 >1 min，继以 50 μg/（kg·rain）静脉滴注维持。低血压与心力衰竭者忌用 β 受体阻断药。

上述药物应在心电监护下使用，心室率控制后应继续口服该药进行维持。地尔硫䓬或 β 受体阻断药与毛花苷 C 联合治疗能更快控制心室率，且毛花苷 C 的正性肌力作用可减轻地尔硫䓬和 β 受体阻断药的负性肌力作用。

（4）特殊情况下房颤的药物治疗。

预激综合征伴房颤：控制心室率避免使用 β 受体阻断药、钙通道阻滞药、洋地黄制剂和腺苷等，因这些药物延缓房室结传导、房颤通过旁路下传使心室率反而增快。对心功能正常者，可选用胺碘酮、普罗帕酮、普鲁卡因胺或伊布利特等抗心律失常药物，使旁路传导减慢从而降低心室率，恢复窦律。胺碘酮用法：150 mg（3～5 mg/kg），用 5% 葡萄糖溶液稀释，于 10 min 注入。首剂用药 10～15 min 后仍不能转复，可重复 150 mg 静脉注射。继以 1.0～1.5 mg/min 速度静脉滴注 1 h，以后根据病情逐渐减量，24 h 总量不超过 1.2 g。

急性心肌梗死伴房颤：提示左心功能不全，可静脉注射毛花苷 C 或胺碘酮以减慢心室率，改善心功能。

甲状腺功能亢进症伴房颤：首先予积极的抗甲状腺药物治疗。应选用非选择性 β 受体阻断药（如卡维地洛）。

急性肺疾患或慢性肺部疾病伴房颤：应纠正低氧血症和酸中毒，尽量选择钙拮抗药控制心室率。

2）长期控制心室率：持久性房颤的治疗目的为控制房颤过快的心室率，可选用 β 受体阻断药、钙通道阻滞药或地高辛。但应注意这些药物的禁忌证。

3. 维持窦性心律

房颤心律转复后要用药维持窦性心律。除伊布利特外，用于复律的药物也用于转复后维持窦律，因此常用普罗帕酮、胺碘酮和多非利特，还可使用阿奇利特、索他洛尔。

4. 预防栓塞并发症

慢性房颤（永久性房颤）患者有较高的栓塞发生率。过去有栓塞病史、瓣膜病、高血压、糖尿病、老年患者、左心房扩大、冠心病等使发生栓塞的危险性增大。存在以上任何一种情况，均应接受长期抗凝治疗。口服华法林，使凝血酶原时间国际标准化比率（INR）维持在 2.0～3.0，能安全而有效的预防脑卒中的发生。不宜应用华法林的患者及无以上危险因素的患者，可改用阿司匹林（每日 100～300 mg）。房颤持续时间不超过 2 d，复律前无须做抗凝治疗。否则应在复律前接受 3 周的华法林治疗，待心律转复后继续治疗 4 周。紧急复律治疗可选用静脉注射肝素或皮下注射低分子肝素，复律后仍给予 4 周的抗凝治疗。在采取上述治疗的同时，要积极寻找房颤的原发疾病和诱发因素，给予相应处理。对房颤发作频繁、心室率很快、药物治疗无效者可施行射频消融、外科手术等。

五、心室扑动与心室颤动

心室扑动和心室颤动是最严重的心律失常，简称室扑和室颤。前者心室有快而微弱的收缩，后者心室各部分肌纤维发生快而不协调的颤动，对血流动力学的影响等同于心室停搏。室扑常为室颤的先兆，很快即转为室颤。而室颤则是导致心脏性猝死的常见心律失常，也是临终前循环衰竭的心律改变。原发性室颤为无循环衰竭基础上的室颤，常见于冠心病，及时电除颤可逆转。在各种心脏病的终末期发生的室扑和室颤，为继发性室扑和室颤，预后极差。

（一）病因

各种器质性心脏病及许多心外因素均可导致室扑和室颤，以冠心病、原发性心肌病、瓣膜性心脏病、高血压性心脏病为最常见。原发性室颤则好发于急性心肌梗死、心肌梗死溶栓再灌注后、原发性心肌病、病态窦房结综合征、心肌炎、触电、低温、麻醉、低血钾、高血钾、酸碱平衡失调、奎尼丁、普鲁卡因胺、锑剂和洋地黄等药物中毒、长 Q-T 间期综合征、Brugada 综合征、预激综合征合并房颤等。

（二）发病机制

室颤可以被发生于心室易损期的期前收缩所诱发，即"R on T"现象。然而，室颤也可在没有"R on T"的情况下发生，故有理论认为当一个行进的波正面碰到解剖障碍时可碎裂产生多个子波，后者可以单独存在并作为高频率的兴奋起源点触发室颤。多数学者认为心室肌结构的不均一是形成自律性增高和折返的基质，而多个研究都提示起源于浦肯野系统的触发活动在室颤发生起始阶段的重要作用。

（三）诊断

1. 临床特点

典型的表现为阿-斯（Adams-Stokes）综合征：患者突然抽搐，意识丧失，面色苍白，几次断续的叹息样呼吸之后呼吸停止；此时心音、脉搏、血压消失、瞳孔散大。部分患者阿-斯综合征表现不明显即已猝然死亡。

2. 心电图

（1）心室扑动：正常的 QRS-T 波群消失，代之以连续、快速、匀齐的大振幅波动，频率 150～250 次/分，一般在发生心室扑动后，常迅速转变为心室颤动，但也可转变为室性心动过速，极少数恢复窦性心律。室扑与室性心动过速的区别在于后者 QRS 与 T 波能分开，波间有等电位线，且 ORS 时限不如室扑宽。

（2）心室颤动：QRS-T 波群完全消失，代之以形状不同、大小各异、极不均匀的波动，频率 250～500 次/分，开始时波幅尚较大，以后逐渐变小，终于消失。室颤与室扑的区别在于前者波形及节律完全不规则，且电压极小（图 3-6）。

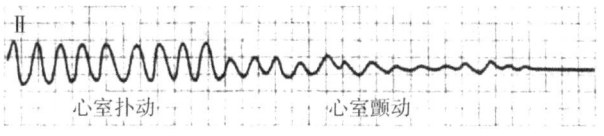

图 3-6　心室扑动与颤动

3. 临床分型

(1) 据室颤波振幅分型：①粗颤型：室颤波振幅 > 0.5 mV，多见于心肌收缩功能较好的患者，心肌蠕动幅度相对粗大有力，张力较好，对电除颤效果好；②细颤型：室颤波振幅 < 0.5 mV，多见于心肌收缩功能较差的情况。对电除颤疗效差。

(2) 据室颤前心功能分型：①原发性室颤：又称非循环衰竭型室颤。室颤前无低血压、心力衰竭或呼吸衰竭，循环功能相对较好，室颤的发生与心肌梗死等急性病变有关，除颤成功率约为80%；②继发性室颤：又称循环衰竭型室颤。室颤前常有低血压、心力衰竭或呼吸衰竭，常同时存在药物、电解质紊乱等综合因素，除颤成功率低（< 20%）；③特发性室颤：室颤发生前后均未发现器质性心脏病，室颤常突然发生，多数来不及复苏而猝死，部分自然终止而幸存，室颤幸存者常有复发倾向，属于单纯的心电疾病；④无力型室颤：又称临终前室颤。临终患者约有50%可出现室颤，室颤波频率慢，振幅低。

（四）急诊处理

1. 非同步直流电击除颤

心室扑动或心室颤动一旦发生，紧急给予非同步直流电击除颤1次，单相波能量选择360 J，双相波选择 150～200 J。电击除颤后不应检查脉搏、心律，应立即进行胸外心脏按压，2 min 或 5 个 30∶2 按压/通气周期后如仍然是室颤，再予除颤1次。

2. 药物除颤

2～3次电击后仍为室颤首选胺碘酮静脉注射，无胺碘酮或有Q-T间期延长，可使用利多卡因，并重复电除颤。

3. 病因处理

由严重低血钾引起的室颤反复发作，应静脉滴注大量氯化钾，一般用 2～3 g 氯化钾溶于 5% 葡萄糖溶液 500 mL 内，在监护下静脉滴注，最初 24 h 内常需给氯化钾 10 g 左右，持续到心电图低血钾表现消失为止。由锑剂中毒引起的室颤反复发作，可反复用阿托品 1～2 mg 静脉注射或肌内注射，同时亦需补钾。由奎尼丁或普鲁卡因胺引起的室颤不宜用利多卡因，需用阿托品或异丙肾上腺素治疗。

4. 复苏后处理

若经以上治疗心脏复跳，但仍有再次骤停的危险，并可能继发脑、心、肾损害，从而发生严重并发症和后遗症。因此应积极的防治发生心室颤动的原发疾患，维持有效的循环和呼吸功能及水、电解质和酸碱平衡，防治脑水肿、急性肾衰竭和继发感染。

六、房室传导阻滞

房室传导阻滞又称房室阻滞，是指房室交界区脱离了生理不应期后、冲动从心房传至心室的过程中异常延迟、传导部分中断或完全被阻断。房室传导阻滞可为暂时性或持久性。根据心电图上的表现分三度：一度房室传导阻滞，指P-R间期延长，如心率 > 50次/分且无明显症状，一般不需要特殊处理，但在急性心肌梗死时要观察发展变化；二度房室传导阻滞指心房冲动有部分不能传入心室，又分为Ⅰ型（莫氏Ⅰ型即文氏型）与Ⅱ型（莫氏Ⅱ型）；三度房室传导阻滞指房室间传导完全中断，可引起严重临床后果，要积极治疗。

二度以上的房室传导阻滞，由于心搏脱漏，可有心动过缓及心悸、胸闷等症状；高度或完全性房室传导阻滞时严重的心动过缓可致心源性晕厥，需急诊抢救治疗。

（一）病因

正常人或运动员可发生二度Ⅰ型房室传导阻滞，与迷走神经张力增高有关，常发生于夜间。导致房室传导阻滞的常见病变为：急性心肌梗死、冠状动脉痉挛、病毒性心肌炎、心肌病、急性风湿热、钙化性主动脉瓣狭窄、心脏肿瘤（特别是心包间皮瘤）、原发性高血压、心脏手术、电解质紊乱、黏液性水肿等。

（二）发病机制

一度及二度Ⅰ型房室传导阻滞，阻滞部位多在房室结，病理改变多不明显，或仅有暂时性房室结缺血、缺氧、水肿、轻度炎症。二度Ⅱ型及三度房室传导阻滞，病理改变广泛而严重，且常持久存在，包括传导系统的炎症或局限性纤维化、急性前壁心肌梗死及希氏束、左右束支分叉处或双侧束支坏死、束支的广泛纤维性变。先天性完全性房室传导阻滞，可见房室结或希氏束的传导组织完全中断或缺如。

（三）临床表现

一度房室传导阻滞常无自觉症状。二度房室传导阻滞由于心搏脱漏，可有心悸、乏力等症状，亦可无症状。三度房室传导阻滞的症状决定于心室率的快慢与伴随病变，症状包括疲倦、乏力、头晕、晕厥、心绞痛、心力衰竭。如合并室性心律失常，患者可感到心悸不适。当一度、二度突然进展为三度房室传导阻滞，因心室率过缓，每分钟心排血量减少，导致脑缺血，患者可出现暂时性意识丧失，甚至抽搐，称为阿-斯综合征，严重者可引起猝死。往往感觉疲劳、软弱、胸闷、心悸、气短或晕厥，听诊心率缓慢规律。

一度房室传导阻滞，听诊时第一心音强度减弱。二度Ⅰ型房室传导阻滞的第一心音强度逐渐减弱并有心搏脱漏。二度Ⅱ型房室传导阻滞亦有间歇性心搏脱漏，但第一心音强度恒定。三度房室传导阻滞的第一心音强度经常变化。第二心音可呈正常或反常分裂，间或听到响亮亢进的第一心音。凡遇心房与心室同时收缩，颈静脉出现巨大的 a 波（大炮波）。

（四）诊断

1. 心电图特征

（1）一度房室传导阻滞：每个心房冲动都能传导至心室，仅 P-R 间期 > 0.20 s，儿童 > 0.16 ~ 0.18 s（图3-7）。房室传导束的任何部位传导缓慢，均可导致 P-R 间期延长。如 QRS 波群形态与时限正常，房室传导延缓部位几乎都在房室结，极少数在希氏束。QRS 波群呈现束支传导阻滞图形者，传导延缓可能位于房室结和（或）希氏束-浦肯野系统。希氏束电图记录可协助确定部位。

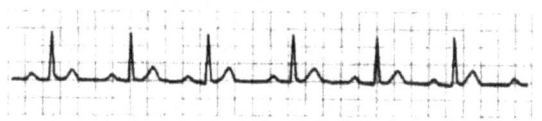

图 3-7　一度房室传导阻滞

（2）二度Ⅰ型房室传导阻滞：是最常见的二度房室传导阻滞类型。表现为 P-R 间期随每一心搏逐次延长，直至一个 P 波受阻不能下传心室，QRS 波群脱漏，如此周而复始；P-R 间期增量逐次减少；脱漏前的 P-R 间期最长，脱漏后的 P-R 间期最短；脱漏前 R-R 间期逐渐缩短，且小于脱漏后的 R-R 间期（图3-8）。最常见的房室传导比率为 3：2 和 5：4。在大多数情况下，阻滞位于房室结，QRS 波群正常，极少数位于希氏束下部，QRS 波群呈束支传导阻滞图形。二度Ⅰ型房室传导阻滞很少发展为三度房室传导阻滞。

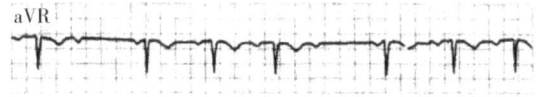

图 3-8　二度Ⅰ型房室传导阻滞

（3）二度Ⅱ型房室传导阻滞：P-R 间期固定，可正常或延长，QRS 波群呈周期性脱漏，房室传导比例可为 2：1、3：1、3：2、4：3、5：4 等。房室传导比例呈 3：1 或 3：1 以上者称为高度房室传导阻滞。当 QRS 波群增宽、形态异常时，阻滞位于希氏束-浦肯野系统。若 QRS 波群正常，阻滞可能位于房室结（图3-9）。

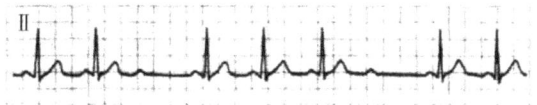

图 3-9　二度Ⅱ型房室传导阻滞

（4）三度房室传导阻滞：又称完全性房室传导阻滞。全部P波不能下传，P波与QRS波群无固定关系，形成房室脱节。P-P间期＜R-R间期。心室起搏点在希氏束分叉以上或之内为房室交界性心律，QRS波群形态与时限正常，心室率40～60次/分，心律较稳定；心室起搏点在希氏束以下，心室率30～40次/分，心律常不稳定（图3-10）。

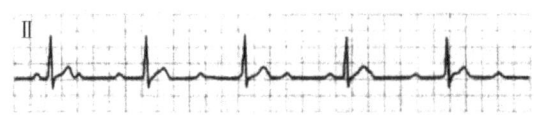

图3-10 三度房室传导阻滞

2. 评估

（1）据病史、体格检查、实验室和其他检查判断有无器质性心脏病、心功能状态和诱因。

（2）判断血流动力学状态。

（五）急诊处理

病因治疗主要针对可逆性病因和诱因。如急性感染性疾病控制感染，洋地黄中毒的治疗和电解质紊乱的纠正等。应急治疗可用药物和电起搏。

1. 二度Ⅰ型房室传导阻滞

常见于急性下壁心肌梗死，阻滞是短暂的。若心室率＞50次/分，无症状者不必治疗，可先严密观察，注意勿发展为高度房室传导阻滞。当心室率＜50次/分，有头晕、心悸症状者可用阿托品0.5～1.0 mg静脉注射，或口服麻黄碱25 mg，3次/天。异丙肾上腺素1～2 mg加入生理盐水500 mL，静脉滴注，根据心室率调节滴速。

2. 二度Ⅱ型房室传导阻滞

可见于急性前壁心肌梗死，病变范围较广泛，常涉及右束支、左前分支、左后分支或引起三度房室传导阻滞，病死率极高。经用上述药物治疗不见好转，需安装临时起搏器。

3. 洋地黄中毒的治疗

洋地黄中毒可停用洋地黄；观察病情，非低钾者一般应避免补钾；静脉注射阿托品；试用抗地高辛抗体。

4. 药物应急治疗的选择

（1）异丙肾上腺素：为肾上腺能β受体兴奋药。兴奋心脏高位节律点窦房结和房室结，增快心率，加强心肌的收缩力，改善传导功能，提高心律的自律性，适用于三度房室传导阻滞伴阿-斯综合征急性发作、病态窦房结综合征。心肌梗死、心绞痛患者禁用或慎用。

（2）肾上腺素：兴奋α受体及β受体，可增强心肌收缩力，增加心排血量，加快心率；扩张冠状动脉，增加血流量，使周围小血管及内脏血管收缩（对心、脑、肺血管收缩作用弱）；松弛平滑肌，解除支气管及胃肠痉挛；可兴奋心脏的高位起搏点及心脏传导系统，故心脏停搏时肾上腺素是首选药物。可用于二度或三度房室传导阻滞者。

（3）麻黄碱：为间接及直接兼有作用的拟肾上腺素药，对α受体、β受体有兴奋作用，升压作用弱而持久，有加快心率作用，适用于二度或三度房室传导阻滞症状较轻的患者。

（4）阿托品：主要是解除迷走神经对心脏的抑制作用，使心率加快。适用于治疗各种类型的房室传导阻滞、窦性心动过缓、病态窦房结综合征。

（5）肾上腺皮质激素：具有消炎、抗过敏、抗内毒素、抑制免疫反应，减轻机体对各种损伤的病理反应，有利于房室传导改善，适用于炎症或水肿等引起的急性获得性完全性心脏传导阻滞。5%碳酸氢钠或11.2%乳酸钠，除能纠正代谢性酸中毒外，还有兴奋窦房结的功能。适用于酸中毒、高血钾所致完全性房室传导阻滞及心脏停搏。

5. 起搏

适用于先天性或慢性完全性心脏传导阻滞。通常选用永久按需起搏器，急性获得性完全性心脏传导阻滞可选用临时按需起搏器。

第三节 主动脉夹层

主动脉夹层指主动脉腔内的血液通过内膜的破口进入主动脉壁中层而形成的血肿。急性主动脉夹层是一种不常见、但有潜在生命危险的疾病，如不予以治疗，早期病死率很高。及时进行适当的药物和（或）手术治疗，可明显提高生存率。

一、病因与发病机制

任何破坏中层弹性或肌肉成分完整性的疾病都可使主动脉易患夹层分离。中层胶原及弹性硬蛋白变性所致的中层退行性变是首要的易患因素。囊性中层退行病变是多种遗传性结缔组织缺陷（马凡和Ehlers Danlos 综合征）的内在特点。年龄增长和高血压可能是中层退行病变两个重要因素。主动脉夹层的好发年龄为 60～70 岁，男性为女性发病率的 2 倍。某些其他先天性心血管畸形，如主动脉瓣单瓣畸形和主动脉缩窄也易并发主动脉夹层。另外，动脉内导管术及主动脉球囊反搏等诊疗操作也可能引起主动脉夹层。

主动脉夹层开始于主动脉内膜撕裂，血液穿透病变中层，将中层平面一分为二，主动脉壁即出现夹层。由于管腔压力不断推动，分离过程沿主动脉壁推进，典型的为顺行推进，即被主动脉血流向前的力推动，有时也可见从内膜撕裂处逆向推进。主动脉壁分离层之间被血液充盈的空间成为一个假腔，剪切力可能导致内膜进一步撕裂，为假腔内的血流提供出口或额外的进口。假腔可由于血液充盈而扩张，引起内膜突入真腔内，使血管腔狭窄变形。

二、分类

绝大多数主动脉夹层起源于升主动脉和/或降主动脉。主动脉夹层有 3 种主要的分类方法，对累及的主动脉的部位及范围进行定义（表 3-2，图 3-11）。考虑预后及治疗的不同，所有这 3 种分类方法都是基于主动脉夹层是否累及升主动脉而定。一般而言，夹层分离累及升主动脉有外科手术指征，而对那些未累及升主动脉的夹层分离可考虑药物保留治疗。

表 3-2 常用的主动脉夹层分类方法

分类	起源和累及的主动脉范围
DeBakey 分类法	
Ⅰ 型	起源于升主动脉，扩展至主动脉弓或其远端
Ⅱ 型	起源并局限于升主动脉
Ⅲ 型	起源于降主动脉沿主动脉向远端扩展
Stanford 分类法	
A 型	所有累及升主动脉的夹层分离
B 型	所有不累及升主动脉的夹层分离
解剖描述分类法	
近端	包括 DeBakey Ⅰ型和Ⅱ型，Stanford 法 A 型
远端	包括 DeBakey Ⅲ型，Stanford 法 B 型

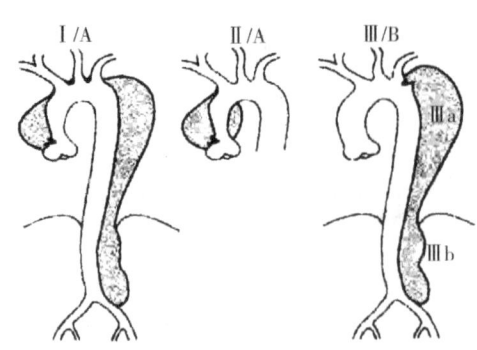

图 3-11 主动脉夹层分类

Ⅰ/A：DeBakey Ⅰ 型/StanfordA 型；Ⅱ/A：DeBakey Ⅱ 型/StanfordA 型；Ⅲ/B：DeBakey Ⅲ 型/StanfordB 型

三、诊断

(一) 临床表现特点

1. 症状

急性主动脉夹层最常见的症状是剧烈疼痛，而慢性夹层分离多数可能并无疼痛。典型的疼痛突然发生，开始时即为剧痛。患者主诉疼痛呈撕裂、撕扯或刀刺样。当夹层分离沿主动脉伸展时，疼痛可沿着夹层分离的走向逐步向其他部位转移。疼痛部位对判断主动脉夹层的部位有帮助，因为局部的症状通常反应累及的主动脉。如胸痛只在前胸部，或最痛之处在前胸部，提示夹层绝大多数累及升主动脉。如胸痛只在肩胛之间，或最痛之处在肩胛之间，则绝大部分累及降主动脉。颈、喉、颌、面部的疼痛强烈提示夹层累及升主动脉。另外，疼痛在背部的任何部位，或腹部和下肢，强烈提示累及降主动脉。

其他一些不常见情况包括充血性心力衰竭、晕厥、脑血管意外、缺血性周围神经病变、截瘫、猝死等。急性充血性心力衰竭几乎均由近端主动脉夹层所致的严重主动脉瓣反流引起。无神经定位体征的晕厥占主动脉夹层的 4%～5%，一般需紧急外科手术。

2. 体征

在一些病例中，单纯的体检结果就足以提示诊断，而在另外一些情况下，即使存在广泛的主动脉夹层，相应的体征也不明显。远端主动脉夹层患者 80%～90% 以上存在高血压，但在近端主动脉夹层患者中高血压较少见。近端主动脉夹层患者与远端主动脉夹层患者相比更易发生低血压。低血压通常是由于心包填塞、胸腔或腹腔内动脉破裂所致。与主动脉夹层相关的最典型体征如脉搏短缺、主动脉反流杂音、神经系统表现更多见于近端夹层分离。急性胸痛伴脉搏短缺（减弱或缺如）强烈提示主动脉夹层。近端主动脉夹层分离中约 50% 有脉搏短缺，而远端主动脉夹层中只占 15%。

主动脉瓣反流是近端主动脉夹层的重要并发症，一些病例可听到主动脉瓣反流杂音。与近端主动脉夹层相关的主动脉瓣膜反流杂音常呈乐音样，胸骨右缘比胸骨左缘听诊更清晰。根据反流的严重程度不同，可能存在其他主动脉瓣关闭不全的周围血管征象，如水冲脉和脉压增宽。

许多疾病的表现可酷似主动脉夹层，包括急性心肌梗死或严重心肌缺血，非主动脉夹层引起的急性主动脉反流，非夹层分离引起的胸主动脉瘤、腹主动脉瘤、心包炎、肌肉骨骼痛或纵隔肿瘤。

(二) 实验室和其他辅助检查特点

临床上，一旦诊断上已怀疑主动脉夹层，必须迅速并准确地确定诊断。目前可用的诊断方法包括主动脉造影、造影增强 CT 扫描、磁共振成像（MRI）、经胸或经食管的心脏超声。

1. 胸片检查

最常见的异常是主动脉影变宽，占病例的 80%～90%，局限性的膨出往往出现于病变起源部位。一些病例可出现上纵隔影变宽。如见主动脉内膜钙化影，则可估测主动脉壁的厚度，正常为

2～3 mm，如主动脉壁厚度增加到 10 mm 以上，高度提示主动脉夹层（图 3-12）。虽然绝大多数患者有一种或多种胸片的异常表现，但相当部分患者胸片改变不明显。因此，正常的 X 线胸片绝不能排除主动脉夹层。

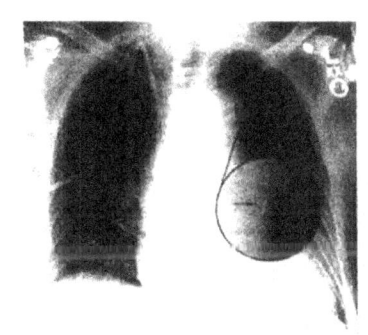

图 3-12　主动脉夹层，胸片可见主动脉内膜

钙化影与主动脉影外侧缘相距 10 mm 以上

2. 主动脉造影

逆行主动脉造影是主动脉夹层的最可靠诊断技术，如考虑行手术治疗或血管内支架治疗，术前须行主动脉造影。血管造影诊断主动脉夹层的直接征象包括主动脉双腔或分离内膜片，提示夹层分离的间接征象包括主动脉腔变形、主动脉壁变厚、分支血管异常，及主动脉瓣反流。主动脉造影的主要优点在于能明确主动脉夹层和累及的分支血管范围，也能显示主动脉夹层的一些主要并发症，如假腔内血栓和主动脉瓣反流。

3. 计算机体层摄影（CT）

增强 CT 扫描时，如发现内膜片分割或以造影剂密度差来区分的两个明显的主动脉腔时即可诊断主动脉夹层。与主动脉造影不同，CT 扫描的优点在于它是无创的，但需要使用静脉内造影剂。CT 扫描还有助于识别假腔内的血栓，发现心包积液。但 CT 扫描不能可靠地发现有无主动脉瓣反流和分支血管病变。

4. 磁共振成像（MRI）扫描

MRI 扫描特别适用于诊断主动脉夹层，能显示主动脉夹层的真假腔、内膜的撕裂位置、剥离的内膜片和可能存在的血栓等。MRI 扫描是无创性检查，也不需使用静脉内造影剂从而避免了离子辐射。虽然 MRI 以其高度的准确性成为目前无创性诊断主动脉夹层的主要标准，但它存在一些缺点，如对已植入起搏器、血管夹、人工金属心脏瓣膜和人工关节患者禁忌。MRI 也仅提供有限的分支血管图像，不能可靠地识别主动脉瓣反流的存在。另外，由于显影所需时间较长，急性主动脉夹层患者行 MRI 扫描有风险。

5. 超声心动图（UCG）检查

对诊断升主动脉夹层具有重要意义，且易识别并发症（如心包积血、主动脉瓣关闭不全和胸腔积血等）。在 M 型超声中可见主动脉根部扩大，夹层分离处主动脉壁由正常的单条回声带变成两条分离的回声带。在二维超声中可见主动内分离的内膜片呈内膜摆动征，主动脉夹层形成主动脉真假双腔征。有时可见心包或胸腔积液。多普勒超声不仅能检出主动脉夹层管壁双重回声之间的异常血流，而且对主动脉夹层的分型、破口定位及主动脉瓣反流的定量分析都具有重要的诊断价值。经食管超声心动图（TEE）克服了经胸廓 UCG 的一些局限性。它可以采用更高频率的超声检查，从而提供更好的解剖细节。

几种影像方法都各有其特定的优缺点。在选择时，必须考虑各种检查的准确性、安全性和可行性（表 3-3）。

表 3-3　几种影像学方法诊断主动脉夹层的性能

诊断性能	ANGIO	CT	MRI	TEE
敏感性	++	++	+++	+++
特异性	+++	+++	+++	++/+++
内膜撕裂部位	++	+	+++	+
有无血栓	+++	++	+++	+
有无主动脉关闭不全	+++	-	+	+++
心包积液	-	++	+++	+++
分支血管累积	+++	+	++	+
冠状动脉累及	++	-	+	++

注：+++极好，++好，+一般，-无法检测。ANGIO：主动脉造影；CT：计算机体层摄影；MRI：磁共振成像；TEE：经食管超声心动图

四、治疗

治疗主动脉夹层的主要目的在于阻止夹层分离的进展。那些致命的并发症并不是内膜撕裂本身，而是随之而来的主动脉夹层的并发症，如分离主动脉破裂，急性主动脉瓣关闭不全、急性心包填塞等。如果不进行及时、适当的治疗，主动脉夹层有很高的病死率。

1. 紧急内科处理

所有高度怀疑有急性主动脉夹层的患者必须予以监护。首要的治疗目的在于解除疼痛并将收缩压降至 13.3～14.7 kPa（100～110 mmHg）[平均动脉压为 8.0～9.3 kPa（60～70 mmHg）]。无论是否存在疼痛和高血压，均应使用 β 受体阻滞剂以降低 dp/dt。对可能要进行手术的患者要避免使用长效降压药物，以免使术中血压控制变得复杂。疼痛本身可以加重高血压和心动过速，可静注吗啡以缓解疼痛。

硝普钠对紧急降低动脉血压十分有效。开始滴速 20 μg/min，然后根据血压反应调整滴速，最高可达 800 μg/min。当单独使用时，硝普钠可能升高 dp/dt，这一作用可能潜在地促进夹层分离的扩展。因此，同时使用足够剂量的 β 受体阻滞剂十分必要。

为了迅速降低 dp/dt，应静脉内剂量递增地使用 β 受体阻滞剂，直至出现满意的 β 受体阻滞效应（心率 60～70 次/分）。超短效 β 受体阻滞剂艾司洛尔对动脉血压不稳定准备行手术治疗的患者十分有用，因为如果需要可随时停用。当存在使用 β 受体阻滞剂的禁忌证，如窦缓，二度或三度房室传导阻滞，充血性心力衰竭，气管痉挛，应当考虑使用其他降低动脉压和 dp/dt 的药物，如钙通道阻滞剂。

当分离的内膜片损害一侧或双侧肾动脉时，可引起肾素大量释放，导致顽固性高血压。在这种情况下可静脉内注射血管紧张素转化酶（ACE）抑制剂。

如果患者血压正常而非高血压，可单独使用 β 受体阻滞剂降低 dp/dt，如果存在禁忌证，可选择使用非二氢吡啶类钙阻滞剂，如地尔硫䓬或维拉帕米。

如果可疑主动脉夹层的患者表现为严重低血压，提示可能存在心包填塞或主动脉破裂，应快速扩容。如果迫切需要升压药治疗顽固性低血压，可使用去甲肾上腺素。

治疗后一旦患者情况稳定，应立即进行诊断检查。如果病情不稳定，优先使用经食管超声心电图扫描（TEE），因为它能在急诊室或重症监护病房床边操作而不需停止监护和治疗。如果一个高度可疑夹层分离的患者病情变得极不稳定，很可能发生了主动脉破裂或心包填塞，患者应立即送往手术室而不是进行影像学诊断。在这种情况下可使用术中 TEE 确定诊断，同时指导手术修补。

2. 心包填塞的处理

急性近端主动脉夹层经常伴有心包填塞，这是患者死亡的最常见原因之一。心包填塞往往是主动脉夹层患者低血压的常见原因。在这种情况下，在等待外科手术修补时通常应进行心包穿刺以稳定病情。

3. 外科手术治疗

主动脉夹层的手术指征见表 3-4。应该尽可能在患者就诊之初决定是否手术，因为这将帮助选择何种诊断检查方法。手术目的包括切除最严重的主动脉病变节段，切除内膜撕裂部分，通过缝合夹层分离动脉的近端和远端以闭塞假腔的入口。下列因素增加患者的手术风险：高龄、伴随其他严重疾病（特别是肺气肿）、动脉瘤破裂、心包填塞、休克、心肌梗死、脑血管意外等。

表 3-4　主动脉夹层外科手术和药物治疗的指征

手术指征	药物治疗指征
1. 急性近端夹层分离	1. 无并发症的远端夹层分离
2. 急性远端夹层分离伴下列情况之一	2. 稳定的孤立的主劲脉马夹层分离
·重要脏器进行性损害	3. 稳定的慢性夹层分离
·主动脉破裂或接近破裂	
·主动脉瓣反流	
·夹层逆行进展至升主动脉	
·马方综合征并发夹层分离	

4. 血管内支架技术

使用血管内介入技术可治疗主动脉夹层的高危患者。例如，夹层分离累及肾动脉或内脏动脉时手术病死率超过 50%，血管内支架置入可降低病死率。带膜支架植入血管隔绝术主要适用于 stanfordB 型夹层。

五、长期治疗和随访

主动脉夹层患者晚期并发症包括主动脉反流、夹层分离复发、动脉瘤形成或破裂。无论住院期间采用手术还是药物治疗，长期药物治疗以控制血压和 dp/dt 对所有主动脉夹层存活患者都适用。主动脉夹层患者随访评估包括反复认真的体格检查，定期胸片检查和一系列影像学检查包括 TEE，CT 扫描或 MRI。患者刚出院的 2 年内危险性最高，后危险性逐步降低。因此，早期经常的随访十分重要。

第四章 呼吸系统疾病

第一节 急性气管支气管炎

急性气管支气管炎是病毒或细菌感染及物理、化学性刺激或过敏因素等对气管支气管黏膜所造成的急性炎症。

一、病因病机

急性气管支气管炎属于中医外感咳嗽的范畴。《证治汇补·咳嗽》："肺居至高，主持诸气，体之至清至轻者也，外因六淫，内因七情，肺金受伤，咳嗽之病从兹作矣。"可见外感咳嗽主要是外感六淫所致。外感咳嗽，病位在肺，可涉及脾、胃等脏腑，《医学三字经·咳嗽》指出："《内经》曰：五脏六腑皆令人咳，非独肺也。然肺为气之主，诸气上逆于肺则呛而成咳，是咳嗽不至于肺，而亦不离于肺也。"

其辨证分型包括：风寒袭肺是外感咳嗽的常见因素，风寒袭肺，肺气壅塞不得宣通，故咳嗽声重；风热犯肺，肺失清肃而咳嗽气粗，或咳声嘶哑，肺热伤津，则见口渴、喉燥咽痛；肺热内郁，蒸液成痰，故吐痰不爽，稠黏色黄；风热犯表，卫表不和，则见汗出等表热证；风燥伤肺，肺失清润，故见干咳作呛；燥热灼津则咽喉口鼻干燥，痰黏不易咳吐，或痰中带有血丝。

外感咳嗽属于邪实，为外邪犯肺，肺气壅遏不畅所致，故外感咳嗽应及时就治，以免延误，变生他症。

二、临床表现与诊断

1. 临床表现

（1）症状：初期可出现呼吸道症状，如鼻塞、流涕、喷嚏、咽痛、咽痒、声音嘶哑等，也可伴见发热恶寒、头痛乏力、全身酸痛。炎症累及支气管黏膜时，则出现咳嗽、咳痰。咳嗽是急性气管支气管炎最主要的症状，首先为刺激性干咳，随后鼻咽部症状减轻，咳嗽之症持续或加重，受冷刺激后咳嗽加重。咳嗽可以持续 2~3 周，如果患者嗜烟，则咳嗽症状会延长。大部分病人在咳嗽的同时伴见咳痰，痰黏难出，如病程过长，痰可转变为脓性，亦可痰中带血。当气管受累，深吸气时可有胸骨后疼痛。支气管痉挛时，可有喘鸣、呼吸急促，甚者可有胸闷，或发绀和呼吸困难。

（2）体检：体温可以轻度升高，或正常，两肺呼吸音粗，可闻及散在干性或湿性啰音，咳痰后啰音会减轻或消失。支气管痉挛时，可闻及哮鸣音。

（3）辅助检查：

①血常规。白细胞可轻度增高，病毒感染者淋巴细胞比例上升。

②痰培养或涂片。可发现致病菌。

③胸部影像检查。可无异常或仅有肺纹理加深。

2. 诊断要点

急性气管支气管炎通常根据症状、体征、胸部影像检查、血常规检查即可做出临床诊断。

三、鉴别诊断

1. 流行性感冒

一般起病急，且全身症状明显，常有高热，全身酸痛、乏力等且有一定的流行性，根据病毒分离和血清学检查可鉴别。

2. 其他呼吸道疾病的发热初期

均有急性气管支气管炎的表现，进一步检查后才能区别，如肺结核的 X 射线特征性改变及结核中毒症状，肺脓疡的 X 射线特异性改变及咳嗽、咳脓血痰、胸痛。

四、治疗

1. 辨证治疗

（1）风寒咳嗽

主症：咳嗽频作，咳痰稀白，鼻塞流清涕，咽痒，头身酸痛，恶寒发热无汗，舌淡红，苔薄白，脉浮紧。

治法：祛风散寒，宣肺止咳。

方药：止嗽散加味（桔梗 15 g、荆芥 12 g、百部 15 g、陈皮 6 g、甘草 6 g、前胡 12 g，紫苏叶 15 g、白前 15 g、半夏 10 g、细辛 3 g）。

（2）风热咳嗽

主症：发热重，恶寒轻，有汗或无汗，头痛，鼻塞流稠涕，咳嗽，咽红或烦热口渴，舌尖红少津，舌苔薄黄，脉浮数。

治法：辛凉解表。

方药：桑菊饮（金银花 20 g、连翘 15 g、桔梗 12 g、薄荷 12 g、牛蒡子 10 g、芦根 30 g、竹叶 10 g、荆芥 15 g、前胡 12 g、桑叶 15 g、杏仁 10 g、甘草 6 g）。

（3）风燥伤肺

症候特点：喉痒干咳，连声作呛，咽喉干痛，唇鼻干燥，无痰或痰少而粘连成丝，不易咯出，或痰中带有血丝，口干，初起或伴鼻塞、头痛、微寒、身热等表证，舌质红干而少津，苔薄白或薄黄，脉浮数。

治则：疏风清肺，润燥止咳。

方药：桑杏汤加减（桑叶、薄荷、豆豉、杏仁、前胡、牛蒡子、南沙参、浙贝母、天花粉、梨皮、芦根）。

加减：津伤较甚，干咳，咳痰不多，舌干红少苔加麦冬、北沙参；热重不恶寒，心烦口渴加石膏、知母、黑山栀；肺络受损，痰中带血加白茅根。

（4）凉燥伤肺

症候特点：干咳少痰或无痰，咽痒，咽干鼻燥，兼有恶寒发热，头痛无汗，舌苔薄白而干，脉浮数。

治则：温润清肺，止咳化痰。

方药：杏苏散加减（紫苏、杏仁、前胡、紫菀、款冬花、百部、甘草）。

加减：恶寒甚、无汗加荆芥、防风。

2. 暑湿袭表

主症：多发于夏季，恶寒发热，或热势不扬，无汗或有汗，头昏沉重，鼻塞流涕，胸闷乏力，舌苔薄腻，脉濡数。

治法：祛暑解表除湿。

方药：新加香薷饮加味（金银花 20 g、扁豆花 15 g、厚朴 15 g、香薷 12 g、连翘 15 g、藿香 10 g、佩兰 10 g、竹茹 10 g、滑石 15 g、甘草 6 g）。

3. 单验方

（1）金银花：30 g，泡服。

（2）锦灯笼：10 枚、金沸草 12 g，水煎服。

（3）燥咳用梨一个，去皮、心，切开，中心放蜂蜜 1 小勺，蒸 10 min，吃梨喝汤，可润肺清肺。

4. 中成药

（1）通宣理肺丸：每次 1 丸，每日 3 次。

（2）急支糖浆：每次 20 mL，每日 2～3 次。小儿酌减。

（3）棕色合剂：每次 10 mL，每日 2～3 次。

5. 针灸治疗

可取合谷、风府、肺俞、曲池等穴，用泻法。

五、预后

急性气管支气管炎一般预后良好，多数患者能在短期治愈。在治疗期间，应当选择恰当的抗生素，并嘱患者戒烟酒。注意避免风寒。

六、预防调摄

急性气管支气管炎的主要病因是感染，所以预防感染是预防本病最有效的办法。对于体质虚弱的人来说，要设法增强体质，比如多运动，必要时也可服用玉屏风散，或用胸腺素等来增加免疫力。

第二节　慢性支气管炎

慢性支气管炎是气管、支气管黏膜及其周围组织的慢性非特异性炎症。临床上以咳嗽、咳痰为主要症状，每年发病持续 3 个月，连续 2 年或 2 年以上。排除具有咳嗽、咳痰、喘息症状的其他疾病（如肺结核、肺尘埃沉着症、肺脓肿、心功能不全、支气管扩张、支气管哮喘、慢性鼻咽炎、食管反流综合征等疾病）。

慢性支气管炎是临床常见病和多发病，以中老年多见。慢性支气管炎反复发作可导致终末细支气管远端气腔过度膨胀，伴有气道壁的破坏，导致慢性阻塞性肺气肿，进而发展成肺心病，严重影响劳动能力和生活质量。

本病属中医学"咳嗽""喘证""痰饮"等病范畴。

一、病因病机

慢性支气管炎的病因分外感和内伤两大类。外感为六淫外邪犯肺；内伤为饮食、情志，或劳欲、久病所致。

1. 外邪袭肺

外邪之中以风寒、风热之邪为主。风寒侵袭肺卫，外闭皮毛，内遏肺气，使肺气失于宣畅，上逆而为咳。风热犯肺，肺气壅实，清肃失司，肺气上逆作咳。

2. 内伤

（1）饮食失当：过食生冷、肥甘厚味，或嗜酒伤中，使脾失健运，水谷不归正化，痰浊内生，上干于肺，壅阻肺气，升降不利而作咳。

（2）情志失调：若情志不遂，肝失条达，气郁化火，气火循经上逆犯肺，使肺失肃降，肺气上逆而咳。

（3）劳欲久病：因肺系多种病证迁延日久，肺脏虚弱，阴伤气耗，肺主气的功能失常，以致肃降无权，上逆作咳。劳欲伤肾，精气内夺，伤及真元，根本不固，气失摄纳，上出于肺，出多入少，逆气上奔为咳喘。

外感咳嗽属于邪实，为外邪犯肺，肺气壅遏不畅所致。如风寒咳嗽不能及时宣散，可郁而化热；风热咳嗽可化燥伤津；或因肺热蒸液成痰而致痰热郁肺。内伤咳嗽多属邪实与正虚并见。

外感咳嗽与内伤咳嗽可以互为因果。外感咳嗽如迁延失治，邪伤肺气，更易反复感邪，而致咳嗽屡作，肺气受伤，逐渐转为内伤咳嗽。内伤咳嗽，肺脏有病，卫外不固，易感外邪引发或加重，特别在气候变化时尤为明显。久则从实转虚，肺脏虚弱，气阴耗伤。

二、临床表现

起病缓慢，病程较长，反复急性发作而病情加重。急性加重的主要原因是急性呼吸道感染，病原体可以是病毒、细菌、支原体和衣原体等。主要症状为慢性咳嗽、咳痰，或伴有喘息。咳嗽以晨起为著；痰为白色黏液和浆液泡沫性，急性加重期痰量增多，痰液变为黏稠或为脓性痰；喘息明显者常称为喘息型慢性支气管炎，部分可能合伴支气管哮喘。若伴肺气肿时可表现为劳动或活动后气急。

早期多无异常体征。有时可在肺底闻及干、湿啰音。喘息型慢性支气管炎急性发作期可闻及广泛哮鸣音并伴呼气延长。长期发作者可有肺气肿的体征。

三、诊断与鉴别诊断

（一）临床诊断要点

依据慢性咳嗽、咳痰，或伴有喘息，每年发病持续3个月，连续2年或以上，并排除其他慢性气道疾病。

慢性支气管炎按病情进展分以下3期。

1. 急性发作期

指在1周内出现脓性或黏液脓性痰，痰量明显增加，或伴有发热等炎症表现，或"咳""痰"，"喘"等症状任何一项明显加剧。

2. 慢性迁延期

指有不同程度的"咳""痰""喘"症状迁延1个月以上者。

3. 临床缓解期

经治疗或临床缓解，症状基本消失或偶有轻微咳嗽少量痰液，保持2个月以上者。

（二）鉴别诊断

1. 咳嗽变异型哮喘

以刺激性咳嗽为特征。灰尘、油烟、冷空气等容易诱发咳嗽，常有家庭或个人过敏疾病史。经多种抗生素治疗无效，支气管舒张剂及肾上腺皮质激素治疗可使咳嗽症状缓解。支气管激发试验阳性可鉴别。

2. 肺结核

常有发热、乏力、盗汗及消瘦等症状。痰液找抗酸杆菌及胸部X线检查可以鉴别。

3. 支气管扩张

典型者表现为反复大量咯脓痰，或反复咯血。X线胸部拍片常见肺野纹理粗乱或呈卷发状。高分辨螺旋CT检查有助诊断。

4. 支气管肺癌

多数有数年吸烟史，顽固性刺激性咳嗽或过去有咳嗽史，近期咳嗽性质发生改变，常有痰中带血。有时表现为反复同一部位的阻塞性肺炎，经抗菌药物治疗未能完全消退。痰脱落细胞学、胸部CT及纤维支气管镜等检查，可明确诊断。

5. 肺间质纤维化

临床经过缓慢，开始仅有咳嗽、咳痰，偶有气短感。仔细听诊在胸部下后侧可闻爆裂音（Velcro 啰音）。血气分析示动脉血氧分压降低，而二氧化碳分压可不升高。

6. 嗜酸细胞性支气管炎

临床症状类似，X 线检查无明显改变或肺纹理增加，支气管激发试验阴性，临床上容易误诊。诱导痰检查嗜酸细胞比例增加（≥ 3%）可以诊断。

四、治疗

（一）中医辨证分型治疗

1. 风寒袭肺

症候特点：咳嗽声重，咳白色稀痰，常伴鼻塞，流清涕，咽痒，头痛，肢体酸痛，恶寒，发热，无汗。舌质淡红，苔薄白，脉浮或浮紧。

治法：疏风散寒，宣肺止咳。

方药：三拗汤合止嗽散加减（麻黄、荆芥、杏仁、白前、紫菀、百部、陈皮、桔梗、甘草）。

加减：咽痒甚者，加牛蒡子、蝉蜕祛风止痒；若夹痰湿，咳而痰粘，胸闷，苔腻者，加半夏、厚朴、茯苓燥湿化痰；表寒未解，里有郁热，热为寒遏，痰黏稠，口渴，心烦，或有身热，加生石膏、桑白皮、黄芩解表清里。

2. 风热犯肺

症候特点：咳嗽频剧，气粗或咳声嘶哑，痰黏稠或黄稠，咯痰不爽，口渴，咽痛，鼻流黄涕，头痛，恶风，身热。舌质红，苔薄黄，脉浮数。

治法：疏风清热，化痰止咳。

方药：桑菊饮加减（桑叶、菊花、薄荷、连翘、杏仁、桔梗、甘草、芦根）。

加减：如肺热内盛加黄芩、知母清肺泄热；咽痛加牛蒡子、射干、山豆根清热利咽；热伤肺津，咽燥口干，加南沙参、天花粉清热生津；痰中带血丝者，加白茅根、生地凉血止血。

3. 痰湿蕴肺

症候特点：咳嗽反复发作，咳声重浊，痰多，色白黏腻或稠厚，胸闷，脘痞，呕恶，食少，体倦，大便时溏，舌苔白腻，脉濡滑。

治法：燥湿化痰，理气止咳。

方药：二陈汤合三子养亲汤加减（半夏、茯苓、陈皮、甘草、白芥子、苏子、莱菔子）。

加减：若痰湿重，痰多粘腻或稠厚，胸闷，脘痞，加苍术、厚朴以增强燥湿化痰之力；若寒痰较重，痰黏白如泡沫，怕冷，加干姜、细辛以温肺化痰；脾虚症候明显加党参、白术以健脾益气。症情平稳后可服六君子汤加减以资调理。

4. 痰热郁肺证

症候特点：咳嗽气息粗促，或喉中有痰声，痰多，质黏稠或黄稠，咯吐不爽或痰中带血，胸胁胀满，咳时引痛，或有身热，渴喜冷饮，舌质红，苔黄腻，脉滑数。

治法：清热化痰，肃肺止咳。

方药：清金化痰汤（黄芩、桑白皮、栀子清、贝母、瓜蒌、桔梗、茯苓、陈皮、甘草、麦冬、知母）。

加减：痰热壅盛者加鱼腥草、金荞麦根、冬瓜仁清化痰热；胸满咳逆，痰涌，便秘者，加葶苈子、大黄泻肺通腑以逐痰；痰热伤津者，加北沙参、天冬、花粉养阴生津。

5. 肺阴亏耗证

症候特点：干咳，咳声短促，痰少黏白，或痰中夹血，口干咽燥，颧红，午后潮热，手足心热，盗汗，舌质红，少苔，脉细数。

治法：滋阴润肺，止咳化痰。

方药：沙参麦冬汤（沙参、麦冬、花粉、玉竹、扁豆、甘草、桑叶）。

加减：咳剧加川贝母、杏仁、百部润肺止咳；若肺气不敛，咳而气促，加五味子、诃子以敛肺；潮热，酌加功劳叶、银柴胡、青蒿、鳖甲、地骨皮以清虚热；盗汗，加浮小麦、乌梅以敛汗；咯吐黄痰，加海蛤粉、知母、黄芩清热化痰；痰中带血，加牡丹皮、栀子、藕节清热止血。

6. 肺气虚证

症候特点：久咳，咳声低弱，喘促短气，咯痰稀白，神疲，自汗畏风，易感冒，舌质淡红，苔薄白，脉弱。

治法：补肺益气。

方药：补肺汤合玉屏风散（人参、黄芪、白术、甘草、熟地、五味子、桑白皮、紫菀、黄芪、防风益气固表）。

加减：若咯痰清稀量较多，胸闷气逆，去桑白皮，加干姜、半夏、陈皮、厚朴温肺化饮。

7. 肾虚证

症候特点：喘促日久，气息短促，呼多吸少，动则喘甚；面青唇紫，汗出肢冷，跗肿或干咳，面红，烦躁，口咽干燥，汗出如油。舌质淡，苔薄或黑润，脉细、沉弱；或舌质红，少津，脉细数。

治法：补肾纳气。

方药：金匮肾气丸或七味都气丸（熟地、山药、山茱萸、茯苓、泽泻、丹皮、附子、肉桂、五味子）。

加减：阳虚明显者用金匮肾气丸加补骨脂、仙灵脾、鹿角片温补肾阳。阴虚明显者七味都气丸加麦冬、龟板滋补肾阴。如兼标实，痰浊壅肺，喘咳痰多，气急胸闷，即"上实下虚"，治宜化痰降逆，温肾纳气，用苏子降气汤加减。

（二）中成药治疗

1. 川贝枇杷露

清热宣肺，化痰止咳。用于风热犯肺证，每次 10 mL，每天 3 次，口服。

2. 咳喘宁口服液

清热宣肺，止咳平喘。用于痰热郁肺证，每次 10 mL，每天 3 次，口服。

3. 祛痰止咳颗粒

健脾燥湿，祛痰止咳。适用于痰浊壅肺证，每次 2 包，每天 2 次，口服。

4. 固本咳喘片

益气固表，健脾补肾。用于脾虚痰盛、肾气不固证，每次 4～5 片，每天 3 次，口服。

5. 百令胶囊

补肺肾，益精气。用于肺肾两虚证，每次 3～5 粒，每天 3 次，口服。

（三）古今效验方治疗

1. 六君子汤

组方：人参 10 g，白术 10 g，茯苓 15 g，炙甘草 6 g，半夏 10 g，陈皮 10 g。

服法：水煎服。

功效主治：益气健脾，燥湿化痰。用于脾虚痰湿证。

2. 小青龙汤

组方：麻黄 9 g，芍药 9 g，细辛 3 g，炙甘草 6 g，半夏 9 g，干姜 3 g，桂枝 6 g，五味子 6 g。

服法：水煎服。

功效主治：解表散寒，温肺化饮。用于外寒里饮证。

3. 清肺止咳方

组方：北沙参 9 g，炒黄芩 9 g，天冬 9 g，麦冬 9 g，甜杏仁 9 g，川贝母 9 g，白人参 5 g，川百合 9 g，冬瓜子 9 g，瓜蒌皮 9 g。

服法：水煎服。

功效主治：清肺化痰，益气止咳。用于咳嗽痰多，口干白汗。

4. 气肿方

组成：五瓜龙 30 g，太子参 30 g，白术 15 g，茯苓 15 g，甘草 5 g，苏子 10 g，莱菔子 10 g，白芥子 10 g，鹅管石 30 g。

服法：水煎服。

功效主治：慢性支气管炎，肺气肿，咳喘之缓解期。

（四）外治

1. 穴位敷贴

选穴：可取肺俞、脾俞、心俞、肾俞、膈俞、中府、膻中、中脘、气海、关元、足三里、天突、列缺等穴位。常用药物如白芥子、甘遂、细辛、玄胡、苏子等。

操作：将药物研末，加入少许生姜汁调成糊状制成敷贴膏。每次敷贴选 6~8 个穴位。敷贴时间为每年的三伏天：初伏、中伏、末伏各 1 次，每次贴敷时间为 4~6 h，3 年为 1 个疗程。

2. 穴位注射

选穴：主穴为肺俞、定喘，配穴为肾俞、丰隆、曲池。

操作：每次选 4 穴，每穴注射核酪注射液或胎盘注射液 1 mL，共 4 mL。每周 3 次，2 周为一个疗程。

3. 穴位埋线

选穴：定喘、风门、肺俞、脾俞、肾俞。

操作：常规消毒局部皮肤，用 6 号注射针针头作套管，28 号 5 cm（1 寸半）长的毫针剪去针尖作针芯，将 0000 号羊肠线 0.5~1 cm 放入针头内埋入穴位。每 10 天埋一次，3 个月为一疗程。

4. 针灸疗法

选穴：肺俞、定喘、膻中、天突。痰热郁肺证加丰隆、合谷、尺泽；痰湿蕴肺证加脾俞、足三里、中脘、丰隆；虚喘证加脾俞、肾俞、膏肓俞、足三里、关元、气海。

操作：实喘用泻法或平补平泻法，虚喘用补法。每天 1 次，10 d 为 1 个疗程。

第三节　支气管哮喘

支气管哮喘（简称哮喘），是由嗜酸性粒细胞、肥大细胞和 T 淋巴细胞等多种炎性细胞参与的慢性气道炎症。在易感者中此种炎症可引起反复发作的喘息、气促、胸闷和（或）咳嗽等症状，多在夜间或凌晨发作、加剧，常伴有广泛而多变的呼气流速受限，而部分患者可自然缓解或经治疗缓解，另外气道对多种刺激因子的反应性增高。国外支气管哮喘患病率、死亡率逐渐上升，全世界支气管哮喘患者约 1 亿人，成为严重威胁人类健康的主要慢性疾病。我国哮喘发病率为 1%，儿童达 3%。

哮喘的狭义定义应为：机体由于外在或内在的过敏源或非过敏源等因素，通过神经体液导致气道可逆性痉挛。临床上表现为屡次反复的阵发性胸闷，伴哮鸣音，并以呼气为主的呼吸困难或兼有咳嗽。

从广义来看，哮喘的临床表现是由许多不同程度的病理生理变化而形成的综合征，例如：支气管平滑肌痉挛、气道黏膜水肿、黏液分泌增多、黏膜纤毛功能障碍、支气管黏膜肥厚、支气管黏液栓塞等，各种病理生理变化程度不同可导致临床上不同程度的哮喘症候群，重者表现为急性严重的哮喘持续状态，轻者仅表现为胸闷，有些则以咳嗽为主。而一般所说的支气管哮喘常指狭义的定义。

一、病因病机

哮喘病为痰浊伏肺，复感外邪，或饮食、劳倦、情志等因素，引动伏痰，痰随气升，气因痰阻，痰气交阻所致。《症因脉治·哮病》说："哮病之因，痰饮留伏，结成窠臼，潜伏于内，偶有七情之犯，饮食之伤，或外有时令之风寒束其肌表，则哮喘之症作矣。"

1. 外邪侵袭

为哮喘发病的首要诱因,以寒冷、感冒最多,其次为闻及异味或吸入烟尘花粉等。外邪袭肺,郁阻肺气,气不布津,聚液成痰,痰浊内蕴,导致哮喘。哮证属于肺系疾患。肺开窍于鼻,外合皮毛,与外界气候有密切关系,故气候突变,由热转寒,尤其是深秋寒冬季节,其发病率较高。

2. 饮食不当

饮食偏嗜以甜、咸、酸者居多,贪食生冷则寒饮内停,嗜食酸咸肥甘则积痰生热,食海腥发物则脾失健运、痰浊内生。痰阻于肺,郁遏肺气,发为哮喘。由于个体素质的不同,对各类食物有一定的特异性。

3. 情志失和

以盛怒、焦急、过喜等情志改变诱发为主。忧思恼怒,情志内伤,肝失疏泄,气机壅滞,气不化津,聚而成痰;或暴怒伤肝,肝气亢盛,上侮肺金,肝气上逆于肺,肺气不得宣降上逆而发为哮喘。

4. 先天不足

如幼儿哮证往往由于禀赋不足所致,故又称"幼稚天哮"。

5. 病后体弱

幼年患麻疹、顿咳,或反复感冒、咳嗽日久等导致肺虚,肺气不足,阳虚阴盛,气不化津,痰饮内生;或阴虚阳盛,热蒸液聚,痰热胶固。

二、临床表现与诊断

1. 临床表现

(1) 症状:与哮喘相关的症状有咳嗽、喘息、呼吸困难、胸闷、咳痰等。典型表现是发作性伴有哮鸣音的呼气性呼吸困难。严重者被迫采取坐位或呈端坐呼吸,干咳或咳大量白色泡沫痰,甚至出现发绀等。哮喘症状可在数分钟内发作,经数小时至数天,用支气管扩张药或自行缓解。早期或轻症患者多数以发作性咳嗽和胸闷为主要表现,这些表现缺乏特征性。哮喘的发病特征是:①发作性。当遇到诱发因素时呈发作性加重。②时间节律性:常在夜间及凌晨发作或加重。③季节性:常在秋冬季节发作或加重。④可逆性:平喘药通常能够缓解症状,可有明显的缓解期。认识这些特征,有利于哮喘的诊断与鉴别。

(2) 体检:缓解期可无异常体征。发作期胸廓膨隆,叩诊呈过清音,多数有广泛的呼气相为主的哮鸣音,呼气延长。严重哮喘发作时常有呼吸费力、大汗淋漓、发绀、胸腹反常运动、心率增快、奇脉等体征。

(3) 辅助检查

①血液常规检查:发作时可有嗜酸性粒细胞增高,但多数不明显,如并发感染可有白细胞增高,分类中性粒细胞比例增高。

②痰液检查:涂片在显微镜下可见较多嗜酸性粒细胞,可见嗜酸性粒细胞退化形成的尖棱结晶(Charcort-Leyden 结晶体)、黏液栓(Curschmann 螺旋)和透明的哮喘珠(Laennec 珠)。如合并呼吸道细菌感染,痰涂片革兰染色、细胞培养及药物敏感试验有助于病原菌的诊断及指导治疗。

③肺功能检查:缓解期肺通气功能多数在正常范围。哮喘发作时,由于呼气流速受限,表现为第1秒用力呼气量(FEV_1)、1秒率($FEV_1/FVC\%$)、最大呼气中期流速(MMER)、呼出50%与75%肺活量时的最大呼气流量(MEF 50%与MEF75%)以及呼气峰值流量(PEFR)均减少。可有用力肺活量减少、残气量增加、功能残气量和肺总量增加,残气量占肺总量百分比增高。经过治疗后可逐渐恢复。

④血气分析:哮喘严重发作时可有缺氧,PaO_2和SaO_2降低,由于过度通气可使$PaCO_2$下降,pH值上升,表现为呼吸性碱中毒。如重症哮喘,病情进一步发展,气道阻塞严重,可有缺氧及CO_2潴留,$PaCO_2$上升,表现为呼吸性酸中毒。如缺氧明显,可合并代谢性酸中毒。

⑤胸部X射线检查:早期在哮喘发作时可见两肺透亮度增加,呈过度充气状态;在缓解期多无明显异常。如并发呼吸道感染,可见肺纹理增加及炎症性浸润阴影。同时要注意肺不张、气胸或纵隔气肿等

并发症的存在。

⑥特异性过敏源的检测：可用放射性过敏源吸附试验（RAST）测定特异性 IgE，过敏性哮喘患者血清 IgE 可较正常人高 2～6 倍。在缓解期可做皮肤过敏试验判断相关的过敏源，但应防止发生过敏反应。

2. 诊断要点

（1）反复发作的喘息、呼吸困难、胸闷或咳嗽，多与接触变应原、冷空气、物理和化学性刺激、病毒性上呼吸道感染、运动等有关。

（2）发作时在双肺可闻及弥漫性以呼气相为主的哮鸣音，呼气相延长。

（3）用平喘药能明显缓解症状，或上述症状可自行缓解。

（4）除外其他疾病所引起的喘息、气急、胸闷和咳嗽。

（5）症状不典型者（如无明显喘息和体征），应按具体情况选择下列检查，下列三项中至少应有一项阳性，结合平喘治疗能明显缓解症状和改善肺功能，可以确定诊断。

①支气管激发试验：指采用特异性或非特异性刺激，观察气道的反应的程度，以判明气道反应高低的方法。通常以组胺或醋甲胆碱吸入试验最常用且敏感性最高。吸入组胺累积量 ≤ 7.8 μmol 或醋甲胆碱浓度 ≤ 8 mg，肺通气功能（FEV_1）下降 > 20% 者为气道高反应性，是支持支气管哮喘的有力证据，一般适用于通气功能在正常预计值的 60% 或 60% 以上的患者。

②支气管舒张剂试验：吸入试验和 2 周强化平喘治疗（包括糖皮质激素的使用前后肺通气功能比较：对已存在气道阻塞、通气功能在正常预计值的 60% 以下者，测定吸入砂丁胺醇气雾剂 0.2 mg，15 min 或强化平喘治疗后，如口服泼尼松 20～40 mg/d，2 周）的肺通气功能（FEV_1）的变化，改善 > 15% 以上者，且绝对值增加 ≥ 200 mL 为阳性，结合临床可以确诊。

③支气管哮喘运动激发试验：正常值试验不出现阳性反应。运动诱发的支气管哮喘，典型病例是在运动 6～10 min、停止运动后 2～15 min 出现阳性反应，支气管痉挛最为明显。

三、鉴别诊断

由于哮喘的临床表现并非哮喘特有，所以，在建立诊断的同时，需要除外其他疾病引起的喘息、胸闷和咳嗽。

1. 心源性哮喘

心源性哮喘常见于左心衰竭，发作时的症状与哮喘相似，但心源性哮喘多有高血压、冠状动脉粥样硬化性心脏病、风心病和二尖瓣狭窄等病史和体征。阵发咳嗽，常咳出粉红色泡沫痰，两肺可闻及广泛的水泡音和哮鸣音，左心界扩大，心率增快，心尖部可闻及奔马律。胸部 X 射线检查时，可见心脏增大、肺瘀血征，心脏 B 超和心功能检查有助于鉴别。若一时难以鉴别，可雾化吸入选择性 β_2 激动剂或注射小剂量氨茶碱，缓解症状后进一步检查，忌用肾上腺素或吗啡，以免造成危险。

2. 喘息型慢性支气管炎

实际上为慢性支气管合并哮喘，多见于中老年人，有慢性咳嗽史，喘息长年存在，有加重期；有肺气肿体征，两肺可闻及水泡音。

3. 支气管肺癌

中央型肺癌导致支气管狭窄或伴感染及类癌综合征，可出现喘鸣或类似哮喘样呼吸困难，肺部可闻及哮鸣音。但肺癌的呼吸困难及哮鸣症状进行性加重，常无诱因，咳嗽可有血痰，痰中可找到癌细胞，胸部 X 射线摄片、CT、MRI 检查、纤维支气管镜检查常可明确诊断。

4. 气管内膜病变

气管的肿瘤、内膜结核和异物等病变，引起气管阻塞时，可以引起类似哮喘的症状和体征。通过提高认识，及时做肺流量 - 容积曲线，气管断层 X 光摄片或纤维支气管镜检查，通常能明确诊断。

5. 变态反应性肺浸润

见于嗜酸性粒细胞增多症、肺嗜酸粒细胞增多性浸润、多源性变态反应性肺泡炎等。致病原因为寄生虫、原虫、花粉、化学药品、职业粉尘等，多有接触史，症状较轻，可有发热等全身性症状。胸部 X

射线检查可见多发性、此起彼伏的淡薄斑片浸润阴影，可自行消失或再发。肺组织活检也有助于鉴别。

四、治疗

1. 辨证治疗

1）哮喘发作期

（1）寒哮

主症：呼吸急促，喉中哮鸣如水鸡声，痰白而黏或稀薄多沫，胸膈满闷如窒，面色晦滞带青，口不渴或渴喜热饮，舌苔白滑，脉浮紧。常兼风寒表证。

治法：温肺散寒，豁痰降气。

方药：射干麻黄汤化裁（射干10 g、麻黄10 g、生姜12 g、细辛6 g、五味子，10 g、清半夏10 g、款冬花12 g、紫菀10 g、大枣5 g、厚朴15 g、白芥子10 g、旋覆花12 g）。亦可选用小青龙汤加减。

（2）热哮

主症：呼吸急促，喉中痰鸣有声，唇绀气粗，痰黄黏难出，咳吐不利，烦闷躁动，不能平卧，多汗，口渴喜饮，舌红苔黄，脉滑数。

治法：清热化痰，宣肺平喘。

方药：定喘汤合小陷胸汤加减（杏仁12 g、黄芩12 g、款冬花10 g、麻黄10 g、紫苏子12 g、白果10 g、桑白皮15 g、清半夏10 g，甘草6 g、全瓜蒌15 g、黄连6 g、磁石15 g）。

2）缓解期

（1）肺气亏虚

主症：正气不足，无力御邪，稍有不正之气来犯，即可发病。平素怯寒自汗，易患感冒，而每因感冒致哮喘发作，发作时呼吸无力，胸闷心慌，面白无华，口舌色暗，脉数而无力。

治法：补肺益气，固卫平喘。

方药：玉屏风散合生脉散加减（黄芪30 g、白术15 g、防风6 g、党参15 g、五味子12 g、麦冬15 g、诃子12 g、百合15 g、甘草10 g）。

（2）脾气亏虚

主症：素体不健，常有咳嗽，多痰，气短，食欲缺乏，脘痞，倦怠乏力，大便不实，舌淡苔白，脉虚。

方药：芪苡四君子汤加减（黄芪30 g、薏苡仁30 g、党参20 g、白术15 g、云茯苓15 g、甘草12 g、陈皮6 g、半夏12 g、厚朴15 g、莱菔子15 g）。

（3）肾气亏虚

主症：久病哮喘，平素短气，动辄喘甚，伴见腰膝酸软，怯寒神倦，或盗汗，手足心热，舌红少津，脉细数。

治法：补肾纳气。

方药：金匮肾气丸加味（制附子10 g、肉桂10 g、熟地黄24 g、山药30 g、山茱萸15 g、泽泻10 g、牡丹皮12 g、茯苓15 g、磁石30 g）。

2. 单验方

（1）罗汉果，每日1枚，煎服。

（2）瓜蒌30 g、绿豆50 g，煎汤口服。

3. 中成药

（1）千金定吼丸：每次1丸，每日1次，用于哮喘急发，痰涎壅盛者。

（2）金水宝胶囊：每次4粒，每日2～3次，用于哮喘缓解期，肺肾气虚者。

（3）固本喘咳片：每次4片，每日3次，适用于虚喘。

4. 针灸治疗

（1）发作期：取定喘、孔最、肾俞、肺俞、足三里、丰隆，每天取1组，10 d1个疗程。

（2）缓解期：取大椎、肺俞、肾俞、脾俞、足三里、太溪，诸穴皆用补法。

五、预后

哮喘的转归和预后与疾病的严重程度有关，更重要的是与正确的治疗方案有关。多数患者经过积极系统的治疗后，能够达到长期稳定。尤其是儿童哮喘，通过积极而规范的治疗后，临床控制率可达95%。青春期后超过50%的患者完全缓解，无须用药治疗。个别病情重，气道反应性增高明显，或合并有支气管扩张等疾病，治疗相对困难。个别患者长期反复发作，易发展为肺气肿、肺源性心脏病，最终导致呼吸衰竭。从临床角度来看，不规范和不积极的治疗，使哮喘长期反复发作是影响预后的重要因素。

六、预防调摄

支气管哮喘是因支气管痉挛，黏膜水肿，分泌物增多而引起支气管阻塞的过敏性疾病，其诱发因素除粉尘、花粉，或冷空气、油烟、化学性气味等之外，饮食不宜也常常导致哮喘发作。

减少室内其他产生异体蛋白的来源，如室内要避免潮湿、阴暗，减少霉菌的滋生；避免种植一些有花植物，特别是春季等花粉飘扬的高峰季节宜关闭门窗。

室内不要喂养各种宠物，因猫、狗、鸟类等宠物的皮毛、皮屑、分泌物及排泄物均有可能作为过敏源而导致哮喘发作。陈旧的羽毛和羊毛也常引起过敏。

一些昆虫（主要是蟑螂）的排泄物也可引起哮喘发作，有人认为蟑螂是引起华东地区哮喘发作的主要过敏源。

饮食宜清淡，忌食刺激性食物。供给充足的蛋白质和铁，应多吃瘦肉、动物肝脏、豆腐、豆浆等；宜多吃新鲜菜和水果。忌食海腥肥腻及易产气食物，鱼虾、肥肉易助湿生痰，产气食物如韭菜、地瓜等，对肺气宣降不利，故均应少食或不食。

第五章 消化系统疾病

第一节 慢性胃炎

一、概述

慢性胃炎（chronic gastritis）是由各种病因引起的胃黏膜慢性炎症。慢性胃炎分为非萎缩性胃炎和萎缩性胃炎两类，按照病变部位分为胃窦胃炎、胃体胃炎和全胃炎。有少部分是特殊类型胃炎，如化学性胃炎、淋巴细胞性胃炎、肉芽肿性胃炎、嗜酸细胞性胃炎、胶原性胃炎、放射性胃炎、感染性（细菌、病毒、霉菌和寄生虫）胃炎和 Menetrier 病。

本病分属于中医的"痞""痞胀""胃脘痛"等多种病证范畴。

二、病因病理

脾胃禀赋不足，或久病脾胃内伤，或长期饮食不节或不洁，过食生冷，偏食酒茶辛辣，饥饱失宜，或年高体衰者脾胃功能减退，胃的黏膜老化，或药物所伤，均可导致脾胃气虚，运化失司，无力运转气机、水湿，进而导致气滞，痰湿内阻，并由此促进血瘀的形成。气虚日久可致阳虚，阳虚则生寒，湿从寒化则生寒湿，湿邪郁久可化热而成湿热，脾胃气虚，无力消磨谷食，则成食积。

七情刺激，尤其"思则气结""忧思伤脾""怒则伤肝"，恼怒忧思使肝气郁结，横犯胃府，均可影响肝的疏泄和胃气升降，导致肝胃气滞或肝胃不和之征。脾胃已虚，肝旺则更受其犯，可导致肝郁脾虚，肝脾不和证。肝郁化火化热，夹湿犯胃，可导致肝胃郁热或中焦脾胃湿热。郁火或湿热伤阴耗津，又易导致阴虚。

体瘦质燥之性，或邪热久病耗阴；或过用苦燥、香燥之品；或偏嗜辛辣炙煿、烟酒过量；或老年人胃的分泌功能减退，阴津亏耗；或肝胃郁火与湿热伤阴耗津，胃失濡润，均可导致胃阴不足证。阴虚则生内热；阴虚润降失司，影响通降功能；或阴虚脉络枯涩、营阴不畅。从而导致阴虚内热、阴虚气滞、阴虚血瘀等证。阴虚络热，尚可迫血妄行。津不化气，或气不化津，故有时与气虚并见，甚至阴损及阳，形成气阴两亏或阴阳两虚证。

肝郁气滞日久，或久病胃络瘀阻，或气虚不能行血，或阴虚、营阴不畅，或平素嗜酒，情志久郁，或血证后留瘀为患，均可形成血瘀或气滞血瘀证。

在脾阳虚基础上，可因情志郁结化热，或外邪化热、湿热犯中，或胃酸、胆汁、辛辣、辛热药物等刺激，或痰湿蕴久化热，形成寒中有热，寒热错杂，虚实并见之象。

慢性胃炎初病在胃在肝，久病多在脾；初病在气，久病可入络；初病多实，久病转虚或虚中夹实。

慢性浅表性胃炎多热，多湿热、多气滞；萎缩性胃炎多气虚，多气阴两虚，多虚中夹实。虚实之间，气虚与阴虚、阳虚之间，以及实邪与实邪之间，诸如气、瘀、痰、湿、寒、热、积等，均存在先后、因果或并存的关系，使慢性胃炎在证候表现上呈现出错综复杂状态。

三、诊断

(一) 临床表现

由幽门螺杆菌引起的慢性胃炎多数无症状；有症状者表现为非特异性的消化不良，如上腹痛或不适、上腹胀、早饱等，此外，也可出现食欲不振、嗳气、泛酸、恶心等，这些症状的有无及严重程度与慢性胃炎的内镜所见及组织病理学改变并无肯定的相关性。

胃黏膜有糜烂者可伴有上消化道出血；自身免疫性胃炎患者可伴有贫血，在典型恶性贫血时除贫血外还可伴有维生素 B_{12} 缺乏的其他临床表现。

(二) 内镜诊断

1. 内镜下分类

胃炎内镜诊断的命名很不统一，而且分歧较大。悉尼分类将胃炎的胃镜诊断分为 7 种：充血渗出性、平坦糜烂性、隆起糜烂性、萎缩性、出血性、反流性和皱襞增生性胃炎。国内 2006 年慢性胃炎共识意见将内镜下慢性胃炎分为非萎缩性（浅表性）胃炎和萎缩性胃炎两大基本类型，同时存在平坦糜烂、隆起糜烂、出血、粗大皱襞或胆汁反流等征象，则诊断为非萎缩性胃炎或萎缩性胃炎伴糜烂、胆汁反流等。

（1）萎缩性胃炎：萎缩性胃炎内镜下可见黏膜红白相间，以白为主，黏膜呈颗粒状，黏膜血管显露，色泽灰黯，皱襞细小。内镜下萎缩性胃炎有两种类型，即单纯萎缩性胃炎和萎缩性胃炎伴增生。单纯萎缩性胃炎主要表现为黏膜红白相间，以白为主，皱襞变平甚至消失，血管显露；萎缩性胃炎伴增生主要表现为黏膜呈颗粒或结节状。

（2）非萎缩性胃炎：非萎缩性胃炎内镜下可见红斑（点状、片状和条状）、黏膜粗糙不平、出血点（斑）等基本表现。

（3）特殊类型胃炎：特殊类型胃炎的分类与病因和病理有关，包括化学性胃炎、放射性胃炎、淋巴细胞性胃炎、肉芽肿性胃炎、嗜酸细胞性胃炎以及其他感染性疾病等。

2. 病变分布范围描述

内镜下慢性胃炎可分为胃窦炎、胃体炎、全胃炎胃窦为主或全胃炎胃体为主。

3. 特殊类型内镜的运用

色素内镜与放大内镜结合，能清楚看到胃小区和胃小凹的结构，对胃黏膜的结构观察的更为精细。据研究报道，慢性胃炎普通内镜检查与组织学诊断的符合率为 38%，而放大内镜则为 82.4%。

(三) 病理诊断

1. 活检取材

根据病变情况和需要，建议取 2～5 块活检组织。一般胃角部萎缩和肠化较严重，亦是异型增生的好发部位。活检除取胃窦黏膜外，还可取胃角和胃体下部小弯处，有助于估计萎缩和 H. pylori 感染范围。

2. 病理诊断报告

病理诊断应包括部位分布特征和组织学变化程度，有病因可循的要报告病因。胃窦和胃体炎症程度相差二级或以上时，加上"为主"修词，如"慢性（活动性）胃炎，胃窦为主"。

3. 萎缩性胃炎的诊断标准

只要慢性胃炎的病理活检显示固有腺体萎缩即可诊断为萎缩性胃炎，而不管活检标本的萎缩块数和程度。

4. 慢性胃炎

有 5 种组织学变化分级（幽门螺杆菌、活动性、慢性炎症、萎缩和肠化），分成无、轻度、中度和重度四级（0、+、++、+++）。分级方法用下述标准，与新悉尼系统的直观模拟评分法（visual analogue scale）并用，病理检查要报告每块活检标本的组织学变化。

（1）幽门螺杆菌：观察胃黏膜黏液层、表面上皮、小凹上皮和腺管上皮表面的幽门螺杆菌。①无：

特殊染色片上未见幽门螺杆菌。②轻度：偶见或小于标本全长 1/3 有少数幽门螺杆菌。③中度：幽门螺杆菌分布超过标本全长 1/3 而未达 2/3 或连续性、薄而稀疏地存在于上皮表面。④重度：幽门螺杆菌成堆存在，基本分布于标本全长。肠化黏膜表面通常无幽门螺杆菌定植，宜在非肠化处寻找。

对炎症明显而 HE 染色切片未见幽门螺杆菌的，要作特殊染色仔细寻找，推荐使用较简便的 Giemsa 染色，也可按各病理室惯用的染色方法。

（2）活动性：慢性炎症背景上有中性粒细胞浸润。①轻度：黏膜固有层有少数中性粒细胞浸润。②中度：中性粒细胞较多存在于黏膜层，可见于表面上皮细胞、小凹上皮细胞或腺管上皮内。③重度：中性粒细胞较密集，或除中度所见外还可见小凹脓肿。

（3）慢性炎症：根据黏膜层慢性炎症细胞的密集程度和浸润深度分级，两可时以前者为主。①正常：单个核细胞每高倍视野不超过 5 个，如数量略超过正常而内镜下无明显异常，病理可诊断为基本正常。②轻度：慢性炎性细胞较少并局限于黏膜浅层，不超过黏膜层的 1/3。③中度：慢性炎性细胞较密集，不超过黏膜层的 2/3。④重度：慢性炎性细胞密集，占据黏膜全层。计算密度程度时要避开淋巴滤泡及其周围的小淋巴细胞区。

（4）萎缩：萎缩指胃固有腺减少。分为两种类型：①化生性萎缩：胃固有腺体被肠化或假幽门化生腺体替代。②非化生性萎缩：胃黏膜层固有腺体被纤维组织或纤维肌性组织替代，或炎性细胞浸润引起固有腺体数量减少。

萎缩程度以胃固有腺减少各 1/3 来计算。①轻度：固有腺体数减少不超过原有腺体的 1/3。②中度：固有腺体数减少介于原有腺体的 1/3 ～ 2/3 之间。③重度：固有腺体数减少超过 2/3，仅残留少数腺体，甚至完全消失，局限于胃小凹区域的肠化不能算萎缩。

黏膜层出现淋巴滤泡不算萎缩，应观察其周围区域的腺体情况来决定。一切原因引起黏膜损伤的病理过程都可造成腺体数量减少，如取自溃疡边缘的活检，不一定就是萎缩性胃炎。

标本过浅未达黏膜肌层者可参考黏膜层腺体大小和密度以及间质反应情况推断是否萎缩，同时加上取材过浅的评注，提醒临床仅供参考。

（5）肠化。应区分小肠化生和结肠化生：①轻度：肠化区占腺体和表面上皮总面积 1/3 以下。②中度：肠化区占腺体和表面上皮总面积的 1/3 ～ 2/3。③重度：肠化区占腺体和表面上皮总面积的 2/3 以上。AB-PAS 染色对不明显肠化的诊断很有帮助。

（6）其他组织学特征：出现不需要分级的组织学变化时需注明，分为非特异性和特异性两类。前者包括淋巴滤泡、小凹上皮增生、胰腺化生和假幽门腺化生等；后者包括肉芽肿、集簇性嗜酸性粒细胞浸润、明显上皮内淋巴细胞浸润和特异性病原体等。假幽门腺化生是泌酸腺萎缩的指标，判断时要核实取材部位。胃角部活检见到黏液分泌腺不宜诊断为假幽门腺化生，只有出现肠化生，才是诊断萎缩的标志。

用 AB-PAS 和 HID-AB 黏液染色能区分肠化亚型，但肠化亚型对预测胃癌发生危险性的价值仍有争议。小肠型和完全型肠化亚型无明显癌前病变意义，大肠型肠化的胃癌发生危险性增高。

异型增生（上皮内瘤变）是重要的胃癌癌前病变，可分为轻度和重度（或低级别和高级别）两级。

（四）幽门螺杆菌感染

幽门螺杆菌感染后几乎均引起组织学胃炎，长期感染（约 5 ～ 25 年）后；部分患者可发生胃黏膜萎缩和肠化。幽门螺杆菌感染与胃黏膜活动性炎症关系较为密切。幽门螺杆菌的清除有利于胃黏膜炎症程度的减轻。根除幽门螺杆菌可使部分患者的消化不良症状得到长期改善，同时可以防止胃黏膜萎缩和肠化的进一步发展，但是否能逆转尚有待更多研究证实。

幽门螺杆菌相关性慢性胃炎有两种突出的类型：全胃炎胃窦为主和全胃炎胃体为主。前者胃酸分泌增加，十二指肠溃疡发生的危险性增加；后者胃酸分泌常减少，胃溃疡和胃癌发生的危险性增加。

（五）实验室检查

1. 胃液分析

非萎缩性胃炎胃酸分泌常正常或增高；萎缩性胃炎病变主要在胃窦时，胃酸可正常或低酸；A 型萎缩性胃炎（由自身免疫机制引起，炎症主要累及胃体部，泌酸腺弥漫性萎缩，而胃窦黏膜正常或轻度炎症）的胃酸分泌显著降低或无酸，血清胃泌素明显增高。内因子分泌减少，血清抗壁细胞抗体和抗内因子抗体常阳性，可发生恶性贫血。B 型萎缩性胃炎是胃窦多灶性炎症，胃酸正常或者轻度降低，血清壁细胞抗体阴性，维生素 B_{12} 吸收试验正常。

2. 疑似自身免疫所致的萎缩性胃体炎

疑似自身免疫所致的萎缩性胃体炎应检测血清胃泌素、维生素 B_{12} 水平和相关自身抗体（抗壁细胞抗体和抗内因子抗体）等。

（1）血清胃泌素：正常值 < 100 ng/L。胃窦黏膜萎缩时空腹血清胃泌素正常或降低，胃体黏膜萎缩时中度升高，伴有恶性贫血的胃萎缩患者显著升高，可达 1 000 ng/L 或以上，甚至大于 5 000 ng/L，与胃泌素瘤相似，但胃萎缩患者有胃酸缺乏，而后者是高胃酸。

（2）血清维生素 B_{12} 浓度和维生素 B_{12} 吸收试验：正常人空腹血清维生素 $B12$ 的浓度为 300 ~ 900 ng/L，< 200 ng/L 肯定有维生素 B_{12} 缺乏。维生素 B_{12} 吸收试验（Schiling 试验）能检测维生素 B_{12} 吸收情况，维生素 B_{12} 和内因子缺乏所致的吸收障碍有助于恶性贫血的诊断。

（3）自身抗体：A 型萎缩性胃炎的血清 PCA 常呈阳性，血清 IFA 阳性率比 PCA 低，但如胃液中检测出 IFA，则很大程度上支持恶性贫血的诊断。

（4）胃蛋白酶原（pepsinogen，PG）：反映主细胞的数量，可在胃液、血浆和 24 h 尿液中测到胃蛋白酶含量，胃酸和胃蛋白酶原分泌量呈平行关系。胃蛋白酶原有 Ⅰ 型和 Ⅱ 型两类，PG Ⅰ 只在泌酸腺产生，而 PG Ⅱ 则产生于整个胃黏膜。血清胃泌素（G-17）、血清幽门螺杆菌抗体同时检测，可以推测是否患萎缩性胃炎以及萎缩的部位；PG Ⅰ 和 G-17 降低提示萎缩性胃炎的部位为胃窦和胃体，幽门螺杆菌抗体阳性和 G-17 降低表明萎缩性胃炎位于胃窦；如 PGI 降低而 G-17 很高，无论幽门螺杆菌抗体是否阳性，均提示胃体萎缩。

四、鉴别诊断

（一）功能性消化不良

本病具有和慢性胃炎类似的消化不良症状，如上腹部疼痛、饱胀、嗳气、泛酸、恶心等，但无明显消化系统器质性病变，胃镜检查可资鉴别。

（二）消化性溃疡

消化性溃疡的疼痛具有明显的周期性、节律性及反复发作性，与进食有关，而本病以上腹饱胀为主，疼痛不著，且无明显规律，通过胃镜检查能明确诊断。

（三）胃癌

40 岁以上的患者出现消化不良，如上腹饱胀、嗳气、食欲不振等，特别是伴有贫血、消瘦、黑便等要考虑，确诊依靠胃镜检查。

（四）胆囊炎、胆石症

多以上腹部或右上腹疼痛为主，伴有腹胀、嗳气等消化不良症状，一般以进食脂肪餐后出现疼痛，向右后背部放射，莫菲征阳性为特点，确诊依靠 B 超诊断。

五、中医证治枢要

慢性浅表性胃炎以实证居多，萎缩性胃炎以虚证和虚中兼实证为多，这是大体状况。临床尚需根据实际症情，审症求治，灵活施治。不宜见"炎"消炎。

胃炎多以痞胀为主症，部分患者并有胃痛和其他不适，胀比痛难治。痞胀的产生与情志忧郁多虑与饮食关系较密切，药治以外，要配合心理、饮食调护。痞要分辨实痞、虚痞加以调治。

萎缩性胃炎的逆转不宜过多依赖所谓辨病治疗，活血化瘀和清热解毒作为主要措施，在大多数情况下是不适宜的。应坚持辨证为主，辅以辨病。只有在症状获得改善，脾胃恢复正常功能状态的前提下，才有可能获得病理的逆转。

中虚气滞证在萎缩性胃炎中占有较大的比重，健脾行气为常用大法，是补为主，还是行气消导为主，补宜温补、平补还是清补，应结合患者体质和具体病情而定。

六、辨证施治

（一）中虚气滞

主症：胃脘痞满堵闷，食后为甚，自觉饭后堆积胃脘，不易下行，或隐痛绵绵，伴纳少乏力，少数可见胃部怕凉，便溏。舌质淡或淡黯，脉细、软、弱。

治法：益气健脾，行气散痞。

处方：香砂六君子汤合黄芪建中汤加减。党参10～15g，白术10g，当归10g，炙黄芪15g，陈皮6g，半夏10g，木香3～6g，砂仁3～6g，桂枝6g，白芍10g，鸡内金6～10g，甘草3～6g。

阐述：本证在萎缩性胃炎中约占半数左右，疗效较其他证型好。所谓中虚，实则指脾胃气虚或兼阳虚，不包括脾胃阴虚。治疗一般要求甘温补中，少佐辛散行气，使既能健运中土，又能缓中行气止痛，使气转痞消，中焦阳气得振。不可见胀而一味行气消胀。行气过度，一可以伤脾，二可以暗耗胃阴。即使可收暂时之功，但旋即复胀，盖行散过度复伤其本也。少数患者越行散，胀越甚，此所谓逼气下行。故掌握健脾与调气的药物和剂量比重往往是取效关键。

胃有寒象，脘腹冷痛，可加高良姜10g、吴茱萸2g；胀重或便干，去参、芪，加槟榔10～15g、全瓜蒌15～30g，枳实10g，以导气下行；便溏加炮姜炭6g、肉桂3～6g，去当归；苔腻、纳呆，可去党参、当归、白芍，加川连、藿香、炒建曲；苔黄腻或淡黄腻，去参、术、桂枝，加川连、黄芩、苡仁；如痞胀明显，补药暂可不用，以防壅满滞气；胃虚上逆，见呕吐清水或酸水，加吴茱萸2g、肉桂3g、生姜二片、苏叶5g。

（二）肝胃不和

主证：胃脘胀痛，有时连及胁背，嗳气或矢气则舒，病发与情志有关，或伴吞酸，口苦。苔薄或薄黄，脉弦或小弦。

治法：疏肝和胃，行气消胀。

处方：四逆散合柴胡疏肝饮化裁。柴胡6～10g，枳壳10g，香附10g，当归10g，白芍10g，木香6g，延胡索10g，佛手6g。

阐述：一部分肝胃不和证患者系精神负担重，忧虑过甚所引起，给治疗带来一定困难。本证临床亦较多见。

夹瘀，见舌黯或有瘀斑点，胃痛不易止，疼痛固定或有固定压痛点的，加炙五灵脂10g、广郁金10g、丹参15g、制乳没各6g，甚者可加三七粉3g（分冲）、九香虫6g、炙刺猬皮6g；若肝热犯胃，或肝胃气郁化热，见胃脘灼痛、烧心、泛酸、口苦、嘈杂、心烦易怒的，则以左金丸合金铃子散加蒲公英、青木香、山栀、丹皮为主，少佐川芎、香附、柴胡、薄荷，取"火郁则发之"之义。若郁火伤阴，或胃阴不足，肝气横逆，见舌红口干，脘胁灼痛等症，去木香、香附等香燥之品，加丹皮、瓦楞子、北沙参、麦冬、广郁金；若肝热犯胃，胃失和降，症见呕恶，心中燥热，便干结，用旋覆花10g（包煎）、代赭石15～30g、川连3g、吴茱萸2g、蒲公英15g、酒军6～10g、炒决明子30g合温胆汤以苦辛通降。邪在胆，逆在胃，见口苦呕苦，胃镜见胆汁反流明显的，多以旋覆代赭汤、黄连温胆汤合小柴胡汤加减化裁。

肝胃不和证在治疗时，要注意有无郁火、阴伤、气虚。有郁火的宜清火散郁，有阴伤的不宜过分疏调气机，有气虚的不宜过用开破，适当加用补气健脾药配芍药甘草汤，使散中有收，柔肝安脾，缓急止痛。

（三）中焦湿热

主症：胃脘疼痛或灼痛痞满，或嘈杂不适，口臭，干呕，胸闷纳呆，口黏苦，有时腹胀便溏，尿黄。苔黄腻，脉濡数。

治法：清化开泄，和中醒脾。

处方：三仁汤合连朴饮加减。川连 3 g，黄芩 10 g，白蔻 3～6 g，清半夏 10 g，山栀 10 g，川朴 8 g，生薏仁 15 g，通草 6 g，茯苓 10～15 g。

阐述：此证多见于浅表性胃炎，与胃炎急性活动期、感受外邪或暴饮暴食、酒食伤胃等有一定关系，辨证正确多能获效。

上方以连、芩、山栀清化湿热；以白蔻、川朴、半夏开泄气机，且能化湿；茯苓、薏仁、半夏和中醒脾化湿，茯苓、通草、生薏仁渗湿于下，且能运脾。全方组成严密。

中焦湿热重者，可加淡竹叶、茵陈、藿香；并见下焦湿热者，加滑石、泽泻；脘痞明显者，加香橼皮、枳壳；大便滞下不畅者，加全瓜蒌、杏仁；有胃痛，可加广郁金及少量桂枝。

（四）阴虚胃热

主症：胃脘隐痛或灼痛，嘈杂似饥，口干心烦，便干纳少。舌红少津，苔薄黄或苔净，或光剥，脉细或细数。

治法：甘凉益胃，清热生津。

处方：叶氏益胃汤合化肝煎、玉女煎，芍药甘草汤加减。北沙参 10 g，麦冬 10 g，生地 10～30 g，白芍 10 g，石斛 10 g，天花粉 10 g，生石膏 15～30 g（先下），知母 10 g，丹皮 10 g，黄连 3 g。

阐述：阴虚胃热证在萎缩性胃炎中并不少见。在浅表胃炎中见之不多，多与体质和兼夹的慢性疾病，以及情志化热，外邪化热内侵有关。胃热可加重阴虚，阴虚又易生内热，在治疗上，养阴清热兼顾。治疗原则是清热不用苦燥，养阴不过滋腻。清热较易，但阴虚的恢复有时较慢，在治疗过程中也容易出现新的矛盾。如养阴药过重，容易碍脾滞气，行气药过多又会耗阴，阴虚常与气虚并见，养阴则伤脾等等。

兼脘痞气滞的，宜用行气药中之润药，如佛手、绿萼梅、厚朴花、枳壳等，不宜用香燥破气药，以防燥伤阴分，甚至伤络动血；夹湿，见舌红苔腻者，加佩兰、冬瓜子、生薏仁等芳化宣开；舌光红无苔，或兼胃灼热者，去黄连，加玄参、乌梅；纳少恶心者，去石膏、知母、生地、丹皮、天花粉等寒凉药，加竹茹 6 g，荷叶 6 g，陈仓米 10 g、生熟谷芽各 10 g；兼有气虚，呈气阴两虚的，症见纳少脘痞、乏力、便溏、舌红或嫩红、舌津少，或口、唇、咽干燥，但不欲饮，脉虚细，去石膏、知母、黄连、天花粉，加生白术、白扁豆、生薏仁、怀山药；胃脘有烧灼感，加吴茱萸 2 g、瓦楞子 15～30 g、浙贝母 10 g；大便干结者，加火麻仁 15 g、玄参 10 g、决明子 30 g。阴虚胃热证改善后，舌质多由红转淡或淡红、嫩红、舌上可生一层薄白苔，此时应逐渐减少甘凉滋阴药，适当以甘平药为主，逐渐恢复胃的润降功能。必要时，养阴药可注意配伍乌梅、枸杞子、女贞子、当归、丹参等以酸甘化阴，养阴和络。使脉充络润，以防出现出血等并发症。

（五）气滞血瘀

主症：胃胀胃痛，部位固定不移。舌质黯或有瘀斑点，脉细弦或细涩。

治法：行气和络，养血和血。

处方：丹参饮、香苏饮合桃红四物汤加减化裁。丹参 15 g，当归 10 g，白芍 10 g，白檀香 6 g，砂仁 3 g，香附 10 g，苏梗 10 g，陈皮 6 g，红花 6 g。

阐述：气滞易致瘀，血瘀多夹气，临床要区别气滞与血瘀的孰主孰从，灵活用药。要注意血中之气药，气中之血药的选用，如当归、香附、延胡索、郁金等。血瘀证的确立参考"消化性溃疡。"

如疼痛明显，加木香 6～10 g、延胡索 10 g、郁金 10 g、三七粉 3 g（分冲）；如气胀疼痛明显，暂去养血和血药如当归、丹参、红花等，加青皮 10 g、木香 10 g、三棱 10 g、莪术 10 g、枳实 10 g；夹痰湿，舌黯苔腻，脘宇痞胀刺痛，呈痰瘀互结者，改用半夏 10 g、橘皮络各 6 g、全瓜蒌 15 g、桂枝 6 g、当归 10 g、桃仁 10 g、红花 10 g、五灵脂 10 g、郁金 10 g；平日嗜饮，酒湿伤胃，胃络不和，舌紫黯苔腻，去当归、白芍、丹参，加枳椇子 10 g、葛花 10 g、茯苓 15 g、白豆蔻 6 g、半夏 10 g；便血或吐血，改用生大黄 6～15 g、黄连 3 g、阿胶 10 g、生地榆 15～30 g、炮姜炭 6 g、花蕊石 10～15 g、三七粉 3 g（分冲）；疼痛久治不止，考虑久痛入络者，加炙刺猬皮 6 g、炮山甲 10 g、制乳没各 6 g。

（六）寒热错杂

主症：除见上述中虚症状外，兼见胃灼热或泛酸、口苦黏，以胃灼热而恶寒凉饮食为突出表现。苔腻或黄腻，或淡黄腻，脉象细弱。

治法：寒热并用，辛开苦降。

处方：半夏泻心汤、连理汤合左金丸化裁。川连 3 g，吴茱萸 2 g，半夏 10 g，干姜 6 g，黄芩 6～10 g，党参 15 g，甘草 3 g。

阐述：寒热错杂证总是在久病脾胃亏虚的基础上，或因情志化火，或因外邪化热入里，或因虚火内灼而引起，虚实寒热并见。因此在药物选择和剂量掌握上要依据寒与热，虚与实的主次进行细心调治。寒重于热，可重用吴茱萸至 3～6 g，黄芩减为 6 g，黄连减为 2 g，取反左金丸意；热重于寒，如系外邪入里，可加柴胡、连翘；如情志化热，可加柴胡、丹皮；如胃酸、胆汁逆胃，可加瓦楞子 30 g、代赭石 10～30 g、竹茹 6 g、枳实 10 g、茯苓 10 g，取温胆汤意。

脾虚证明显，加焦白术；苔腻口水多，加茯苓 15 g、砂仁 6 g、炒苍术 10～15 g、益智仁 10 g；寒痛者，加桂枝 10 g、高良姜 10 g、荜茇 10 g；纳少，加焦神曲 12 g、焦白术 10 g、砂仁 3～6 g。

七、特色经验探要

（一）关于胃炎与"热"的关系探析

近年来，不少临床工作者探讨过胃镜下胃的形态和辨证分型的内在联系，试图以胃镜像为依据，指导临床辨证用药，甚至有人根据胃炎的"炎"字与溃疡的"疡"字，从热从痈论治。

但有学者认为胃的"炎"症与"热"象没有必然的内在联系。慢性胃炎的"炎"多系物理、化学因素所致，如饮酒、吸烟、酸辣食物或过热过烫食物的刺激，药物、胆汁反流等这些非生物性感染因素所致，同时跟年龄也有着密切关系。胃镜下观察到的"炎"症征象，如胃黏膜充血、水肿、分泌物多，甚至黏膜糜烂出血等，临床这些患者却大多以胃脘痞胀隐痛、嗳气、消化不良为主，多数呈肝胃不和、胃气壅滞、气滞血瘀等证，真正属胃火和中焦湿热者并不多见。至于萎缩性胃炎所谓的"炎"，镜下黏膜色泽灰白、黏膜变薄或增厚、结节形成，与"热"更难发生联系，临床表现以中虚为主，单纯实证、热证较少见。还有术后胃吻合口周围所见到的黏膜潮红、黯红、绛红等明显充血、糜烂、水肿、渗血等明显"炎"征象，其中相当一部分患者与含胆汁肠液反流有关，这类患者大多表现为形瘦、胃脘隐痛不适，或胃脘痞胀、食后不易消化、纳少便溏，舌黯或淡黯等脾虚气滞兼瘀证或气阴两虚证，少数可见寒热错杂，至于胃热证或肝胃郁热证则少见。再如过去总结过的 74 例胆汁反流性胃炎患者，镜下均可见胆汁反流自幽门口入胃，窦部黏膜充血、潮红，呈现典型的炎症表现，而临床上属胆热犯胃的只有 22 例，而与"热"无关的脾胃气虚证和胃阴不足证、气滞血瘀证却有 40 例，占 54%。

以上说明，胃黏膜的炎症与中医辨证中的"热象"并无必然的联系。只有少数情况下，如急性胃炎、化脓性胃炎或慢性胃炎急性活动期，以及胃、幽门部弯曲菌感染明显者，才与生物致病菌感染有一定关系，它们所致的镜下"炎"征象，临床才较多出现胃热或湿热证候，但这类病例在胃炎中只占很少数。此外，慢性浅表性胃炎较之萎缩性胃炎具有热象的相对要多些，胃炎较溃疡，尤其十二指肠溃疡，具有热象者也要多些。因此，有学者认为，胃热证与理化、药物等非生物所致慢性胃炎无明确关系，而与感染性胃炎有一定联系。即使是后者，也还存在体质类型、机体反应性、病程、四时、地理等差别，亦均可以导致虚实寒热的不同结果。因此，胃镜象不能代替中医辨证。"炎"症只能供临床辨证用药参考，而不能作为辨证依据。如妄作辨病用药，过用久用寒凉，必将弊大于利。因此，需要强调以辨证施治为主的原则。

（二）萎缩性胃炎、肠化生、低酸与胃癌的关系及逆转设想

近年研究成果表明，萎缩性胃炎及其伴有的肠化生、细胞异型增生、低酸或无酸与胃癌的发生存在着密切关系。

肠化生亦即肠腺上皮化生，是指正常的胃黏膜上皮被肠型上皮所替代，化生的细胞质内含有大量正常胃黏膜所不应有的小肠细胞内的酶类，如氨基肽酶、5-核酸酶和碱性磷酸酶，化生的肠腺上皮细胞并

能吸收一些脂质，使肠腺化生的胃黏膜从原来的分泌功能转变为吸收功能。由于缺乏乳糜管而使吸收的脂质不能像小肠黏膜那样立即输入血循环，而且滞留在肠腺化生上皮内，胃黏膜又不能有效解毒从而形成致癌物质。萎缩性胃炎常伴有肠化生，有人统计两者并见者占65.5%，而且随年龄增长而上升。萎缩性胃炎伴肠化生与胃癌的密切联系，屡见于报道，近年采用电镜与组织化学染色等方法，对肠化生的类型进行了深入研究，将肠化生分为完全型和不完全型两种。完全型为小肠型化生，其上皮分化好，是一种常见的黏膜病变，广泛见于各种良性胃病，被认为是炎症反应的结果；而不完全型为结肠型化生。其上皮分化差，在良性胃病中检出率低，而在肠型胃癌旁黏膜中检出率很高，说明结肠化生与肠型胃癌的发生有密切关系，为癌前病变。萎缩性胃炎时，化生的上皮细胞是癌的巢穴，化生程度越重，癌变机会越多。

此外，萎缩性胃炎可伴有黏膜的异型增生（不典型增生），胃黏膜的异型增生是指胃黏膜上皮和腺体的一类偏离正常分化。形态和功能上呈异型性表现的增生性病变。一般认为，恶性肿瘤发生前，几乎均先有异型增生。轻度增生多由炎症引起，可自然逆转，中重度异型增生，是癌的前期病变。

萎缩性胃炎pH及亚硝酸盐含量高。在低酸状态下，胃内细菌特别是硝酸盐还原酶阳性菌增多，促使硝酸盐还原为亚硝酸盐，与食物中含氮物质结合成致癌物质N-亚硝基化合物，被认为是萎缩性胃炎转化癌的一个重要因素。此外由于萎缩性胃炎胃酸缺乏和慢性炎症损害，常可伴发胃的溃疡和息肉，而胃溃疡和胃的腺瘤样息肉亦属胃的癌前病变。当然，由于研究方法不同，萎缩性胃炎癌前病变尚难有一种统一的标准，在病理上应有严格细致的诊断指标。

由上可知，胃癌的发生与萎缩性胃炎及伴有的肠化生、细胞异型增生、胃酸缺乏有明确的关系，这为中医的辨证、辨病治疗提供了线索和依据。中医认为。萎缩性胃炎多正虚和脾胃气阴虚，在正虚的情况下，瘀毒为患，或毒腐成疡，或瘀结成积，或气滞湿聚痰结，最后形成恶性肿瘤。在恶性肿瘤形成前总是有个渐变到突变的转移过程，有人提出"起始"和"启动"两个阶段的肿瘤成因二步学说。中医对癌前病变的治疗，就是通过健脾益气、养阴清热、解毒散结、活血化瘀和酸甘化阴，使渐变过程逆转或阻断。要达到这样的目的，首先必须基于对疾病辨证的认识，即通过辨证施治，协调人体阴阳、气血、邪正，使邪去正复、气血通畅、阴阳调和，脾胃功能正常，这样胃和胃细胞才有协调的内环境，不仅能抵御致癌物质，而且可以阻断机体起始和启动两个关键步骤，使癌前病变不致发展成癌，或逆转为良性病变。

中医药治疗，一是强调癌前变期的辨证施治，并适当结合活血化瘀、解毒散结、增酸抗癌的辨病中药。而这些所谓抗癌的辨病中药，首先要求熟悉其药性、功效和四气五味，尽量做到基本符合辨证思路，统一有机地组合在辨证处方内，达到既防癌抗癌，又不伤正伤胃气的目的。在抗癌防癌方面有治疗作用的中药有：石见穿、半枝莲、蜀羊泉、白花蛇舌草、龙葵、黄药子、海藻、昆布、威灵仙、半边莲、石打穿、三棱、莪术、全瓜蒌、苡仁、紫草、八月札、虎杖、蚤休、黄芪、茯苓、乌梅、天冬、山萸肉、天花粉、女贞子等。癌前病变期选用上述药物治疗，从辨证角度需要益气扶脾的，就应首选黄芪、苡仁、茯苓等；需要解毒的，就选蚤休、半枝莲、龙葵、紫草等；需要行气散结的，就配三棱、莪术、八月札、昆布、海藻、黄药子等；需要活血化瘀的，就配以石打穿、石见穿等；需要酸甘敛津，则配伍乌梅、山萸肉、天冬、天花粉、女贞子等。这样，相信在抑制癌前病变，防止发生胃癌上将起到积极的治疗作用。

八、西医治疗

（一）治疗目标

慢性胃炎的治疗目的是缓解症状和改善胃黏膜组织学，包括炎症、萎缩和肠化等。但萎缩/肠化的逆转尚待进一步研究证实。慢性胃炎消化不良症状的处理与功能性消化不良相同。根除幽门螺杆菌可消除或改善胃黏膜炎症，防止萎缩、肠化进一步发展；无症状、幽门螺杆菌阴性的非萎缩性胃炎无须特殊治疗；对萎缩性胃炎，特别是严重的萎缩性胃炎或伴有异型增生者，应注意预防恶变。

（二）一般治疗

（1）饮食以易消化的软食、半流质为主，减少过于粗糙、浓烈香辛料等刺激性食物的摄入，以及饮酒、浓茶、咖啡等。

（2）做好疾病的宣教，保持良好的心境。

（3）避免使用胃黏膜损害的药物如阿司匹林、吲哚美辛、可的松等。

（三）根除幽门螺杆菌

1. 根除对象

国内共识意见推荐根除幽门螺杆菌适用于以下幽门螺杆菌相关性慢性胃炎患者：

（1）慢性胃炎伴有胃黏膜萎缩、糜烂或消化不良症状。

（2）有胃癌家族史。

（3）计划长期使用 NSAID。

（4）个人强烈要求治疗者。

2. 根除方案

最常用的是以 PPI 为基础的三联治疗方案（PPI、阿莫西林、克拉霉素），三种药物均采用常规剂量，疗程 7~14 d。幽门螺杆菌根除率在 70%~90%。为提高根除率，在治疗消化性溃疡病时建议采用 10 d 疗法。

对于首次根除失败者，应采用二、三线方案进行治疗。常用四联疗法，可根据既往用药情况并联合药敏试验，采取补救治疗措施（PPI + 铋剂 +2 种抗生素）或选用喹诺酮类、呋喃唑酮、四环素等药物，疗程多采用 10 d 或 14 d。

序贯疗法治疗幽门螺杆菌感染具有疗效高、耐受性和依从性好等优点。目前推荐的序贯疗法为 10 d：前 5 d，PPI + 阿莫西林，后 5 d，PPI + 克拉霉素 + 替硝唑；或前 5 d，PPI + 克拉霉素，后 5 d，PPI + 阿莫西林 + 呋喃唑酮。据报道序贯疗法有效率明显优于 7 d 或者 10 d 常规疗法，且不良反应无明显增加。但对序贯疗法国内仍需积累更多的临床经验。

3. 意义

根除幽门螺杆菌可改善胃黏膜组织学，对预防消化性溃疡和胃癌等有重要意义，对改善或消除消化不良症状具有费用–疗效比优势。

（四）促胃动力药与胃黏膜保护剂

1. 促动力药

伴有上腹饱胀、早饱或恶心等症状，可能与胃排空迟缓有关，酌情选用促动力药如：多潘立酮、马来酸曲美布丁、莫沙必利、盐酸伊托必利等可改善上述症状，并可防止或减少胆汁反流。

2. 胃黏膜保护剂

适用于胃黏膜损害和（或）症状明显者，药如：硫糖铝、瑞巴派特、替普瑞酮、吉法酯、依卡倍特等，可改善胃黏膜屏障，减轻胆汁反流对胃黏膜屏障的破坏，促进胃膜糜烂愈合，但对症状的改善作用尚有争议。

3. 结合胆酸作用的药物

适用于伴有胆汁反流者，药如：铝碳酸镁制剂，可以增强胃黏膜屏障功能，并可以胆酸结合，从而减轻或消除胆汁反流所致的胃黏膜损害。

（五）抗酸剂或抑酸剂

适用于胃黏膜糜烂或者胃灼热、泛酸、上腹部饥饿痛为主要表现的患者，抗酸或抑酸治疗对愈合糜烂和消除症状有效。抗酸剂作用短暂，PPI 抑酸作用强而持久，药如奥美拉唑、雷贝拉唑、埃索美拉唑镁等，可根据病情或症状严重程度选用。

（六）抗抑郁药或抗焦虑药

精神因素在功能性消化不良的发病中起一定作用，也与慢性胃炎消化不良症状的发生相关。睡眠差或有明显精神因素者以及消化不良症状常规治疗无效和疗效差者应给予心理疏导或心理治疗，三环类药物黛力新对多种原因引起的抑郁、焦虑状态，功能性胃肠紊乱有较好的调理作用，适用于各型消化不良的辅助治疗，症状明显者可应用帕罗西丁、阿米替林治疗。

（七）抗氧化剂

部分具有生物活性功能的抗氧化维生素（维生素 C、维生素 E、β-胡萝卜素等）和微量元素硒可清除 HP 感染炎症所产生的氧自由基和抑制胃内亚硝胺化合物形成，降低胃癌发生的危险性。

（八）其他药物

（1）维生素 B_{12}：适用于 A 型萎缩性胃炎有恶性贫血者。

（2）叶酸：具有预防胃癌的作用，可能与改善萎缩性胃炎有关。

（3）茶多酚、大蒜素：亦具有一定的预防胃癌作用。

九、中西医优化选择

由于对慢性胃炎的病因未完全搞清，故西医药尚缺乏特效治疗。目前只能限于对症处理，而对症的疗效也欠理想，如稀盐酸既不能增加胃酸，又不能减少因胃酸低、细菌过多繁殖引起的腹胀、腹泻。碱性药物对部分患者可改善症状，但对已经偏低的胃酸分泌是否有不良影响？抗生素尚不能完全解释其作用机制，因为慢性胃炎并非主要由生物致病菌所致，而且疗效也不够理想。因此慢性胃炎的治疗主要冀于中医。

中医辨证施治，对消除胃症状，除了极少数，如顽固性胃胀、胃灼热外，大多有良好的效果，而且对改善脾胃消化功能，有较明显的效果。在辨证施治基础上基本控制症状后，再以适证的中成药如三九胃泰、香砂养胃丸、香砂六君子丸等进行巩固治疗，可使胃炎逐渐趋于稳定，减少复发，增强胃抵御饮食不慎和寒冷等诱因的促发作用。而且辨证中药对机体整体也起到很好的调整、调理作用。萎缩性胃炎经过中医药治疗，部分患者可获病理逆转，尽管尚缺少严格的科学对比观察，如活检部位、块数、前后的可比性等，但萎缩性胃炎经中药治疗是可以逆转的，这是客观事实，已有为数甚多的临床资料报道。中医药辨证施治和周到的配伍处方，可能对胃炎病因中的多方面起综合协调作用。因此，对慢性胃炎主张以中医辨证施治为主，汤剂与成药配合或交替使用，只有在效果不理想时，才考虑配合西医药治疗。

十、饮食调护

饮食调护的主要原则是少食多餐，稀软易消化，清淡而富于营养，避免辛辣炙煿、肥腻、煎炸和生冷食物，饮食不过烫，忌浓茶、浓咖啡，忌烟酒。一般应根据患者的饮食习惯和经验，在注意上述饮食调护原则前提下，总结出适合自己的饮食规律。

清淡易消化的食物有：大米粥、玉米粥、细挂面、稀藕粉、黄豆芽、西红柿、菠菜、香菇、木耳、豆浆、豆腐脑、鸡蛋羹，鹌鹑蛋、牛奶、烂牛肉、鹌鹑、兔肉、鱼肉等。

可结合体质类型和辨证特点选择适宜的食物，如属脾胃气虚或脾胃阳虚的，可食用面粉制品如豆蔻馍等；蔬菜类如圆白菜、蒜苗、胡萝卜、韭菜等；肉类如鸡肉、羊肉等。肉类以清炖、清蒸等方法为主，少用熏烤、油炸的烹调方法。如素体阴虚内火，胃阴不足者，可多进食些蔬菜水果，主食可食用小米粥、大米小米混合粥，蔬菜如黄瓜、茄子、冬瓜、藕等，肉类如猪肉、鸭肉、鹅肉、蟹、虾等。胃酸缺乏的，可多食酸梅、山楂等，也可饮醋。便秘者可多食用芹菜、豆芽菜、黄花菜、竹笋、茭白、海带、银耳、蜂蜜等含粗纤维丰富，或具有养阴润燥功能的食品。

第二节　胃食管反流病

一、概述

胃食管反流病（gastroesophageal reflux disease，GERD）是指胃内容物反流入食管，引起不适症状和（或）并发症的一种疾病。如酸（碱）反流导致的食管黏膜破损称为反流性食管炎（reflux esophagitis，RE）。常见症状有胸骨后疼痛或烧灼感、反酸、胃灼热、恶心、呕吐、咽下困难，甚至吐血等。

本病经常和慢性胃炎，消化性溃疡或食管裂孔疝等病并存，但也可单独存在。广义上讲，凡能引起胃食管反流的情况，如进行性系统性硬化症、妊娠呕吐，以及任何原因引起的呕吐，或长期放置胃管、三腔管等，均可导致胃食管反流，引起继发性反流性食管炎。长期反复不愈的食管炎可致食管疤痕形成、食管狭窄或裂孔疝、慢性局限性穿透性溃疡，甚至发生癌变。

2006年中国胃食管反流病共识意见中提出GERD可分为非糜烂性反流病（non-erosive reflux disease，NERD）、糜烂性食管炎（erosive esophagitis，EE）和Barrett食管（Barrettt s esophagus，BE）三种类型，也可称为GERD相关疾病。有人认为GERD的三种类型相对独立，相互之间不转化或很少转化，但有些学者则认为这三者之间可能有一定相关性。

NERD系指存在反流相关的不适症状，但内镜下未见BE和食管黏膜破损。

EE系指内镜下可见食管远段黏膜破损。

BE系指食管远端的鳞状上皮被柱状上皮所取代。

在GERD的三种疾病形式中，NERD最为常见，EE可合并食管狭窄、溃疡和消化道出血，BE有可能发展为食管腺癌。这三种疾病形式之间相互关联和进展的关系需作进一步研究。

蒙特利尔共识意见对GERD进行了分类，将GERD的表现分为食管综合征和食管外综合征，食管外综合征再分为明确相关和可能相关。食管综合征包括：①症状综合征。典型反流综合征，反流性胸痛综合征。②伴食管破损的综合征。反流性食管炎，反流性食管狭窄，Barrett食管，食管腺癌。

食管外综合征包括：①明确相关的。反流性咳嗽综合征，反流性喉炎综合征，反流性哮喘综合征，反流性牙侵蚀综合征。②可能相关的。咽炎，鼻窦炎，特发性肺纤维化，复发性中耳炎。广泛使用GERD蒙特利尔定义中公认的名词将会使GERD的研究更加全球化。

二、病因病理

胃食管反流病属于中医"吞酸""呕吐…'噎嗝"等病范畴，中医认为胃食管反流病病位在食管，与胃、脾、肝关系密切。食管是胃腑受纳饮食之关，胃腑是食管吞咽食糜存留之所。两者相互连接，彼此影响，不可分割，共同完成受纳和消化以及气机升降的功能。中医认为脾主升，司运化，胃主降，司受纳，脾气健升，胃气和降，此属生理之常。脾失健运，胃失和降，此属病理之变；肝主疏泄，调畅气机，有助于脾胃运化，若肝气郁滞，克脾犯胃，则脾胃气机升降失常。胃食管反流病的病因有三，一是情志不畅，忧郁恼怒，气郁伤肝，肝失疏泄，横逆犯胃，以致胃气上逆；二是由于肝郁化火，火灼胃阴，胃火上炎，以致胃失润降；三是由于饮食不节，过食辛辣酸性刺激食物，过度吸烟饮酒，损伤脾胃，气机阻滞，胃失和降，因而胃气上逆。不论是哪种病因，均可导致胃气上逆，升降失司，从而产生胃灼热、反酸、呕逆、胸膈痞闷之证候。

脾胃升降功能失常，中焦气机阻滞不畅，是胃食管反流病发病机制的关键。若气机郁结日久，血行不畅，气滞血瘀，则可发生噎膈，正如《证治汇补》所告诫的："吞酸虽小疾，然可暂不可久，久而不愈，为噎膈、反胃之渐。"

中医概括的这些病因病机，和西医对本病揭示的组织病理学以及动力学的改变亦相吻合。

在正常情况下，食管下端与胃交界线上3～5 cm范围内，有一高压带（LES）构成一个压力屏障，能防止胃内容物反流入食管。当食管下端括约肌关闭不全时，或食管黏膜防御功能破坏时，不能防止胃、十二指肠内容物反流到食管，以致胃酸、胃蛋白酶、胆盐和胰酶等损伤食管黏膜，均可促使发生胃食管反流病。其中尤以LES功能失调引起的反流性食管炎为主要机制。

三、诊断

（一）临床表现

本病初起，可不出现症状，但有胃食管明显反流者，常出现下列自觉症状。

1. 胸骨后烧灼感或疼痛

为最早最常见的症状，表现为在胸骨后感到烧灼样不适，并向胸骨上切迹、肩胛部或颈部放射，在餐后一小时躺卧或增高腹内压时出现，严重者可使患者于夜间醒来，口服抗酸剂后迅速缓解，但一部分长期有反流症状的患者，亦可伴有挤压性疼痛，与体位或进食无关，抗酸剂不能使之缓解，进酸性或热性液体时，则反使疼痛加重。

但胃灼热亦可在食管运动障碍或心、胆囊及胃十二指肠疾病中出现，确诊仍有赖于其他客观检查。

2. 胃、食管反流

为酸性或苦味液体反流到口腔，偶尔有食物从胃反流到口内，若严重者夜间出现反酸，可将液体或食物吸入肺内，引起阵发性咳嗽、呼吸困难及非季节性哮喘等。

3. 咽下困难

初期多因炎症而有咽下轻度疼痛和阻塞不顺之感觉，进而食管痉挛，多有间歇性咽下梗阻，后期食管狭窄则咽下困难，甚至有进食后不能咽下的间断反吐现象，严重病例可呈间歇性咽下困难，伴有咽下疼痛，此时，不一定有食管狭窄，可能为食管远端的运动功能障碍，继发食管痉挛所致。

慢性患者由于持续的咽下困难，饮食减少，摄取营养不足，体重明显下降。

4. 出血

严重的活动性炎症，由于黏膜糜烂出血，可出现大便潜血阳性，或吐出物带血，或引起轻度缺铁性贫血，饮酒后，出血更重。

5. 消化道外症状

Delahuntg 综合征即发生慢性咽炎，慢性声带炎和气管炎等综合征。这是由于胃食管的经常性反流，对咽部和声带产生损伤性炎症，引起咽部灼酸苦辣感觉；还可以并发 Zenker 憩室和"唇烧灼"综合征，即发生口腔黏膜糜烂和舌、唇、口腔的烧灼感；反流性食管炎还可导致反复发作的咳嗽、哮喘、夜间呼吸暂停、心绞痛样胸痛。

反流性食管炎出现症状的轻重，与反流量，伴发裂孔疝的大小及内镜所见的组织病变程度均无明显的正相关，而与反流物质和食管黏膜接触时间有密切关系。症状严重者，反流时食管 pH 在 4.0 以下，而且酸清除时间明显延长。

（二）辅助检查

1. 上消化道内镜

上消化道内镜检查有助于确定有无反流性食管炎以及有无并发症，如食管裂孔疝、食管炎性狭窄、食管癌等，结合病理活检有利于明确病变性质。但内镜下的食管炎不一定均有反流所致，还有其他病因入吞服药物、真菌感染、腐蚀剂等需除外。一般来说，远端食管炎常常由反流引起。

2. 钡餐检查

反流性食管炎患者的食管钡餐检查可显示下段食管黏膜皱襞增粗、不光滑，可见浅龛影或伴有狭窄等，食管蠕动可减弱。有时可显示食管裂孔疝，表现为贲门增宽，胃黏膜疝入食管内，尤其在头低位时，钡剂可向食管反流。卧位时如吞咽小剂量的硫酸钡，则显示多数 GERD 患者的食管体部和 LES 排钡延缓。一般来说，此项检查阳性率不高，有时难以判断病变性质。

3. 食管 pH 监测

24 h 食管 pH 监测能详细显示酸反流、昼夜酸反流规律、酸反流与症状的关系以及患者对治疗的反应，使治疗个体化。其对 EE 的阳性率 > 80%，对 NERD 的阳性率为 50% ~ 75%。此项检查虽能显示过多的酸反流，也是迄今为止公认的金标准，但也有假阴性。

4. 食管测压

食管测压能显示 LESP 低下，一过性 LES 松弛情况。尤其是松弛后蠕动压低以及食管蠕动收缩波幅低下或消失，这些正是胃食管反流的运动病理基础。在 GERD 的诊断中，食管测压除帮助食管 pH 电极定位、术前评估食管功能和预测手术外，还能预测抗反流治疗的疗效和是否需长期维持治疗。

5. 食管胆汁反流监测

其方法是将光纤导管的探头放置 LES 上缘之上 5 cm 处，以分光光度法监测食管反流物内的胆红素含量，并将结果输回光电子系统。胆汁是十二指肠内容物的重要成分。其中含有的胆红素是胆汁中的主要的色素成分，在453 nm处有特殊的吸收高峰，可间接表明食管暴露于十二指肠内容物的情况。此项检查虽能间接反映十二指肠胃食管的反流情况，但有其局限性，一是胆红素不是唯一的有害物质，另外反流物中的黏液、食物颗粒、血红蛋白等的影响可出现假阳性的结果。

6. 其他

对食管黏膜超微结构的研究可了解反流存在的病理生理学基础；无线食管pH测定可提供更长时间的酸反流检测；腔内阻抗技术的应用可监测所有反流事件，明确反流物的性质（气体、液体或气体液体混合物），与食管pH监测联合应用可明确反流物为酸性或非酸性以及反流物与反流症状的关系。

（三）临床诊断

1. GERD诊断

（1）临床诊断：①有典型的胃灼热和反流症状，且无幽门梗阻或消化道梗阻的证据，临床上可考虑为GERD。②有食管外症状，又有反流症状，可考虑是反流相关或可能相关的食管外症状，如反流相关的咳嗽、哮喘。③如仅有食管外症状，但无典型的胃灼热和反流症状，尚不能诊断为GERD。宜进一步了解食管外症状发生的时间、与进餐和体位的关系以及其他诱因。需注意有无重叠症状（如同时有GERD和肠易激综合征或功能性消化不良）、焦虑、抑郁状态、睡眠障碍等。

（2）上消化道内镜检查：由于我国是胃癌、食管癌的高发国家，内镜检查已广泛开展，因此，对于拟诊患者一般先进行内镜检查，特别是症状发生频繁、程度严重，伴有报警征象或有肿瘤家族史，或患者很希望内镜检查时。上消化道内镜检查有助于确定有无反流性食管炎及有无并发症，如食管裂孔疝、食管炎性狭窄以及食管癌等；有助于NERD的诊断；先行内镜检查比先行诊断性治疗，能够有效地缩短诊断时间。对食管黏膜破损者，可按1994年洛杉矶会议提出的分级标准，将内镜下食管病变严重程度分为A～D级。①A级：食管黏膜有一个或几个<5 mm的黏膜损伤，②B级：同A级外，连续病变黏膜损伤>5 mm。③C级：非环形的超过两个皱襞以上的黏膜融合性损伤（范围<75%食管周径）。④D级：广泛黏膜损伤，病灶融合，损伤范围>75%食管周径或全周性损伤。

（3）诊断性治疗：对拟诊患者或疑有反流相关食管外症状的患者，尤其是上消化道内镜检查阴性时，可采用诊断性治疗。

质子泵抑制剂（PPI）诊断性治疗（PPI试验）已被证实是行之有效的方法。建议服用标准剂量PPI一日2次，疗程1～2周。服药后如症状明显改善，则支持酸相关GERD的诊断；如症状改善不明显，则可能有酸以外的因素参与或不支持诊断。

PPI试验不仅有助于诊断GERD，同时还启动了治疗。其本质在于PPI阳性与否充分强调了症状与酸之间的关系，是反流相关的检查。PPI阴性有以下几种可能：①抑酸不充分。②存在酸以外因素诱发的症状。③症状不是反流引起的。

PPI试验具有方便、可行、无创和敏感性高的优点，缺点是特异性较低。

2. NERD诊断

（1）临床诊断：NERD主要依赖症状学特点进行诊断，典型的症状为胃灼热和反流。患者以胃灼热症状为主诉时，如能排除可能引起胃灼热症状的其他疾病，且内镜检查未见食管黏膜破损，可做出NERD的诊断。

（2）相关检查：内镜检查对NERD的诊断价值在于可排除EE或BE以及其他上消化道疾病，如溃疡或胃癌。

（3）诊断性治疗：PPI试验是目前临床诊断NERD最为实用的方法。PPI治疗后，胃灼热等典型反流症状消失或明显缓解提示症状与酸反流相关，如内镜检查无食管黏膜破损的证据，临床可诊断为NERD。

3. BE诊断

（1）临床诊断：BE本身通常不引起症状，临床主要表现为GERD的症状，如胃灼热、反流、胸骨后疼痛、吞咽困难等。但约25%的患者无GERD症状，因此在筛选BE时不应仅局限于有反流相关症状的人群，行常规胃镜检查时，对无反流症状的患者也应注意有无BE存在。

(2)内镜诊断：BE 的诊断主要根据内镜检查和食管黏膜活检结果。如内镜检查发现食管远端有明显的柱状上皮化生并得到病理学检查证实时，即可诊断为 BE。其分型有以下几种。

按内镜下表现：①全周型。红色黏膜向食管延伸，累及全周，与胃黏膜无明显界限，游离缘距 LES 在 3 cm 以上。②岛型。齿状线 1 cm 以上出现斑片状红色黏膜。③舌型。与齿状线相连，伸向食管呈火舌状。

按柱状上皮化生长度分为：①长段 BE。上皮化生累及食管全周，且长度 ≥ 3 cm。②短段 BE。柱状上皮化生未累及食管全周，或虽累及全周，但长度 < 3 cm。

内镜表现：① SCJ 内镜标志：食管鳞状上皮表现为淡粉色光滑上皮，胃柱状上皮表现为橘红色，鳞、柱状上皮交界处构成的齿状 Z 线，即为 SCJ。② EGJ 内镜标志：为管状食管与囊状胃的交界处，其内镜下定位的标志为最小充气状态下胃黏膜皱襞的近侧缘和（或）食管下端纵行栅栏样血管末梢。③明确区分 SCJ 及 EGJ：这对于识别 BE 十分重要，因为在解剖学上 EGJ 与内镜观察到的 SCJ 并不一致，且反流性食管炎黏膜在外观上可与 BE 混淆，所以确诊 BE 需病理活检证实。④ BE 内镜下典型表现：EGJ 近端出现橘红色柱状上皮，即 SCJ 与 EGJ 分离。BE 的长度测量应从 EGJ 开始向上至 SCJ。内镜下亚甲蓝染色有助于对灶状肠化生的定位，并能指导活检。

(3)病理学诊断。

活检取材：推荐使用四象限活检法，即常规从 EGI 开始向上以 2 cm 的间隔分别在 4 个象限取活检；对疑有 BE 癌变者应向上每隔 1 cm 在 4 个象限取活检对有溃疡、糜烂、斑块、小结节狭窄和其他腔内异常者，均应取活检行病理学检查。

组织分型：①贲门腺型。与贲门上皮相似，有胃小凹和黏液腺，但无主细胞和壁细胞。②胃底腺型。与胃底上皮相似，可见主细胞和壁细胞，但 BE 上皮萎缩较明显，腺体较少且短小，此型多分布于 BE 远端近贲门处。③特殊肠化生型。又称Ⅲ型肠化生或不完全小肠化生型，分布于鳞状细胞和柱状细胞交界处，化生的柱状上皮中可见杯状细胞为其特征性改变。

BE 的异型增生：①低度异型增生（low grade dysplasia，LGD）。由较多小而圆的腺管组成，腺上皮细胞拉长，细胞核染色质浓染，核呈假复层排列，黏液分泌很少或不分泌，增生的细胞可扩展至黏膜表面。②高度异型增生（high grade dysplasia，HGD）。腺管形态不规则，呈分支或折叠状，有些区域失去极性。与 LGD 相比，HGD 细胞核更大、形态不规则且呈簇状排列，核膜增厚，核仁呈明显双嗜性，间质无浸润。

四、鉴别诊断

（一）反流性食管炎与食管裂孔疝

两病可合并存在，在临床上，两者均可出现反流性症状，如胃灼热感、反酸、咽下困难及出血等。也可因腹内压或胃内压增高而加重症状。但反流性食管炎症状仅限于胃食管反流现象。而食管裂孔疝不但影响食管，也侵及附近神经，甚至影响心肺功能，故其反流症状较重，胸骨后可出现明显疼痛，也可出现咽部异物感和阵发性心律不齐。而在诊断上，食管裂孔疝主要依靠 X 线钡餐，而反流性食管炎主要依靠内镜。

（二）食管贲门黏膜撕裂综合征与反流性食管炎

前者最典型的病史是先有干呕或呕吐正常胃内容物一次或多次，随后呕吐新鲜血液，诊断主要靠内镜。由于浅表的撕裂病损，在出血后 48 ~ 72 h 内多数已愈合，因此应及时作内镜检查。

（三）食管贲门失弛缓症

这是一种食管的神经肌肉功能障碍性疾病，也可出现如反流性食管炎样的食物反流、吞咽困难及胸骨后疼痛等症状。但本症多见于 20 ~ 40 岁的年轻患者，发病常与情绪波动及冷饮有关。X 线钡餐检查，可见鸟嘴状及钡液平面等特征性改变。食管压力测定可观察到食管下端 2/3 无蠕动，吞咽时 LES 压力比静止压升高 1.33 kPa，并松弛不完全，必要时可做内镜检查，以排除其他疾病。

（四）弥漫性食管痉挛

也可伴有吞咽困难和胸骨后疼痛，是一种食管下端 2/3 无蠕动而又强烈收缩的疾病，一般不常见，可发生在任何年龄。食管钡餐检查可见"螺旋状食管"，即食管收缩时食管外观呈锯齿状。食管测压试验可观察到反复非蠕动性高幅度持久的食管收缩。

（五）食管癌

以进行性咽下困难为典型症状，出现胃灼热和反酸的症状较少，但若由于癌瘤的糜烂及溃疡形成或伴有食管炎症，亦可见到胸骨后烧灼痛，一般进行食管 X 线钡餐检查，或食管镜检查，不难与反流性食管炎做出鉴别。

五、并发症

（一）食管并发症

1. 反流性食管炎

反流性食管炎是内镜下可见远段食管黏膜的破损，甚至出现溃疡，是胃食管反流病食管损伤的最常见后果和表现。

2. Barrett 食管

多发生于鳞状上皮与柱状上皮交界处。蒙特利尔定义认为，当内镜疑似食管化生活检发现柱状上皮时，应诊断为 Barrett 食管，并具体说明是否存在肠型化生。

3. 食管狭窄和出血

反流性食管狭窄是严重反流性疾病的结果。长期食管炎症由于疤痕形成而致食管狭窄，表现为吞咽困难，反胃和胸骨后疼痛，狭窄多发生于食管下段。GERD 引起的出血罕见，主要见于食管溃疡者。

4. 食管腺癌

蒙特利尔共识意见明确指出食管腺癌是 GERD 的并发症，食管腺癌的危险性与胃灼热的频率和时间成正比，慢性 GERD 症状增加食管腺癌的危险性。长节段 Barrett 食管伴化生是食管腺癌最重要的、明确的危险因素。

（二）食管外并发症

反流性食管炎由于反流的胃液侵袭咽部、声带和气管，引起慢性咽炎、声带炎和气管炎，甚至吸入性肺炎。

六、中医证治枢要

本病病机以肝胃郁热，胃气上逆为主，病灶虽在食管，但中医多从胃、脾、肝等脏腑辨证施治，理气开郁，润燥化痰、泄肝清火、和胃降逆等为常用治法。本病初起，多为肝气犯胃，胃失和降，胃气上逆，应及时理气解郁降逆；若气滞痰阻，痰气胶结，当以开郁化痰；若气郁化火，肝胃郁热，当以泄肝和胃；郁火伤阴，胃阴亏虚，治以滋养胃阴；若痰湿困阻中焦，脾胃阳气受戕，则须温运中焦，调和脾胃。

本病证情虽不外乎虚实两端，治法亦不外越补虚泻实之规，但本病每多实中有虚，虚中有实、虚实交错之病机变化，因此，诸多治法应据证调配组合，处方用药宜审情加减化裁。大凡实证易治，见效较快，虚证及虚实夹杂证，由于病程日久，症情复杂，治疗较难，见效较慢。

七、辨证施治

（一）胃失和降

主症：胸脘灼痛，胃脘痞满，恶心欲吐，常吐涎沫，大便不畅，舌苔薄白，舌质淡红，脉弦。

治法：和胃降逆。

处方：旋覆代赭石汤加减。旋覆花 10 g（包煎），代赭石 15 g（先煎），党参 15 g，法半夏 10 g，茯苓 15 g，白术 10 g，甘草 3 g，大枣 4 枚。

阐述：此方为和胃降逆的主方，方中重用旋覆花，代赭石以治胃气上逆，减少反流；党参、白术、茯苓、大枣、甘草等健脾益气；法半夏祛痰降逆，和胃止呕；若反酸明显者加煅瓦楞子、乌贼骨等；若消炎止痛加水红花子、赤白芍、黄芩等；若呕吐苦水，食管有烧灼感，可换用黄连温胆汤。

（二）肝胃郁热

主症：胸骨后烧灼感或疼痛，吞酸，呕吐，嗳气，咽干，口苦，舌边红，苔黄，脉弦滑。

治法：泄肝清火，和胃降逆。

处方：左金丸合二陈汤加减。黄连3 g，吴茱萸1 g，乌贼骨20 g，煅瓦楞子30 g，白及6 g，法半夏10 g，陈皮15 g，茯苓15 g，炙甘草3 g。

阐述：方中以黄连、吴茱萸泄肝和胃；乌贼骨、瓦楞子制酸止痛；白及护膜；半夏、陈皮和胃降逆。若胸骨后疼痛加炒白芍、广郁金等；气郁化火伤阴加麦冬；胸闷咽嗌有痰加鹅管石；舌苔厚腻加炒麦芽、炒谷芽。

（三）痰气交阻

主症：吞咽梗阻，胸骨后隐痛，胸膈痞闷、情志不畅时刻稍减轻，口干咽燥，舌质偏红，苔薄腻，脉弦滑。

治法：行气开郁，润燥化痰。

处方：半夏厚朴汤合启膈散加减。法半夏10 g，厚朴10 g，茯苓15 g，苏梗10 g，南沙参15 g，象贝母10 g，紫丹参10 g，郁金10 g，砂仁3 g（后下），陈皮10 g。

阐述：方中法半夏、厚朴、茯苓、陈皮燥湿化痰；丹参、郁金、砂仁、苏梗行气开郁；沙参、象贝润燥化痰。若津伤便秘加麦冬、玄参；若脾气虚弱加太子参、炒白术。

（四）胃阴不足

主症：胸脘灼痛，干嚏呕吐，口燥咽干，似饥而不欲食，进食欠畅，大便干结。舌红少津，无苔，脉细无力。

治法：滋阴养胃。

处方：麦门冬汤加减。麦冬15 g，天冬10 g，石斛10 g，天花粉12 g，玉竹10 g，法半夏10 g，竹茹6 g，生地15 g，玄参10 g，陈皮6 g，郁金10 g，生甘草3 g。

阐述：肝郁气滞，气郁化热，久必耗伤胃阴，虚热内生，这可能正处于反流性食管炎的发作阶段，治疗宜滋阴润燥，生津和胃。方中麦冬、天冬、石斛、花粉、玉竹、生地、玄参生津润燥，和胃养阴；半夏、竹茹降逆止呕；陈皮、郁金理气解郁。如热象明显者加黄连、银花，另吞六神丸10粒，2次/日；胸骨后疼痛加重者加五灵脂、延胡索等。

（五）脾胃虚寒

主症：胸膈或胃脘隐隐作痛作胀，病延日久，或素有脾胃虚寒，或偶有灼热感，但胃中怕冷，精神疲怠，面色不华，大便稀溏。舌淡苔薄，脉沉缓无力。

治法：温中健脾，和胃降逆。

处方：香砂六君子汤加减。党参15 g，白术10 g，茯苓15 g，陈皮10 g，法半夏10 g，吴茱萸3 g，砂仁3 g（后下），旋覆花10 g（包煎），代赭石15 g（先煎），木香6 g，干姜6 g，炙甘草3 g。

阐述：本病迁延日久，终致气虚阳亏，形成脾胃虚寒之证，治疗宜健脾益气温阳，佐以降逆和胃。若久病肾阳亏损者，可加附子、肉桂；胸憋痰多者，加苏梗10 g、川朴6 g。此方适用于反流性食管炎之久病体虚者。

八、特色经验探要

（一）不能见炎消炎，强调辨证施治

反流性食管炎的主要病机是肝郁气滞，脾胃不和，因此治疗上必须抓住病机关键，着重调理脾胃，疏肝解郁。脾胃见症改善后才可望食管括约肌功能的改善。在抑制胃内容物反流时，着重应用旋覆花、代赭石，后者剂量可用到30～40 g，并配以姜竹茹、清半夏、干姜等；抑制胃酸、可重用煅瓦楞子、

乌贼骨、白及等；咽胸烧灼感明显者，或因痰火，或因阴虚，各随证加减。常选用山豆根、黄连、黄芩、水红花子、六神丸清热，麦冬、玄参、天花粉、白芍养阴；胸膈不畅，可用威灵仙、鹅管石等畅膈，脾胃气虚可用党参、白术、黄芪；肝气郁滞可用柴胡、郁金、白芍、枳壳等。诸药合用能起到改善食管括约肌功能，抑制胃气上逆和减少胃酸反流等作用，并能防治食管炎向食管癌的转化。

（二）连苏饮的运用

食管炎虽发病机制与肝脾胃关系密切相关，但食管毕竟位居上焦，若在辨证治疗乏效后，不妨仿温病学家薛生白的连苏饮加味，用苏叶 1～3 g、姜炙川连 1～2 g、白蔻仁、淡茱萸、生甘草各 2～3 g，陈皮 3～5 g，共入茶杯内，以沸水浸泡，加盖稍闷，不定时频频饮服。方中苏叶与陈皮理气宽胸以调肝；黄连苦寒清郁热，用姜汁炒后不仅寒性稍减，而且具有降逆止呕之意；吴茱萸化浊降逆，能止呕逆，与黄连相合为左金丸，又具有辛开苦降之功，对嘈杂呕吐、嗳气吞酸、胸胁胀痛均有作用；蔻仁芳香醒脾、顺气和胃；生甘草清润生津，调和诸药。此方药味不多，剂量亦轻，但对本病的病因病机面面俱到，可谓一方而治多证，如结合上述辨证施治方药，再作适当加减变化，则于病于理于法于方尽在其中。

（三）讲究服药方法

不管何证，也不管所用何方，在服用汤药时，均应注意将药汁分多次少饮，并慢慢下咽，尽可能让其在食管部位多停留一些时间，这种细水长流的服药法，可以使药液直达病所，以冀发挥更好的治疗作用。

（四）糊剂护膜

凡有食管炎症者，治疗性药物力求能直达病所，可用三七粉、白及粉各 1.5 g，藕粉适量调成半流质糊状，置于床边，平卧于床服药，服药后不饮水，不进任何食品，每日两次，效果尤佳。此法有"止痛护膜"之效。

九、西医治疗

参照 2006 年"中国胃食管反流病治疗共识意见"进行治疗。

（一）改变生活方式

抬高床头、睡前 3 h 不再进食、避免高脂肪食物、戒烟酒、减少摄入可以降低食管下段括约肌（LES）压力的食物（如巧克力、薄荷、咖啡、洋葱、大蒜等）。减轻体质量可减少 GERD 患者反流症状。

（二）抑制胃酸分泌

抑制胃酸的药物包括 H_2 受体拮抗剂（H_2-RA）和质子泵抑制剂（PPI）等。

1. 初始治疗的目的是尽快缓解症状，治愈食管炎

（1）H_2-RA 仅适用于轻至中度 GERD 治疗。H_2-RA（西咪替丁、雷尼替丁、法莫替丁等）治疗反流性 GERD 的食管炎愈合率为 50%～60%，胃灼热症状缓解率为 50%。

（2）PPI 是 GERD 治疗中最常用的药物，伴有食管炎的 GERD 治疗首选。临床奥美拉唑、兰索拉唑、泮托拉唑、雷贝拉唑和埃索美拉唑可供选用。在标准剂量下，新一代 PPI 具有更强的抑酸作用。

PPI 治疗糜烂性食管炎的内镜下 4 周、8 周愈合率分别为 80% 和 90% 左右，PPI 推荐采用标准剂量，疗程 8 周。部分患者症状控制不满意时可加大剂量或换一种 PPI。

（3）非糜烂性反流病（NERD）治疗的主要药物是 PPI。由于 NERD 发病机制复杂，PPI 对其症状疗效不如糜烂性食管炎，但 PPI 是治疗 NERD 的主要药物，治疗的疗程应不少于 8 周。

2. 维持治疗是巩固疗效、预防复发的重要措施

GERD 是一种慢性疾病，停药后半年的食管炎与症状复发率分别为 80% 和 90%，故经初始治疗后，为控制症状、预防并发症，通常需采取维持治疗。

目前维持治疗的方法有 3 种：维持原剂量或减量、间歇用药、按需治疗。采取哪一种维持治疗方法，主要根据患者症状及食管炎分级来选择药物与剂量，通常严重的糜烂性食管炎（LAC-D 级）需足

量维持治疗，NERD 可采用按需治疗。H$_2$-RA 长期使用会产生耐受性，一般不适合作为长期维持治疗的药物。

（1）原剂量或减量维持：维持原剂量或减量使用 PPI，每日 1 次，长期使用以维持症状持久缓解，预防食管炎复发。

（2）间歇治疗：PPI 剂量不变，但延长用药周期，最常用的是隔日疗法。3 日 1 次或周末疗法因间隔太长，不符合 PPI 的药代动力学，抑酸效果较差，不提倡使用。在维持治疗过程中，若症状出现反复，应增至足量 PPI 维持。

（3）按需治疗。按需治疗仅在出现症状时用药，症状缓解后即停药。按需治疗建议在医师指导下，由患者自己控制用药，没有固定的治疗时间，治疗费用低于维持治疗。

3. Barrett 食管（BE）治疗

虽有文献报道 PPI 能延缓 BE 的进程，尚无足够的循证依据证实其能逆转 BE。BE 伴有糜烂性食管炎及反流症状者，采用大剂量 PPI 治疗，并长期维持治疗。

4. 控制夜间酸突破（NAB）

NAB 指在每天早、晚餐前服用 PPI 治疗的情况下，夜间胃内 pH < 4 持续时间大于 1 h。控制 NAB 是治疗 GERD 的措施之一。治疗方法包括调整 PPI 用量、睡前加用 H$_2$-RA、应用血浆半衰期更长的 PPI 等。

（三）对 GERD 可选择性使用促动力药物

在 GERD 的治疗中，抑酸药物治疗效果不佳时，考虑联合应用促动力药物，特别是对于伴有胃排空延迟的患者。

（四）手术与内镜治疗应综合考虑，慎重决定

GERD 手术与内镜治疗的目的是增强 LES 抗反流作用，缓解症状，减少抑酸剂的使用，提高患者的生活质量。

BE 伴高度不典型增生、食管严重狭窄等并发症，可考虑内镜或手术治疗。

十、中西医优化选择

本病为临床常见的一种慢性病，易反复发作。由于其 LES 张力难能得到根本改善，故约 80% 病例在 6 个月内复发，因此需要长期服药，维持治疗。如配合中医辨证施治，能持久地改善症状，维持缓解，并减少西药的用量，辨证与辨病结合，整体与局部兼治，往往收到较好疗效。

抑制胃酸分泌是目前治疗 GERD 的基本方法，其中 PPI 是 GERD 治疗中最常用的药物，EE 患者中、短期应用 PPI 的临床试验表明，PPI 治愈食管炎和完全缓解胃灼热症状的速度较 H$_2$-RA 更快。但 PPI 缓解 NERD 患者胃灼热症状的疗效低于 EE 患者，并且 PPI 对胆汁反流或混合反流引起的症状疗效欠佳。此外，GERD 的发病与胃食管动力密切相关，单纯的抑酸治疗有时效果不佳，可以考虑是否是食管、胃的动力障碍性疾病，常用的促动力药物包括多潘立酮、莫沙比利等。

中医认为肝胃不和、胃气上逆是 GERD 本病的基本病机，"醒胃必先制肝，培土必先制木"，制肝和胃是治疗的关键。如对于反酸、胃灼热者，临床可联合 PPI 或单用中药治疗，以缓解患者症状，以左金丸合二陈汤加减，黄连苦寒泻火制肝，吴茱萸辛热入肝降逆，配以乌贼骨、瓦楞子、白及、陈皮、半夏和茯苓等药物制肝和胃、抑酸护膜；对于嗳气、上腹胀患者，可联合促动力药或单用降逆和胃之方药，如旋覆代赭汤加减，配以刀豆壳、柿蒂、丁香等，以行气降逆。肝胃同治，肝气得舒，胃气得降，诸症可愈。

十一、饮食调护

本病患者进食不宜过饱，睡前 3 h 不进食，避免高脂饮食，限制咖啡因、酒精、酸辣食品、巧克力等，以减少反流。食物的做法宜软而烂，多采用煮、炖、熬、蒸等方法烹调，可将食物加工成糊状或肉泥、菜泥、果泥等。

本病初起，可少量服用蜂蜜水，橄榄油或麻油，既保护食管黏膜，又可润肠通便。平时可用薤白30 g、苡米 60 g 煮烂熟透，频频喝下。同时可根据中医分型对患者进行饮食辨证调护。

（1）肝胃郁热型：不宜食辛辣、煎炸、油腻的刺激性食物，忌吃热性羊肉、牛肉、姜、葱、酒等食物。

（2）痰气交阻型：可进水梨、百合、白木耳、橘皮等清热化痰、益气健脾之食物，少进食鸡蛋、肥肉、鱼、虾、蟹等荤腥油腻及甜食和冷饮等。

（3）胃阴不足，虚热内生者，可用猪肚 1 个，蒲公英 100 g，生地 100 g，麦冬 100 g，加水煮烂熟，再加少许作料，单吃猪肚，饮汤；若口干、便结明显，可用梨汁、藕汁频饮。

（4）脾胃虚寒者，可用干姜 6 g，胡椒 10 粒，山药粉 30 g，共研末，每次 6 g，每天 2～3 次，用开水冲服。

第六章 儿科常见疾病

第一节 感冒

小儿感冒是因感受外邪引起的外感疾病，临床以发热、恶寒、鼻塞、流涕、咳嗽、咽红为特征。一年四季均有发生，尤以冬春季节和气候变化时发病率高。任何年龄皆可患病，但幼儿和体质虚弱的小儿更容易发病。本病轻者称伤风，重者称感冒，有流行性的称为时行感冒。感冒病情较轻，一般预后良好。

由于小儿具有肺常不足、脾常不足、肝常有余的生理特点，故感邪之后容易出现夹痰、夹滞、夹惊的兼证，且小儿"体禀少阳"，故感邪后以热证居多。若小儿由于禀赋不足、病后失养导致体质虚弱，则容易反复感冒，称之为复感儿。体质差的小儿易引起心悸、怔忡等病证。这是小儿与成人感冒有所不同的地方。

西医称四时感冒为急性上呼吸道感染，简称"上感"，90%以上由病毒感染引起；称时行感冒为流行性感冒，简称"流感"。"上感"有两种特殊类型：①疱疹性咽峡炎，为柯萨奇A组病毒所致；②咽结合膜热，为腺病毒所致。

一、病因病机

（一）病因

1. 外因

小儿脏腑娇嫩，肌肤疏薄，卫外不固，加之寒暖不知自调，易于感受外邪。其中外邪以六淫为主，风邪为先。

2. 内因

体质虚弱，调护失宜。

（二）病机

感冒的病变部位主要在肺卫，可累及肝、脾。病机为邪犯肺卫。肺为娇脏，主宣肃，外合皮毛，开窍于鼻。外邪自皮毛、口鼻而入，客于肺卫，导致腠理开合不利，卫阳阻遏，肺气失宣，因而出现发热恶寒、鼻塞流涕、咳嗽喷嚏等邪侵肺卫证候，故感冒的病变部位主要在肺卫。小儿"体禀少阳"，感邪之后易于从阳化热。无论感受寒邪，还是感受热邪，皆可化热，出现发热，甚至高热。小儿感邪之后，易于传变。或表证未解，里证已现，或形成表寒里热证。

1. 基本病机

感冒的基本病机为邪犯肺卫。

2. 常证病机

（1）风寒感冒：小儿形气未充，腠理疏薄，表卫不固，冷暖不能自调，易感外邪。风寒之邪经皮毛而入，束于肌表，郁于腠理，致使卫阳不得宣发，而发热、恶寒、无汗；肺气失宣，则致鼻塞、流涕、咳嗽；寒邪郁于太阳经脉，气血凝滞不通，则致头痛、身痛、肢节酸痛。

（2）风热感冒：风热之邪由口鼻而入，侵犯鼻咽而见鼻塞不通，流浊涕，打喷嚏，咽干而痒，或咽红肿痛。邪在卫表，则致发热重，恶风，微有汗出；风热上扰则头痛；肺气不宣则咳嗽。

（3）暑湿感冒：暑为阳邪，暑多夹湿，暑湿之邪束表困脾。卫表失宣则发热，无汗；暑邪郁遏，清阳不升，则头晕或头痛；湿邪遏于肌表，则身重困倦；湿邪困于中焦，阻碍气机，则食欲不振。

（4）体虚感冒：小儿具有脏腑娇嫩、肺常不足、腠理不密、肌肤疏薄、卫外不固的生理特点，加之小儿寒暖不能自调，若再先天禀赋不足，后天失养，抗病能力下降，则更易于感受外邪。甚至感冒尚未痊愈，又发第2次感冒，反复不已，成为复感儿。

3. 兼夹证病机

（1）感冒夹滞：由于小儿具有脾常不足、乳食不知自节的生理特点，若调护失宜，易致乳食积滞，体质下降。此时不但易感外邪，而且感邪之后与积合邪，形成感冒夹滞证。同时，感邪之后可影响小儿脾胃的运化功能，若再失于调摄，饮食不节，则易产生乳食停积，食滞中焦，出现感冒夹滞之证。

（2）感冒夹痰：小儿"肺常不足"，邪侵肺卫，肺失清肃，津液凝聚，化而为痰；或影响到脾的运化功能而化湿生痰，以致痰阻气道，咳嗽加剧，喉间痰鸣，成为感冒夹痰。

（3）感冒夹惊：小儿具有心常有余、肝常有余、神气怯弱的生理特点。若素有客忤之证，复感外邪；或感邪之后，偶受惊吓；或由于邪热入里，热极生风，风火相煽，成为感冒夹惊。

总之，本病由于六淫、时行邪毒侵袭人体而发病，致病原因以风邪为主。风为百病之长，不同季节往往与其当令之邪相合而伤人，如冬季多风寒、春季多风热、夏季多兼暑湿、秋季多兼燥气，然以风寒、风热证多见。其病变部位在肺卫，病机为邪犯肺卫。

二、临床表现

本病临床表现轻重不一，病程长短不同。轻者仅有流涕鼻塞、打喷嚏、咳嗽、咽部不适等表证；重者高热不退、恶寒或寒战、咽部红肿疼痛溃疡或疱疹、频咳，或脘腹胀满，不思饮食；甚至抽搐惊厥。

三、诊断与鉴别诊断

（一）诊断要点

（1）气候突变，或感受外邪，或有与感冒患者密切接触史。

（2）本病起病急，以发热、恶寒、鼻塞、流涕、咳嗽、咽红为主症。

（3）感冒伴有兼夹证者，可有咳嗽加剧，喉间痰鸣；脘腹胀满，呕吐酸腐，纳呆不食，惊搐不安，大便不调等。

（4）实验室检查：病毒感染者血白细胞计数正常或偏低；病毒分离和抗体检测可明确病原体。免疫荧光、酶联免疫等方法，有利于病毒的早期诊断。细菌感染者血白细胞可增高，中性粒细胞增高，咽拭子培养可有病原体生长；链球菌引起者血中 ASO 滴度可增高。

（二）鉴别诊断

根据临床表现不难诊断，但需与以下疾病相鉴别：

1. 与流行性感冒相鉴别

流行性感冒系流感病毒、副流感病毒所致，有明显流行病史。全身症状重，如发热、头痛、咽痛、肌肉酸痛等，上呼吸道卡他症状可不明显。

2. 与急性传染病早期相鉴别

许多传染病早期均表现为类感冒症状，应根据流行病史，并抓住每个传染病的特点及实验室资料等综合分析，并观察病情演变加以鉴别。

四、辨证论治

(一)辨证要点

1. 辨风寒、风热

一般咽痒,咽红肿痛,鼻流浊涕,舌淡红,苔白或黄而干多为风热证候;若见恶寒,鼻塞,流清涕,口干渴,唇、舌、咽红为寒包热郁或寒热夹杂的证候;若咽不红或稍红,流清涕,舌淡红,苔薄白为风寒证候。

2. 辨暑热、暑湿

暑邪感冒,暑热偏盛者,发热较高,无汗或少汗,口渴,烦躁,引饮;暑湿较盛者,胸闷泛呕,体倦神萎,身热不甚,小便混浊,食少,舌苔腻。

3. 辨虚实

风寒证和风热证感冒均为实证;若反复感冒,每月至少两次以上,平时体质较差,容易出汗、畏寒则为虚证。

(二)治疗原则

感冒总的治疗原则:疏风解表。

由于感受风寒、风热之邪不同,分别采用辛温解表、辛凉解表;感受暑邪,治以清暑解表;虚证感冒较为复杂,治以扶正解表;时行感冒以清热解毒为主;夹滞者佐以消导;夹痰者佐以化痰;夹惊者佐以镇惊。

(三)分证论治

1. 常证

(1) 风寒感冒

证候表现:发热,恶寒,无汗,头痛,鼻塞流清涕,喷嚏,咳嗽,口不渴,咽不红或稍红,苔薄白,脉浮紧,指纹浮红。

证候分析:外感风寒,客于腠理,邪正交争,肌表被束,故发热,恶寒,无汗,头痛;肺气失宣,故鼻塞流清涕,咳嗽,喷嚏。咽不红、苔薄白、脉浮紧均为外感风寒之象。

治法:疏风解表,辛温散寒。

方剂:荆防败毒散加减。

方解:荆防败毒散中荆芥、防风、羌活、苏叶解表散寒;前胡宣肺化痰;桔梗宣肺利咽;甘草调和诸药。

加减:头痛明显者,加葛根、白芷散寒止痛;呕吐者,加半夏、紫苏降逆和胃。风寒感冒入里,可见寒热夹杂的证候,其临床表现为畏寒,发热,流清涕,唇、舌、咽红,咽痛,咳黄痰等。

治法:表里双解,方用柴葛解肌汤。

(2) 风热感冒

证候表现:发热较重,恶风,有汗热不退,头痛,鼻塞,或流黄涕,咳嗽声重,痰黏白或稠黄,咽红或痛,口干引饮,舌淡红,苔薄白或薄黄而干,脉浮数。

证候分析:外感风热,邪在卫表,故发热较重,有汗热不退;风热外袭,肺气失宣,故流黄涕,咳嗽痰黄,咽红。舌淡红、苔薄白或薄黄、脉浮数均为风热之象。

治法:疏风解表,辛凉清热。

方剂:银翘散加减。

方解:方中金银花、连翘解表清热;薄荷、桔梗、牛蒡子疏风散热,宣肺利咽;荆芥、豆豉辛温透表;芦根、竹叶清热生津除烦。

加减:高热,加栀子、葛根、生石膏清热;咳嗽重、痰色黄稠者,加桑叶、瓜蒌皮、杏仁宣肺止咳;咽红肿痛者,加绿萼梅、玄参清热利咽;大便秘结,加枳实、生大黄通腑泄热;咳嗽不爽者,加杏仁、前胡、浙贝母宣肺止咳。

（3）暑湿感冒

证候表现：高热无汗，头痛，头晕，身重困倦，胸闷泛恶，食欲不振，或有呕吐，腹泻，咳嗽，苔薄白或腻，脉数。

证候分析：外感暑邪，卫表不和，故高热无汗；暑多夹湿，故身重困倦；暑湿中阻则见恶心呕吐，食欲不振。苔腻为湿重之象。

治法：疏风解表，解暑清热。

方剂：新加香薷饮加减。

方解：方中香薷发汗解表化湿；金银花、连翘清热解暑；厚朴行气和中，理气消痞；扁豆健脾和中，利湿消暑。

加减：热重者，加葛根、栀子清热；湿偏重伴恶心、苔黄腻者，加佩兰、藿香芳香化湿；腹胀腹泻者，加葛根、黄芩、黄连清肠化湿；呕吐者，加半夏、竹茹降逆止呕；暑热夹湿感冒者，用银翘散合六一散。

（4）体虚感冒

证候表现：发热不高，反复发作，自汗，面色㿠白，恶风怕冷，鼻塞流清涕，肢软乏力，胃纳不香，或有咳嗽，舌淡嫩，苔薄白，脉细弱。

证候分析：本证病程较长，证情复杂。其根本是体质虚弱所致。营虚卫弱，腠理不固，故自汗，恶风；邪少虚多，故发热不高，舌淡嫩，感冒反复发作。

治法：疏风解表，调和营卫。

方剂：黄芪桂枝五物汤加减。

方解：方中黄芪益气固表，扶正祛邪；桂枝汤调和营卫。

加减：畏寒鼻塞者，加荆芥、防风辛温解表；咳嗽者，加杏仁、浙贝母、前胡宣肺止咳；阳虚受邪者，方用麻黄附子细辛汤；阴虚受邪者，方用葳蕤汤加减。

2. 兼证

（1）感冒夹惊

证候表现：除感冒症状外，兼见惊惕哭闹，睡卧不宁，一惊一乍，或体温上升中突然出现抽搐，舌质红，脉浮弦。

证候分析：本证兼见的惊惕哭闹、睡卧不宁、一惊一乍之症状系由受惊所致，或由于邪热入里，热极生风，风火相煽所致。心肝热重者舌质红，脉弦。

治法：疏风解表，清热镇惊。

方剂：银翘散合镇惊丸加减。

方解：银翘散清热解表，镇惊丸镇惊安神。

加减：常加用钩藤、僵蚕、蝉蜕清热镇惊。

（2）感冒夹滞

证候表现：除感冒症状外，兼见脘腹胀满，不思饮食，呕吐酸腐，口气秽浊，大便酸臭，或腹痛泄泻，或大便秘结，小便短黄，舌苔厚腻，脉滑。

证候分析：本证兼见的脘腹胀满，不思饮食，大便不调，小便短黄，舌苔厚腻，脉滑症状系由食滞中焦所致，食积化腐，则大便酸臭；浊气上升则口气秽浊。

治法：疏风解表，消食导滞。

方剂：在疏风解表的基础上，方用保和丸加减。

方解：保和丸消食导滞再合用解表药以解表消食。

加减：食积加山楂、神曲、鸡内金消食化积，加莱菔子、枳壳导滞消积；若大便秘结，小便短黄，壮热口渴，加大黄、枳实通腑泄热，表里双解。

（3）感冒夹痰

证候表现：除感冒症状外，兼见咳嗽，喉间有痰。

证候分析：风寒夹痰者痰白清稀，恶寒，无汗，或发热，头痛，舌淡红，苔薄白，脉浮紧或指纹浮红；风热夹痰者痰色白或黄，发热，恶风，微汗出，口渴，舌红，苔薄黄，脉浮数或指纹浮紫。

治法：疏风解表，清肺化痰。

方剂：在疏风解表的基础上，风寒夹痰证加三拗汤、二陈汤，药如麻黄、杏仁、半夏、陈皮等宣肺化痰；风热夹痰者，加桑菊饮加减，药如桑叶、菊花、瓜蒌皮、浙贝母等清肺化痰。

（四）其他疗法

1. 中成药

（1）小儿感冒颗粒：口服，每次 1/2～1 袋，1 日 3 次。疏风解表，消食化滞，用于小儿风寒感冒。

（2）小儿七星茶颗粒：开水冲服，1 次 3.5～7 g，1 日 3 次。用于小儿感冒夹惊、夹滞。

（3）双黄连口服液：口服，每次 5～10 mL，每日 3 次。辛凉解表，清热解毒，用于外感风热，发热、咳嗽、咽痛者。

（4）小儿回春丹：口服，每次 2～3 粒，1 日 3 次。用于感冒夹惊者。

（5）健儿清解液：口服，婴儿 1 次 4 mL，5 岁以内 1 次 8 mL，6 岁以上酌加。1 日 3 次。用于小儿风热夹滞感冒与风热感冒。

（6）小儿豉翘清热颗粒：口服，1 次 1 袋，1 日 3 次。用于风热感冒。

（7）至圣保元丸：口服，1～2 丸/次，1 日 3 次。用于风热感冒。

（8）小儿退热合剂：口服，5 岁以下每次 10 mL，5～10 岁每次 20～30 mL，1 日 3 次。用于小儿风热感冒。

（9）保济口服液：口服，1 次 10～20 mL，1 日 3 次，婴幼儿酌减。用于感冒夹滞证。

2. 外治法

敷脐法：退热散用蛋清调成糊状，外敷脐中。

3. 针灸疗法

（1）针法：取大椎、曲池、合谷、外关穴。头痛加太阳穴，咽痛加少商穴。用泻法，每日 1～2 次。用于风热感冒。

（2）灸法：取大椎、风池、风门、肺俞穴。用艾炷 1～2 壮，依次灸治，每穴 5～10 min，以表皮温热为宜，每日 1～2 次，用于风寒感冒。

五、预防与调护

（一）预防

（1）平时应加强锻炼，适当户外活动，以提高抗病能力。

（2）讲究卫生，常洗澡更衣，保持清洁卫生。随气候变化增减衣被，防止受凉或过热，少到公共场所，避免接触患者。

（3）食醋含漱或熏蒸室内，以预防感冒。

（二）调护

（1）发热高者应安静休息，居室环境要保持肃静。

（2）加强营养，多食有营养、易消化的食物。

（3）发热时应保证水分供应，宜饮白开水或果汁之类。

第二节　反复呼吸道感染

反复呼吸道感染（recurrent respiratory tract infection，RRTI）是指在单位时间内上、下呼吸道感染反复发作超过规定次数而言的一种临床综合征。反复呼吸道感染虽然不是一个独立的疾病，但为儿科常见的临床现象，多见于 6 个月至 6 岁的小儿，尤以 1～3 岁最常见，约占儿科门诊病人的 30%。其分为反复上呼吸道感染和反复下呼吸道感染（包括反复气管支气管炎和反复肺炎），如反复发病，迁延时久，易并发肺炎、哮喘、心肌炎、肾病等疾病，严重影响小儿的生长发育和身心健康。本病与古代医籍的虚人感冒、体虚感冒相近。中医称为反复感冒。

一、病因病机

（一）病因

小儿反复呼吸道感染多因正气不足、卫外不固、屡感外邪所引起。邪毒久恋，稍愈又作，造成往复不已之势。

（二）病机

1. 基本病机

反复呼吸道感染的基本病机为卫外不固，正虚易感。

2. 常证病机

（1）禀赋不足，胎失所养：父母精血不足，体弱而孕者；母血海虚冷经补益而孕者；孕母多病，恶阻日久不思食者；有服药堕胎不去而成孕者；有高龄得子、早产、双胎致胎失所养，生后肌骨嫩怯，腠理疏松，不耐自然界中不正之气的侵袭，一感即病。

（2）喂养不当，调护失宜：过饥过饱、过早断乳，五味偏嗜、厌食，脾胃运化功能弱，精微摄取不足，脏腑功能失健，脾肺气虚，易遭外邪侵袭。

（3）日照不足：小儿犹如温室花朵，娇嫩柔弱，不耐风寒；犹如阴地草木，一旦形寒饮冷，感冒随即发生，或他人感冒，一染即病。病后又易于发生传变。

（4）药物损伤正气：如感冒后过汗，损伤卫阳，以致表卫气虚，营卫不和，营阴不能内守而汗多，卫阳不能外御而易感。或药物使用不当，损耗正气，使抵抗力下降而反复感邪不已。

（5）正虚邪伏：外邪侵袭之后，由于正气虚弱，邪毒留恋伏于里，一旦受凉或疲劳后，新感易受，留邪内发或虽无新感，旧病复燃，诸证又起。

总之，本病的基本病机为卫外不固，正虚易感，正虚邪伏。病位在肺，常涉及脾、肾。

二、临床表现

小儿在季节更替、气候变化异常或环境改变、寒暖失调时易出现感冒、发热、乳蛾、咳嗽或肺炎喘嗽等病证，部分旧邪未了，新感又生；或感邪后邪毒留恋，缠绵难愈；或上证屡作，每年发病几次或十几次。按邪正消长变化可分为急性感染期、迁延期和感染间歇期。

（一）急性感染期

有感冒、乳蛾、咳嗽、肺炎喘嗽等病证的不同临床表现。

（二）迁延期

此期感冒、乳蛾、咳嗽、肺炎喘嗽等病证的临床症状已经缓解，或部分症状已经消失，但常留咳嗽或咳痰、低热、时流涕、多汗、困倦、烦躁、纳呆等症。

（三）感染间歇期

此期原有的感冒、乳蛾、咳嗽、肺炎喘嗽等症状消失，但有多汗、面色无华或少华、纳呆、肌肉松软、消瘦或虚胖等表现，若调护不当，病情极易反复。

总之，外邪屡犯损伤人体正气，破坏人体免疫功能，严重影响小儿的生长发育和身心健康。

三、诊断与鉴别诊断

（一）诊断要点

本病按不同年龄每年呼吸道感染的次数诊断，诊断标准参照2007年9月全国儿科呼吸学术会议制定的"反复呼吸道感染的临床概念和处理原则"，见表6-1。

表6-1 反复呼吸道感染的诊断标准

年龄（岁）	上呼吸道感染（次/年）	下呼吸道感染（次/年）
0～2	7	支气管炎3或肺炎2
～5	6	2
～14	5	2

其中，两次感染的间隔期至少7d以上，若上呼吸道感染次数不够，可加下呼吸道感染次数，反之则不能。反复肺炎指1年内反复患肺炎≥2次，肺炎须由肺部体征和影像学证实，两次肺炎间期肺炎体征和影像学改变应完全消失。确定次数须连续观察1年。

（二）鉴别诊断

1. 与过敏性咳嗽相鉴别

过敏性咳嗽为痰邪内蕴，接触发物而发病，表现为刺激性干咳，多为阵发性，白天或夜间咳嗽，常伴有咽喉发痒，油烟、灰尘、冷空气等容易诱发。通气功能正常，诱导痰细胞学检查嗜酸粒细胞比例不高。抗生素治疗无效。

2. 与变应性鼻炎相鉴别

变应性鼻炎多见于痰湿寒性体质的儿童。晨起鼻痒、鼻塞、流涕、打喷嚏，常因接触发物而发病。常诉咽喉部异物感、口咽黏液附着、频繁清喉、咽痒不适等。有时声音嘶哑，讲话也会诱发咳嗽。通常发病前有上呼吸道疾病史。抗组胺药治疗有效。

四、辨证论治

（一）辨证要点

小儿反复呼吸道感染的辨证重在明察邪正消长变化。

1. 辨病程分期

（1）急性感染期：六淫之邪外犯机体，正邪相争。此期以邪实为主，表现为感冒、乳蛾、咳嗽、肺炎喘嗽等病证。

（2）迁延期：正邪进一步交争，正邪均有削减，以正虚邪恋为主。表现为感冒、乳蛾、咳嗽、肺炎喘嗽等病证缓解，部分症状消失，但常留咳嗽或咳痰、低热、时流涕、多汗、困倦、烦躁、纳呆等症状。

（3）感染间歇期：此期表现为正气受损，邪气已退。原有的感冒、乳蛾、咳嗽、肺炎喘嗽等病证消失，但可表现多汗、面色无华或少华、纳呆、肌肉松软、消瘦或虚胖等。此期以正虚为主，关键不在邪多而在正虚。

2. 辨脏腑虚实

本病以本虚标实为主。感染期以邪实为主，迁延期正虚邪恋，感染间歇期则以正虚为主。初起时多有外感表证，当辨风寒、风热、外寒里热之不同，夹积、夹痰之差异；迁延期邪毒渐平，虚象显露，食滞、积热、痰阻未尽，肺、脾、肾虚象显现；感染间歇期关键已不是邪多而是正虚，当辨肺、脾、肾何脏虚损。

（二）治疗原则

反复呼吸道感染总的治疗原则：扶正解表。

本病应分期分证论治。在急性感染期，按不同的病证论治，同时适当注意照顾小儿正虚的体质特点。迁延期以扶正为主，兼以祛邪，正复邪自退。感染间歇期当固本为要，或补气固表，或运脾和营，或补肾壮骨。

（三）分证论治

1. 肺脾气虚

证候表现：反复外感，面黄少华，形体消瘦，肌肉松软，少气懒言，气短，食少纳呆，口不渴，多汗，动则易汗，或大便溏薄，舌质淡，苔薄白，脉无力，指纹淡。

证候分析：本证多见于后天失调，喂养不当，乏乳早断之小儿。由于小儿肺脾两虚，日久生化乏源，宗气不足，卫外不固，终成此证。其肺虚为主者屡受外邪，咳喘迁延，多汗；脾虚为主者面黄少华，肌肉松弛，厌食便溏。

治法：补肺健脾，扶正解表。

方剂：玉屏风散合六君子汤加减。

方解：玉屏风散补肺固表，六君子汤健脾。两方合用，补肺健脾扶正。

加减：汗多者加浮小麦；纳呆者加莱菔子、鸡内金、炒谷芽、焦山楂开胃消食；余邪未清者加黄芩、连翘清其余热；便溏者加炒薏苡仁健脾化湿。

2. 营卫失调

证候表现：反复外感，恶风恶寒，面色少华，四肢不温，多汗易汗，汗出不温，舌淡红，苔薄白，脉无力，指纹淡红。

证候分析：本证特征是汗出多而不温，多见于肺气虚弱、卫阳不足小儿，或在首次感冒后治疗不当，或服解表发汗药过剂，汗出过多，余毒未尽，肌腠空虚，络脉失和，外邪极易再次乘虚而入。识证之要不在于邪多而在于正虚。其邪毒留恋的表现为咽红，扁桃体肿大不消，或肺炎喘嗽久不康复等。

治法：调和营卫，扶正解表。

方剂：黄芪桂枝五物汤加减。

方解：桂枝汤调和营卫，加炙黄芪固表止汗。全方调和营卫，扶正解表。

加减：咳嗽者加杏仁、炙款冬花宣肺止咳；身热未清加青蒿、银柴胡清宣肺热；咽红、扁桃体肿大加玄参、射干利咽化痰消肿。

3. 脾肾两虚

证候表现：反复外感，面色萎黄或面白少华，形体消瘦，肌肉松软，鸡胸龟背，腰膝酸软，形寒肢冷，四肢不温，发育落后，喘促乏力，气短，动则喘甚，少气懒言，多汗易汗，食少纳呆，大便溏烂，或五更泄泻，夜尿多，舌质淡，苔薄白，脉沉细无力。

证候分析：本证多因先天禀赋不足，或后天失养，固护失宜，日照不足，骨骼生长不良，肾虚骨弱，肺卫不固，故软弱不堪风寒。此证的特征是生长发育迟缓。

治法：温肾健脾，扶正解表。

方剂：金匮肾气丸合理中丸加减。

方解：金匮肾气丸温补肾阳，合理中丸温中健脾。两方合用，温肾健脾，扶正解表。

加减：五迟者加鹿角霜、补骨脂、生牡蛎补肾壮骨；汗多加炙黄芪、煅龙骨益气固表；低热加鳖甲、地骨皮清其虚热；阳虚者加鹿茸、紫河车、肉苁蓉温阳固本。

4. 肺脾气阴两虚

证候表现：反复外感，面白颧红少华，食少纳呆，口渴，盗汗自汗，手足心热，大便干结，舌质红，苔少或花剥，脉细数，指纹淡红。

证候分析：本证多见于素体阴虚，过食辛热之品，或过用温热，或发汗太过，阴津受损。气阴两虚，不荣肌肤，卫外不固，则面黄少华，形体消瘦，反复受邪感冒；气虚则自汗；阴虚则盗汗；阴虚生热，故见手足心热、大便干结、舌红少苔、脉细数等症。

本证以反复外感、多汗、手足心热、大便干结、舌红、少苔或苔花剥为特征。

治法：养阴益气，扶正固表。

方剂：生脉散合沙参麦冬汤加减。

方解：生脉散益气扶正，沙参麦冬汤养阴。两方合用，养阴益气，扶正解表。

加减：便秘加瓜蒌仁、枳壳润肠通腑；虚热加地骨皮、银柴胡清热除蒸。

5. 脾胃伏火

证候表现：时发热、咳嗽，口渴，伴口臭或口舌生疮，消谷善饥，弄舌，易汗出，夜寐欠安，大便干。咽红或咽痛，舌红，苔黄，脉滑数。平时有热毒内伏表现，如扁桃体肿大、咽红、淋巴结肿大等。

证候分析：脾开窍于口，唇为脾之外候，今脾有伏火郁热，上熏蒸于口、唇，故见口舌生疮、咽红或咽痛、口臭、烦渴、口燥唇干、发热等。脾胃相表里，脾热及胃，以致津液内耗，而见烦渴，热能令人消谷，故可见消谷善饥。舌为心之苗，脾脉连舌本，散舌下，故弄舌为心脾伏火。因此，脾胃伏火是该证的主要病机。

治法：泻脾清胃，扶正解表。

方剂：泻黄散加减。

方解：生石膏配栀子清热泻火为君药；防风味辛苦微温，取"火郁发之"之意，配藿香化湿醒脾，以振奋脾胃气机共为臣；甘草和中泻火，蜜和酒调服，缓调中上焦，使泻脾而不伤正。通过泻脾清胃，以达扶正解表之目的。

加减：咽痛者加桔梗、牛蒡子、芦根；有痰者加浙贝母、瓜蒌清热化痰；肺热重者加地骨皮、桑皮清泻肺热；口臭者加黄连、山楂清胃消食；脘腹胀者加砂仁、莱菔子理气消积。

（四）其他疗法

1. 中成药

（1）健儿清解液：口服，婴儿1次4 mL，5岁以内1次8 mL，6岁以上酌加，1日3次。用于口腔糜烂、咳嗽咽痛、食欲不振、脘腹胀满等症。

（2）百令胶囊：每服1/2～1粒，每日2次，连服3～6个月。用于肺气不足证。

（3）小儿清热止咳口服液/合剂：口服，1～2岁1次3～5 mL，3～5岁1次5～10 mL，6～14岁1次10～15 mL，1日3次，用时摇匀。用于脾胃伏火证。

（4）猴枣牛黄散：口服，1岁以上1次0.36 g，未满周岁1次0.18 g。1日2～3次。用于痰涎壅盛、日久不消者。

（5）玉屏风颗粒：口服，每次5 g，每日2次，连服3～6个月。用于肺卫不固证。

2. 外治法

（1）耳压法：取穴咽喉、气管、肺、大肠、脾、肾、内分泌、皮质下、神门、脑干、耳尖（放血）。每2～3穴为1组，左右交替贴。先用75%酒精棉球消毒耳郭皮肤，取0.4 cm×0.4 cm方形胶布，中心贴1粒王不留行籽，对准耳穴贴压，用手轻按片刻，6 d为1个疗程。

（2）伏九贴敷疗法：选取白芥子、细辛、甘遂、皂荚、五倍子、冰片，共研细末。适量用姜汁调成糊状，将药物贴于大椎及双侧肺俞、膏肓穴，每次贴4～6 h。于每年三伏天、三九天各治疗3次。

3. 针灸疗法

（1）针灸：①肺卫不固者，治以益气固表。主穴：合谷、足三里、肺俞；配穴：天枢、中脘、关元。②脾胃不和者，治以调和脾胃。主穴：足三里、脾俞、胃俞；配穴：天枢、上脘、中脘、下脘。

（2）穴位注射法：双足三里穴位注射黄芪注射液。常规注射消毒，得气后注射，每次每穴0.5 mL。隔3～4 d注射1次，1周2次，4周为1个疗程，连用2～3个疗程。

4. 推拿疗法

补脾经、补肾经、揉肾经，用于反复呼吸道感染多汗者。推印堂、推坎宫、揉太阳、拿风池、拿肩井、拿曲池、揉合谷、揉中脘。每次2～3穴为1组，交替使用。

五、预防与调护

（1）注意保持居室空气流通，阳光充足，多参加户外活动，并适时增减衣物，防寒保暖。感冒流行期间勿去公共场所。

（2）积极治疗和清除感染灶，避免滥用药物。

（3）提倡母乳喂养，饮食多样而富于营养，不偏嗜冷饮及肥甘厚腻。

（4）加强儿童的自我管理教育与宣传教育，增强患儿及家属的防治知识与抗病积极性。按时预防接种。

（5）保持心情舒畅，劳逸适当。

（6）接种流感疫苗。

第七章 心血管科常见病中医治疗

第一节 心悸

心悸是指由于气血阴阳亏虚，痰饮瘀血阻滞，心失所养，心脉不畅，导致心中急剧跳动，惊慌不安，不能自主为主要表现的一种病证。临床上多呈发作性，每因情志波动或劳累过度而发作，且常伴胸闷、气短、失眠、健忘、眩晕、耳鸣等症。病情较轻者为惊悸，病情较重者为怔忡，可呈持续性。

《黄帝内经》中无心悸或惊悸、怔忡之病名，有关心悸的描述主要是关于病因，如宗气外泄，心脉不通，突受惊恐，复感外邪等。其次是对于心悸脉象变化的认识，文中记载脉律不齐是本病的表现，如《素问·三部九候论》说："参伍不调者病。"《素问·平人气象论》说："脉绝不至曰死，乍疏乍数曰死。"这是关于心悸时严重脉律失常与疾病预后关系的最早记载。

心悸的病名首见于汉代张仲景的《伤寒论》和《金匮要略》，主要病因有惊扰、水饮、虚劳及汗后受邪等，并记载了心悸时表现的结、代、促脉及其区别，提出了基本治则与方药，如"伤寒，心动悸，脉结代，炙甘草汤主之"，炙甘草汤作为治疗心悸的常用方药沿用至今。

此后宋代成无己在《伤寒明理论》中提出心悸病因不外气虚、痰饮两端，明代虞抟在《医学正传·惊悸怔忡健忘证》对惊悸、怔忡的区别与联系有详尽的描述，清代《医林改错》重视瘀血内阻导致心悸怔忡，记载了用血府逐瘀汤治疗，每多获效。

西医学中各种原因引起的心律失常、心功能不全、一部分神经官能症等，如表现以心悸为主症者，均可参照本病辨证论治，同时结合辨病处理。

一、病因病机

（一）体虚劳倦

《丹溪心法·惊悸怔忡》言："人之所主者心，心之所养者血，心血一虚，神气不守，此惊悸之所肇端也。"心主神志，赖气血以奉养，如人之先天禀赋不足，或后天失调，素体虚弱，或久病伤正，耗损心之气阴，或劳倦太过伤脾，生化之源不足，气血阴阳亏乏，脏腑功能失调，均可导致心神失养、神失所藏而发为心悸。

（二）七情所伤

平素心虚胆怯之人，突遇惊恐，忤犯心神，心神动摇，不能自主而心悸。如《素问·举痛论》所说："惊则心无所倚，神无所归，虑无所定，故气乱矣。"长期忧思不解，阴血暗耗，不能养心而心悸；或肝气郁结，气郁化火，痰火扰心，心神失宁而心悸。

此外，七情过激，如大怒伤肝、大恐伤肾，怒则气逆，恐则精劫，阴虚于下，火逆于上，动撼心神，亦可发为惊悸。

（三）感受外邪

风、寒、湿三气侵袭于人之肌肤筋脉而形成痹证，痹证日久，复感外邪，内舍于心，痹阻心脉，心血运行受阻，发为心悸。如《素问·痹论》指出："脉痹不已，复感于邪，内舍于心"，"心痹者，脉不通，烦则心下鼓。"或由于风寒湿热之邪侵袭血脉，内舍于心，耗伤心气心阴，亦可引起心悸、温病、疫毒灼伤营阴，心失所养，或邪毒内扰心神，如春温、风温、暑温、白喉等病，往往伴见心悸。

（四）药食不当

嗜食肥甘厚味，蕴热化火生痰，痰火上扰心神则为心悸。或因药物过量或毒性较剧，耗伤心气，损伤心阴，引起心悸，如中药附子、乌头、雄黄、蟾酥、麻黄等，西药锑剂、洋地黄、奎尼丁、阿托品、肾上腺素等，使用不当时均可引起心悸。

心悸的病因虽多，但病机不外乎气血阴阳亏虚，心失所养，或邪扰心神，心神不宁。本病的病位在心，与肝、脾、肾、肺四脏密切相关，如肝失疏泄，气滞血瘀，心气失畅；脾胃虚弱，气血乏源，心神失养；或脾失健运，痰湿内生，扰动心神；肾阴不足，不能上制心火，水火失济，心肾不交；或肾阳亏虚，心阳失于温煦，阴寒凝滞心脉；热毒犯肺，肺失宣肃，内舍于心，血运失常；或肺气亏虚，宗气不行，不能助心以治节，心脉运行不畅，均可引发心悸。

心悸的病理性质主要有虚、实两方面。虚者为气、血、阴、阳亏损，使心失滋养而致心悸；实者多由痰火扰心，水饮上凌或心血瘀阻，气血运行不畅所致。虚实之间可以相互夹杂或转化。

实证日久，病邪伤正，可分别兼见气、血、阴、阳之亏损，而虚证也可因虚致实，兼见实证表现，临床上阴虚者常兼火盛或痰热；阳虚者易夹水饮、痰湿；气血不足者易兼气血瘀滞。

在心悸的病程进展中，初起以心气虚为常见，可表现为心气不足、心血不足、心脾两虚、心虚胆怯、气阴两虚等证，气虚日久，病久阳虚者则表现为心阳不振，脾肾阳虚，甚或水饮凌心之证；阴虚血亏者多表现为肝肾阴虚、心肾不交等证、若阴损及阳，或阳损及阴，可出现阴阳俱损之候、若病情恶化，心阳暴脱，可出现厥脱等危候。

二、诊断

（一）诊断要点

1. 病史

患者诉心慌或胸中悸动不安，常由情志刺激如惊恐、紧张，或由劳倦、饮酒、饱食等因素而诱发。

2. 临床特征

自觉心搏异常，或快速，或缓慢，或跳动过重，或忽跳忽止，呈阵发性或持续不解，神情紧张，心慌不安，不能自主，伴有胸闷不舒，易激动，心烦寐差，气短乏力，头晕等症j中老年患者可伴有心胸疼痛，甚则喘促，汗出肢冷，或见晕厥。诊脉可见数、促、结、代、缓、沉、迟等脉象。

（二）辅助检查

（1）凡诉心悸之患者均应作心电图检查。心电图是检测心律失常有效、可靠、方便的手段。

（2）临床配合测量血压、X线胸部摄片、心脏超声检查等更有助于明确诊断。

（三）类证鉴别

1. 心悸与奔豚

奔豚发作之时亦觉心胸躁动不安。《难经·五十六难》云："发于小腹，上至心下，若豚状，或上或下无时"，称之为肾积。本病与心悸的鉴别要点为：心悸为心中剧烈跳动，发自于心；奔豚乃上下冲逆，发自少腹。

2. 心悸与卑惵

《证治要诀·怔忡》描述卑惵症状为："痞塞不欲食，心中常有所歉，爱处暗室，或倚门后，见人则惊避，似失志状"。其病因在于"心血不足"。卑惵之胸中不适由于痞塞。心悸则缘于心跳，有时坐卧不安，但不避人，无情志异常。卑惵为一种以神志异常为主的病证，一般无促、结、代、疾、迟等脉象出现。

三、辨证论治

（一）辨证要点

1. 辨别惊悸与怔忡

心悸可分为惊悸与怔忡、大凡惊悸发病，多与情绪因素有关，可由骤遇惊恐、忧思恼怒、悲哀过极或过度紧张而诱发，多为阵发性，病来虽速，病情较轻，实证居多，可自行缓解，不发时如常人；怔忡多由久病体虚，心脏受损所致，无精神等诱发因素亦可发生，常持续心悸，心中惕惕，不能自控，活动后加重，多属虚证，或虚中夹实；病来虽渐，病情较重，不发时亦可兼见脏腑虚损症状。惊悸日久不愈亦可发展成怔忡。

2. 详辨虚实，确定脏腑定位

心悸的辨证应分清虚实，虚者系指脏腑气血阴阳亏虚，实者多指痰饮、瘀血、火邪上扰，虚者应进一步分清气血阴阳亏损与脏腑定位，同时应分清心脏与他脏病变的相互关系与轻重缓急。

3. 结合主诉详析脉象

分析脉象变化是心悸辨证中的重要内容，心悸常见的脉象属于快速型的有数脉、疾脉、极脉、脱脉、浮脉；属于迟缓型的有缓脉、迟脉、损脉、败脉、夺精脉；属于节律不齐型的有促脉、结脉、代脉。

临床上应结合症候表现推断脉证从舍，确定阴阳虚实变化，如阴盛则结，脉迟而无力为虚寒，脉象迟、结、代者多为虚寒，其中结脉又多见于气血凝滞，代脉则见于脏气衰微；又如阳盛则促，数为阳热，但若脉虽数、促而沉细，伴有气短、水肿、肢冷、舌淡者，则为虚寒之象；类似情况如弦滑虽为实证脉象，但久病体虚或病情重笃之人见脉象弦滑搏指者多为逆，属预后不良的表现。

（二）治疗原则

心悸临床表现复杂，证候往往虚实相兼，气血同病，治疗时首应分清虚实。虚证分别予以补气、养血、滋阴、温阳；实证则应祛痰、化饮、清火、行瘀。虚实错杂者则根据虚实的主次、缓急各有不同，当相应兼顾，同时，由于心悸以心神不宁为其基本病理环节，故安神为心悸基本治法之一，临证之际必须在上述治疗基础上酌情配合养心安神和（或）镇惊安神之方药。

（三）分证论治

1. 心虚胆怯证

证候：心悸不宁，善惊易恐，坐卧不安，不寐多梦而易惊醒，恶闻声响；伴胸闷气短，自汗出，烦劳则甚；苔薄白，脉细略数或细弦。

证候分析：本证以心胆气虚，心神失养，神不守舍为基本病机。心气不足易致神浮不敛，心神动摇，则心悸不宁、少寐多梦；胆气怯弱则善惊易恐，恶闻声响；心胆俱虚则更易为惊恐所伤，稍惊即悸；心位胸中，心气不足，胸中宗气运转无力，故胸闷气短；气虚卫外不固则自汗；烦劳耗气，心气益虚，故劳则加重；脉象细数或弦细为心胆气虚之象。本证以心悸不宁，善惊易恐，恶闻声响为辨证要点。

治法：镇惊定志，养心安神。

方药：安神定志丸加减。气短乏力，头晕目眩，动则为甚，静则悸缓，为心气虚损明显，重用人参，加黄芪以加强益气之功；如有畏寒怕冷，四肢欠温，心肾阳虚者，加用桂枝、附子，以温通心阳；面色不华，唇舌色淡属心血不足者，加阿胶、首乌、龙眼肉以滋养心血；心气郁结，心悸烦闷，精神抑郁，加柴胡、郁金、合欢皮、绿萼梅以疏肝解郁；气虚夹瘀而见唇舌色暗、脉结代者可加丹参、川芎、红花、郁金等药。

2. 心血不足证

证候：心悸气短，头晕目眩，失眠健忘，多梦神疲，倦怠乏力，思虑劳心则甚；面色无华，口唇色淡；舌淡红，脉细弱。

证候分析：本证以心血亏虚，心神失养为基本病机。思虑劳心，暗耗心血，或脾气不足，生化乏源，皆可致心失血养、心神不宁而见心悸，失眠健忘，多梦神疲；血虚则不能濡养脑髓，故见头晕目眩；血虚不能上荣，故面色无华，唇舌色淡；心脾两虚，清阳不能实四肢，则见气短而倦怠乏力；思虑过度可劳伤心脾，故思虑劳心则诸症加重；气血虚弱，脉道失充，则脉细弱。本证的辨证要点为心动悸而面色不华，唇舌色淡，脉细弱。

治法：补血养心，益气安神。

方药：归脾汤或炙甘草汤加减。如伴见阳虚而汗出肢冷，加附子、黄芪、煅龙骨、煅牡蛎；兼阴虚，重用麦冬、地黄、阿胶，加沙参、玉竹、石斛；如有纳呆腹胀，加陈皮、谷芽、麦芽、神曲、山楂、鸡内金、枳壳健脾助运；失眠多梦较重者，选加合欢皮、夜交藤、五味子、柏子仁、莲子心等养心安神。

如气血不足，心阴亏损，心阳阻遏，心脉不畅而见心动悸，脉结代，舌淡红少津，苔少或无者，治以益气养血、通阳复脉，用炙甘草汤加减。若热病后期损及心阴而心悸者，以生脉散加减，有益气养阴补心之功。

3. 阴虚火旺证

证候：心悸易惊，心烦失眠，五心烦热，口干，盗汗；伴耳鸣腰酸，头晕目眩，或双目干涩，急躁易怒；舌红少津，苔少或无，脉象细数。

证候分析：本证以肝肾阴虚，水不济火，心火内动，扰动心神为基本病机。肾水亏虚，水不济火，心火偏亢，心神不宁，故心悸易惊，心烦失眠；腰为肾之府，肾主骨生髓，肾阴不足，骨骼失养，故腰膝酸软；脑海失充，则眩晕耳鸣；肝开窍于目，肝阴不足，不能濡目，故两目干涩；阴虚火旺，虚火内蒸，则五心烦热，潮热盗汗；肝肾阴亏，水不涵木，肝火内炽，故急躁易怒；阴液亏虚，不能上润，故咽干口燥；舌质红、少苔、脉细数皆为阴虚之征。本证以心悸易惊，头晕目眩，急躁易怒，双目干涩，脉弦细为辨证要点。

治法：滋阴清火，养心安神。

方药：天王补心丹、朱砂安神丸加减。肾阴亏虚，虚火妄动，遗精腰酸者，加龟甲、熟地、知母、黄檗，或加服知柏地黄丸；肝阴不足，虚风内动而见虚烦、头晕、肌肉抽动者，酌加白芍、龟甲、龙骨、牡蛎、珍珠母养肝熄风；若阴虚而火热不明显者，可单用天王补心丹；若阴虚兼有瘀热者，加赤芍、丹皮、桃仁、红花、郁金等清热凉血、活血化瘀；若有气短自汗者可加用生脉散。

4. 心阳不振证

证候：心悸不安，胸闷气短，动则尤甚；面色苍白，形寒肢冷；舌淡苔白，脉象虚弱或沉细无力。

证候分析：本证以心阳虚衰，无以温养心神为基本病机一久病体虚，损伤心阳，心失温养，则心悸不安；胸中阳气虚衰，宗气运转无力，故胸闷气短；心阳虚不能温煦肌肤肢体，故面色苍白，形寒肢冷；阳气虚衰，无力推动血行，故脉象虚弱无力，心悸胸闷，形寒肢冷，舌淡红，脉沉细无力为本证辨证要点。

治法：温补心阳，安神定悸。

方药：桂枝甘草龙骨牡蛎汤合参附汤加减形寒肢冷者，重用人参、黄芪、附子、肉桂温阳散寒；大汗出者重用人参、黄芪、煅龙骨、煅牡蛎、山萸肉益气敛汗，或用独参汤煎服；兼见水饮内停，肢体水肿者，加葶苈子、五加皮、车前子、泽泻等利水化饮；夹瘀血者，加丹参、赤芍、川芎、桃仁、红花；兼见阴伤者，加麦冬、甘枸杞、玉竹、五味子；心阳不振，以致心动过缓者，酌加炙麻黄、补骨脂，重用桂枝以温通心阳。

5. 水饮凌心证

证候：心悸眩晕，胸闷痞满，渴不欲饮，小便短少，或下肢水肿，形寒肢冷；伴恶心欲吐，时有清涎；舌淡胖，苔白滑，脉象弦滑或沉细而滑。

证候分析：本证以脾肾阳虚，水饮内停，上凌于心为基本病机。阳虚不能化水，水饮内停，上凌于心，故见心悸；饮阻于中，清阳不升，则见眩晕；饮邪阻碍中焦，胃失和降，则胸闷脘痞，渴不欲饮，恶心呕吐，口吐清涎；阳气虚衰，不能温化水湿，膀胱气化失司，故小便不利；脾肾阳虚，饮溢肢体，故见下肢水肿，形寒肢冷；舌质淡胖、苔白滑、脉弦滑或沉细而滑皆为水饮内停之象。本证的辨证要点是心悸眩晕，下肢水肿，形寒肢冷，舌淡胖，苔白滑，脉弦滑或沉细而滑。

治法：振奋心阳，化气行水，宁心安神。

方药：苓桂术甘汤加减，如患者兼见恶心呕吐，加半夏、陈皮、生姜以和胃降逆；如兼见肺气不宣、肺有水湿而咳喘胸闷，加杏仁、前胡、桔梗以宣肺，葶苈子、五加皮、防己以泻肺利水；舌紫暗脉涩者，加当归、川芎、刘寄奴、泽兰叶、益母草；如见水肿、尿少、喘息不得平卧者，当重用温阳利水之品，本方合真武汤同用。

6. 瘀阻心脉证

证候：心悸不安，胸闷不舒，心痛时作，痛如针刺；唇甲青紫，舌质紫暗或有瘀斑，脉涩或结或代。

证候分析：本证以心脉瘀阻，心阳被遏，心失所养为基本病机。阳气不足，或宗气亏损，无力鼓动血行，或寒凝经脉，或情志抑郁，气机郁滞等，皆可致心血瘀阻、心脉不畅而心悸不安；血瘀气滞，心阳被抑，故胸闷不舒，心痛时作；脉络瘀阻，故面唇爪甲青紫，舌质紫黯，有瘀点、瘀斑，脉涩、结、代。本证以心悸不安，胸痛如刺，舌质紫暗，脉涩为辨证要点。

治法：活血化瘀，理气通络。

方药：血府逐瘀汤加减。兼气虚加黄芪、党参、黄精；兼血虚加何首乌、枸杞子、熟地；兼阴虚加麦冬、玉竹、女贞子；兼阳虚加附子、肉桂、淫羊藿；脉络痹阻，胸部窒闷，加沉香、檀香、降香；夹痰浊，胸满闷痛，苔浊腻，加瓜蒌、薤白、半夏、广陈皮；胸痛甚，加乳香、没药、五灵脂、蒲黄、三七粉等祛瘀止痛。

7. 痰火扰心证

证候：心悸时发时止，受惊易作；胸闷烦躁，失眠多梦，口干苦，大便秘结，小便短赤；舌红，苔黄腻，脉弦滑。

证候分析：本证以痰浊停聚，郁久化火，痰火上扰，心神不宁为基本病机。痰火扰心，故时发心悸，受惊易作；痰热壅阻胸膈，阻遏气机，故烦躁胸闷；痰火上逆，扰及心神，则见失眠、噩梦纷纭；痰火灼伤津液，则大便秘结，小便黄赤；舌苔黄腻、脉滑数为痰火之象，本证以心悸时发，胸闷烦躁，舌苔黄腻为辨证要点。

治法：清热化痰，宁心安神。

方药：黄连温胆汤加减。痰热互结，大便秘结者，加生大黄；心悸重者，加珍珠母、石决明、磁石重镇安神；火郁伤阴，加麦冬、玉竹、天冬、生地养阴清热；兼见脾虚者加党参、白术、谷麦芽、砂仁益气醒脾。

四、其他疗法

（一）中成药

1. 生脉注射液

益气养阴，复脉固脱。适用于气阴两亏、脉虚欲脱的心悸气短，四肢厥冷，汗出，脉微欲绝等症。

用法：本品 40～60 mL 加入 5% 葡萄糖注射液 250 mL 中静滴，每分钟 40～60 滴，每日 1 次，10～15 d 为 1 个疗程。

2. 参附注射液

回阳救逆，益气固脱。适用于心阳（气）虚所致惊悸、怔忡、喘咳或心阳暴脱之厥脱证。

用法：肌肉注射，每次 2～4 mL，每日 1～2 次；静脉滴注，每次 20～100 mL，以 5% 或 10% 葡萄糖注射液 250～500 mL 稀释后使用；静脉推注，每次 5～20 mL，用 5% 或 10% 葡萄糖注射液 20 mL 稀释后使用。

3. 黄芪注射液

益气养元，扶正祛邪，养心通脉，健脾利湿。适用于心气虚弱、血脉瘀阻之病毒性心肌炎、心功能不全等。

用法：肌肉注射，每次 2～4 mL，每日 2 次；静脉滴注，每次 10～20 mL，加入 5% 葡萄糖或 0.9% 氯化钠注射液 250 mL 稀释后使用。

4. 滋心阴口服液

滋养心阴，活血止痛。适用于心阴不足证之心悸、胸痹、失眠。

用法：每次 1 支（10 mL），每日 3 次口服。

5. 补心气口服液

补益心气，理气止痛。适用于心气不足之心悸、乏力、气短、头晕等症。

用法：每次 1 支（10 mL），每日 3 次口服。

6. 环常绿黄杨碱片

行气活血，通络止痛。适用于气滞血瘀所致的胸痹心痛、心悸、脉结代等。

用法：口服，每次 1～2 片，每日 3 次。

7. 参芪五味子片

健脾益气，宁心安神。适用于心悸气短，动则气喘易汗，少寐多梦，倦怠乏力，健忘等症。

用法：每次 3～5 片，每日 3 次口服。

8. 生脉胶囊

益气复脉，养阴生津。适用于气阴两亏之心悸、气短、脉微自汗。

用法：每次 3 粒，每日 3 次口服。

9. 心宝丸

温补心肾，益气助阳，活血通脉，用于心肾阳虚、心脉瘀阻引起的慢性心功能不全；窦房结功能不全引起的心动过缓、病态窦房结综合征以及缺血性心脏病引起的心绞痛及心电图缺血性改变。

用法为口服，慢性心功能不全 1、2、3 级分别服用 2 粒、4 粒、6 粒，每日 3 次，2 个月为 1 个疗程，心功能不全病情稳定后可服用每日维持量 1～2 粒；病窦综合征病情严重者一次 6～10 粒，每日 3 次，3 个月为 1 个疗程；其他心律失常（如期外收缩）或房颤、心肌缺血或心绞痛每次 2～4 粒，每日 3 次，1～2 个月为 1 个疗程。

注意阴虚内热、肝阳上亢、痰火内盛者以及孕妇、青光眼患者禁服。

（二）针刺疗法

（1）针刺内关、三阴交、通里。

（2）取手厥阴心包经、手少阴心经、足太阳膀胱经穴为主针刺，可交替进行。

（3）耳针取心、神门、皮质下、胸区、交感，每次 2～3 穴，留针 20 min。

五、预防与调护

（一）调畅情志

心悸每因情志内伤、恐惧而诱发，故患者应经常保持心情愉快，精神乐观，情绪稳定，避免情志为害，减少发病。尤其心虚胆怯、心火内动及痰火扰心等引起的心悸，应避免惊恐及忧思恼怒等不良刺激。

（二）饮食有节

进食营养丰富且易消化吸收的食物，平素饮食忌过饱、过饥，戒烟酒、浓茶，宜低脂低盐饮食。心气心阳虚者忌过食生冷，心阴虚者忌辛辣炙煿，痰浊、瘀血者忌过食肥甘，水饮凌心者宜少食盐。

（三）生活规律

注意寒暑变化，避免外邪侵袭而诱发或加重心悸。注意劳逸结合。轻症患者可进行适当体力活动，以不觉疲劳、不加重症状为度，应避免剧烈活动及强体力劳动。重症患者平时即有心悸、气短等症状，应卧床休息，待症状消失后，也应循序渐进地增加活动量。

（四）坚持长期治疗

心悸病势缠绵，获效后亦应注意巩固治疗，可服人参等补气药，改善心气虚症状，增强抗病能力。积极治疗原发病，如胸痹、痰饮、肺胀、喘证、痹证等，对预防心悸发作具有重要意义。还应及早发现变证、坏病的先兆症状，结合心电监护，积极准备并做好急救治疗。

第二节　胸痹

胸痹是指以胸部闷痛，甚则胸痛彻背，短气喘息不得卧为主要临床表现的一种病证。

胸痹临床表现或轻或重，轻者仅偶感胸闷如窒或隐痛，呼吸欠畅，病发短暂轻微；重者则有胸痛，呈压榨样绞痛，严重者心痛彻背，背痛彻心，疼痛剧烈。常伴有心悸、气短、呼吸不畅，甚至喘促、悸恐不安等。多由劳累、饱餐、寒冷及情绪激动而诱发，亦可无明显诱因或安静时发病。

胸痹的临床表现最早见于《内经》。《灵枢·五邪篇》指出："邪在心，则病心痛。"《素问·藏气法时论》亦说："心病者，胸中痛，胁支满，胁下痛，膺背肩胛间痛，两臂内痛"。《素问·缪刺论》又有"卒心痛"、"厥心痛"之称。《素问·厥论篇》还说："真心痛，手足青至节，心痛甚，旦发夕死，夕发旦死"，把心痛严重，并迅速造成死亡者，称为"真心痛"，亦即胸痹的重证。汉张仲景在《金匮要略·胸痹心痛短气病脉证治》篇说："胸痹之病，胸背痛，短气，寸口脉沉而迟，关上小紧数，瓜蒌薤白白酒汤主之""胸痹不得卧，心痛彻背者，瓜蒌薤白半夏汤主之"。正式提出了"胸痹"的名称，并进行专门的论述，把病因病机归纳为"阳微阴弦"，即上焦阳气不足，下焦阴寒气盛，认为乃本虚标实之证，宋金元时期，有关胸痹的论述更多。如《圣济总录·胸痹门》有"胸痹者，胸痹痛之类也……胸脊两乳间刺痛，甚则引背胛，或彻背膂"的症状记载。《太平圣惠方》将心痛、胸痹并列，在"治卒心痛诸方"、"治久心痛诸方"、"治胸痹诸方"等篇中，收集治疗本病的方剂较多，组方当中，芳香、辛散、温通之品，常与益气、养血、滋阴、温阳之品相互为用，标本兼顾，丰富了胸痹的治疗内容。到了明清时期，对胸痹的认识有了进一步提高。如《症因脉治·胸痛论》："歧骨之上作痛，乃为胸痛"。"内伤胸痛之因，七情六欲，动其心火，刑及肺金；或怫郁气逆，伤其肺道，则痰凝气结；或过饮辛热，伤其上焦，则血积于内，而闷闷胸痛矣"。又如《玉机微义·心痛》中揭示胸痹不仅有实证，亦有虚证；尤其是对心痛与胃脘痛进行了明确的鉴别。

在治疗方面，《内经》提出了针刺治疗的穴位和方法，《灵枢·五味》篇还有"心病宜食薤"的记载；《金匮要略》强调以宣痹通阳为主；《世医得效方·心痛门》提出了用苏合香丸芳香温通的方法"治卒暴心痛"。后世医家总结前人的经验，又提出了活血化瘀的治疗方法，如《证治准绳·诸痛门》提出用大剂桃仁、红花、降香、失笑散等治疗死血心痛；《时方歌括》用丹参饮治心腹诸痛；《医林改错》用血府逐瘀汤治疗胸痹心痛等，这些方法为治疗胸痹开辟了广阔的途径。

现代医学的冠状动脉粥样硬化性心脏病（心绞痛、心肌梗死）、心包炎、二尖瓣脱垂综合征、病毒性心肌炎、心肌病、慢性阻塞性肺气肿等疾病，出现胸痹的临床表现时，可参考本节进行辨证论治。

一、病因病机

胸痹发生多与寒邪内侵、饮食失调、情志失节、劳倦内伤、年迈体虚等因素有关。其病机分虚实两端，实为气滞、寒凝、血瘀、痰浊，痹阻胸阳，阻滞心脉；虚为气虚、阴伤、阳衰，脾、肝、肾亏虚，心脉失养。

（一）寒邪内侵

素体阳虚，胸阳不振，阴寒之邪乘虚而入，寒主收引，寒凝气滞，抑遏阳气，胸阳不展，血行瘀滞不畅，而发本病。如《诸病源候论》曰："寒气客于五脏六腑，因虚而发，上冲胸间，则胸痹。"《类证治裁·胸痹》曰："胸痹，胸中阳微不运，久则阴乘阳位，而为痹结也。"阐述了本病由阳虚感寒而发作。

（二）情志失节

郁怒伤肝，肝失疏泄，肝郁气滞，甚则气郁化火，灼津成痰；忧思伤脾，脾失健运，津液不布，遂聚成痰。气滞、痰郁交阻，既可使血行失畅，脉络不利，而致气血瘀滞，又可导致胸中气机不畅，胸阳不运，心脉痹阻，心失所养，不通则痛，而发胸痹。《杂病源流犀烛·心病源流》曰："总之七情之由作心痛，七情失调可致气血耗逆，心脉失畅，痹阻不通而发心痛。"

（三）饮食失调

饮食不节，嗜酒或过食肥甘生冷，以致脾胃损伤，运化失健，聚湿成痰，上犯心胸，痰阻脉络，胸阳失展，气机不畅，心脉闭阻，而成胸痹。

（四）劳倦内伤

思虑过度，心血暗耗，或肾阴亏虚，不能滋养五脏之阴，水不涵木，不能上济于心，心肝火旺，使心阴内耗，阴液不足，心火燔炽，不汲肾水，脉道失润；或劳倦伤脾，脾虚转输失职，气血生化乏源，无以濡养心脉，拘急而痛；或积劳伤阳，心肾阳微，阴寒痰饮乘于阳位，鼓动无力，胸阳失展，血行涩滞，而发胸痹。

（五）年迈体虚

久病体虚，暴病伤正；或中老年人，肾气不足，精血渐衰，以致心气不足，心阳不振，肾阳虚衰，不能鼓舞五脏之阳，血脉失于温煦，痹阻不畅，心胸失养而酿成本病。

胸痹的病位在心，然其发病多与肝、脾、肾三脏功能失调有关，如肾虚、肝郁、脾失健运等。

胸痹的主要病机为心脉痹阻，病理变化主要表现为本虚标实，虚实夹杂。本虚有气虚、血虚、阳虚、阴虚，又可阴损及阳，阳损及阴，而表现出气阴两虚，气血双亏，阴阳两虚，甚至阳微阴竭，心阳外越；标实为气滞、血瘀、寒凝、痰阻，且又可相兼为病，如气滞血瘀，寒凝气滞，痰瘀交阻等。本病多在中年以后发生，发作期以标实表现为主，并以血瘀为突出特点，缓解期主要见心、脾、肾气血阴阳之亏虚，其中又以心气虚最为常见。

二、诊断要点

（一）症状

（1）以胸部闷痛为主症，多见膻中或心前区憋闷疼痛，甚则痛彻左肩背、咽喉、胃脘部、左上臂内侧等部位；呈反复发作性或持续不解，常伴有心悸、气短、自汗，甚则喘息不得卧。

（2）胸闷胸痛一般持续几秒到几十分钟，休息或服药后大多可迅速缓解；严重者可见突然发病，心跳加快，疼痛剧烈，持续不解，汗出肢冷，面色苍白，唇甲青紫，或心律失常等证候，并可发生猝死。

（3）多见于中年以上，常因情志抑郁恼怒，操劳过度，多饮暴食，气候变化等而诱发。亦有无明显诱因或安静时发病者。

（二）检查

心电图检查可见ST段改变等阳性改变，必要时可做动态心电图、心功能测定、运动试验心电图等。周围血象白细胞总数、血沉、血清酶学检查，有助于进一步明确诊断。

三、鉴别诊断

（一）胃脘痛

心在脘上，脘在心下，故有胃脘当心而痛之称，以其部位相近。尤胸痹之不典型者，其疼痛可在胃脘部，极易混淆。但胸痹以闷痛为主，为时极短，虽与饮食有关，休息、服药常可缓解；胃痛发病部位在上腹部，局部可有压痛，以胀痛为主，持续时间较长，常伴有食少纳呆、恶心呕吐、泛酸嘈杂等消化系统症状。做B超、胃肠造影、胃镜、淀粉酶检查，可以鉴别。

（二）悬饮

悬饮、胸痹均有胸痛。但胸痹为当胸闷痛，可向左肩或左臂内侧等部位放射，常因受寒饱餐、情绪激动、劳累而突然发作，持续时间短暂；悬饮为胸胁胀痛，持续不解，多伴有咳唾，肋间饱满，转侧不能平卧，呼吸时疼痛加重，或有咳嗽、咳痰等肺系证候。

（三）胁痛

疼痛部位在两胁部，以右胁部为主，肋缘下或有压痛点。疼痛特点或刺痛不移，或胀痛不休，或隐隐作痛，很少短暂即逝，可合并厌油腻、发热、黄疸等症。肝胆B超、胃镜、肝功能、淀粉酶检查有助区分。

（四）真心痛

真心痛乃胸痹的进一步发展。症见心痛剧烈，甚则持续不解，伴有肢冷汗出，面色苍白，喘促唇紫，手足青至节，脉微欲绝或结代等危重急症。

四、辨证

胸痹首先辨别虚实，分清标本。发作期以标实为主，缓解期以本虚为主。

标实应区别气滞、血瘀、寒凝、痰浊的不同。闷重而痛轻，兼见胸胁胀满，憋气，善太息，苔薄白，脉弦者，多属气滞；胸部窒闷而痛，伴唾吐痰涎，苔腻，脉弦滑或弦数者，多属痰浊；胸痛如绞，遇寒则发，或得冷加剧，伴畏寒肢冷，舌淡苔白，脉细，为寒凝心脉；刺痛固定不移，痛有定处，夜间多发，舌紫暗或有瘀斑，脉结代或涩，由心脉瘀滞所致。

本虚义应区别阴阳气血亏虚的不同。心胸隐痛而闷，因劳累而发，伴心慌、气短、乏力，舌淡胖嫩，边有齿痕，脉沉细或结代者，多属心气不足；若绞痛兼见胸闷气短，四肢厥冷，神倦自汗，脉沉细，则为心阳不振；隐痛时作时止，缠绵不休，动则多发，伴口干，舌淡红而少苔，脉细而数，则属气阴两虚表现。

胸痹的疼痛程度与发作频率及持续时间与病情轻重程度密切相关。疼痛持续时间短暂，瞬息即逝者多轻；持续时间长，反复发作者多重；若持续数小时甚至数日不休者常为重症或危候。

一般疼痛发作次数多少与病情轻重程度呈正比。若疼痛遇劳发作，休息或服药后能缓解者为顺症；服药后难以缓解者常为危候。

（一）寒凝心脉

证候：卒然心痛如绞，心痛彻背，背痛彻心，心悸气短，喘不得卧，形寒肢冷，面色苍白，冷汗自出，多因气候骤冷或骤感风寒而发病或加重，苔薄白，脉沉紧或沉细。

分析：寒邪侵袭，阳气不运，气机阻痹，故见卒然心痛如绞，或心痛彻背，背痛彻心，感寒则痛甚；阳气不足，故形寒肢冷，面色苍白；胸阳不振，气机受阻，故见喘不得卧，心悸气短；苔薄白，脉沉紧或沉细，均为阴寒凝滞，阳气不运之候。

（二）气滞心胸

证候：心胸满闷，隐痛阵发，痛无定处，时欲太息，情绪波动时容易诱发或加重，或兼有脘痞胀满，得嗳气或矢气则舒，苔薄或薄腻，脉细弦。

分析：郁怒伤肝，肝失疏泄，气滞上焦，胸阳失展，心脉不和，故心胸满闷，隐痛阵发，痛无定处；情志不遂则气机郁结加重，故心痛加重，而太息则气机稍畅，心痛稍减；肝郁气结，木失条达，横逆犯脾，脾失健运则脘痞胀满；苔薄或薄腻，脉细弦为肝气郁结之象。

（三）心血瘀阻

证候：心胸剧痛，如刺如绞，痛有定处，甚则心痛彻背，背痛彻心，或痛引肩背，伴有胸闷心悸，日久不愈，可因暴怒、劳累而加重，面色晦暗，舌质暗红或紫暗，或有瘀斑，苔薄脉弦涩或促、结、代。

分析：气机阻滞，瘀血内停，络脉不通，不通则痛，故见心胸剧痛，如刺如绞，痛有定处，甚则心痛彻背，背痛彻心，或痛引肩背，伴有胸闷，日久不愈；瘀血阻塞，心失所养，故心悸不宁，面色晦暗；暴怒伤肝，气机逆乱，气滞血瘀更重，故可因暴怒而加重；舌质暗红或紫暗，或有瘀斑，苔薄，脉弦涩或促、结、代均为瘀血内阻之候。

（四）痰浊闭阻

证候：胸闷重而心痛，痰多气短，倦怠肢重，遇阴雨天易发作或加重，伴有纳呆便溏，口黏恶心，咯吐痰涎，舌体胖大且边有齿痕，苔白腻或白滑，脉滑。

分析：痰浊内阻，胸阳失展，气机痹阻，故胸闷重而疼痛，痰多气短；阴雨天湿气更甚，故遇之易发作或加重；痰浊困脾，脾气不运，故倦怠肢重，纳呆便溏，口黏恶心；咯吐痰涎，舌体胖大，有齿痕，苔白腻或滑，脉滑，均为痰浊闭阻之象。

（五）心肾阴虚

证候：心痛憋闷，灼痛心悸，五心烦热，潮热盗汗，或头晕耳鸣，腰膝酸软，口干便秘，舌红少津，苔薄或剥，脉细数或促代。

分析：心肾不交，虚热内灼，气机不利，血脉不畅，故心痛时作，灼痛或憋闷；久病或热病伤阴，暗耗心血，血虚不足以养心，则心悸；阴虚生内热，则五心烦热，潮热盗汗；肾阴虚，则见头晕耳鸣，腰膝酸软；口干便秘，舌红少苔，脉细数或促代，均为阴虚有热之象。

（六）心肾阳虚

证候：心悸而痛，胸闷气短，白汗，动则更甚，神倦怯寒，面色㿠白，四肢不温或肿胀，舌质淡胖，苔白或腻，脉沉细迟。

分析：阳气虚衰，胸阳不振，气机痹阻，血行瘀滞，血脉失于温煦，故见胸闷心痛，心悸气短，自汗，动则耗气更甚；阳虚不足以温运四肢百骸，则神倦怯寒，面色㿠白，四肢不温；肾阳虚，不能制水，故四肢肿胀；舌质淡胖，苔白或腻，脉沉细迟均为阳气虚衰之候。

（七）气阴两虚

证候：心胸隐痛，时作时休，胸闷气促，心悸自汗，动则喘息益甚，倦怠懒言，面色少华，舌质淡红，苔薄白，脉虚细缓或结代。

分析：思虑伤神，劳心过度，损伤心气，阴血亏耗，血瘀心脉，故见胸闷隐痛，时作时休，心悸气促，倦怠懒言等；心气虚，则自汗；气血不荣于上，则面色少华；淡红舌，脉虚细缓，均为气阴两虚之征。

五、治疗

本病的治疗原则应先治其标，后治其本，先从祛邪入手，然后再予扶正，必要时可根据虚实标本的主次，兼顾同治。标实当泻，针对气滞、血瘀、寒凝、痰浊而疏理气机，活血化瘀，辛温通阳，泄浊豁痰，尤重活血通脉治法；本虚宜补，权衡心脏阴阳气血之不足，有无兼见肺、肝、脾、肾等脏之亏虚，补气温阳，滋阴益肾。

（一）中药治疗

1. 寒凝心脉

治法：辛温散寒，宣通心阳。

处方：枳实薤白桂枝汤合当归四逆汤。

两方皆能辛温散寒，助阳通脉。前方重在通阳理气，用于胸痹阴寒证，心中痞满，胸闷气短者；后方则以温经散寒为主，用于血虚寒厥证，见胸痛如绞，手足不温，冷汗自出，脉沉细者。方中桂枝、细辛温散寒邪，通阳止痛；薤白、瓜蒌化痰通阳，行气止痛；当归、芍药养血活血；芍药与甘草相配，缓急止痛；枳实、厚朴、理气通脉；大枣养脾和营。共成辛温散寒，通阳止痛之功。

若阴寒极盛之胸痹重症，胸痛剧烈，心痛彻背，背痛彻心，痛无休止，当用温通散寒之法，给予乌头赤石脂丸加荜茇、高良姜、细辛等治疗。方中以乌头雄烈刚燥，散寒通络止痛；附子、干姜温阳逐寒；蜀椒温经下气开郁；为防药物过于辛散，配赤石脂入心经，而固摄收涩阳气。若痛剧而四肢不温，冷汗自出，可含化苏合香丸或麝香保心丸，以芳香化浊，温通开窍，每获即速止痛效果。

另外，可选用苏冰滴丸，每次2～4粒，每日3次。

第七章　心血管科常见病中医治疗

2. 气滞心胸

治法：疏调气机，活血通络。

处方：柴胡疏肝散加减。

本方疏肝理气，适用于肝气郁结、气滞上焦、胸阳失展、血脉失和之胸胁疼痛。方用四逆散去枳实，加香附、枳壳、川芎、陈皮行气疏肝，和血止痛。其中柴胡与枳壳相配可升降气机；白芍与甘草同用可缓急糖酐酯止痛；香附、陈皮以增强理气解郁之功；川芎为血中之气药，既可活血又能调畅气机。全方共奏疏调气机、和血通脉之功效。根据需要，还可选用木香、沉香、降香、檀香、延胡索、砂仁、厚朴等芳香理气及破气之品，但不可久用，以免耗散正气。

若气郁日久化热，出现心烦易怒，口干便秘，舌红苔黄，脉弦数等证者，用丹栀逍遥散疏肝清热；便秘严重者，用当归芦荟丸以泻郁火；如胸闷、心痛明显，为气滞血瘀之象，可合用失笑散，以增强活血行瘀，散结止痛之作用。

另外，可选用冠心苏合丸，每次 3 g，每日 2 次。

3. 心血瘀阻

治法：活血化瘀，通脉止痛。

处方：血府逐瘀汤。

本方祛瘀通脉，行气止痛，用于胸中瘀阻，血行不畅，心胸疼痛，痛有定处，胸闷、心悸之胸痹，方中当归、川芎、桃仁、红花、赤芍活血化瘀，疏通血脉；柴胡、桔梗与枳壳、牛膝配伍，升降结合，调畅气机，开胸通阳，行气活血；生地养阴而调血燥。诸药共成祛瘀通脉、行气止痛之剂。

若瘀血痹阻重症，胸痛剧烈，可加乳香、没药、丹参、郁金、降香等加强活血理气之力；若血瘀、气滞并重，胸闷痛甚者，加沉香、檀香、荜茇等辛香理气止痛药物；若寒凝血瘀或阳虚血瘀者，症见畏寒肢冷，脉沉细或沉迟者，加肉桂、细辛、高良姜、薤白等温通散寒之品，或人参、附子等温阳益气之品；若伴有气短乏力、自汗、脉细缓或结代，乃气虚血瘀之象，当益气活血，用人参营养汤合桃红四物汤加减，重用人参、黄芪等益气祛瘀之品。

还可选用三七、苏木、泽兰、鸡血藤、益母草、水蛭、王不留行、丹皮等活血化瘀药物，加强祛瘀疗效，但破血之品应慎用，且不可久用、多用，以免耗伤正气。在应用活血、破血类药物时，必须注意有无出血倾向或征象，一旦发现，立即停用，并予以相应处理。

另外，可选用活心丸，每次含服或吞服，1～2 丸。

4. 痰浊阻闭

治法：通阳化浊，豁痰宣痹。

处方：瓜蒌薤白半夏汤合涤痰汤。

两方均能温通豁痰，前方通阳行气，用于痰阻气滞，胸阳痹阻者；后方健脾益气，豁痰开窍，用于脾虚失运，痰阻心窍者。方中瓜蒌、薤白化痰通阳，行气止痛；半夏、胆南星、竹茹清热化痰；人参、茯苓、甘草健脾益气；石菖蒲、陈皮、枳实理气宽胸。全方共奏通阳化饮、泄浊化痰、散结止痛之功。

若痰浊郁而化热，证见咳痰黄稠，便干，苔黄腻者，可用黄连温胆汤加郁金清化痰热而理气活血；痰热兼有郁火者，加海浮石、海蛤壳、黑山栀、天竺黄、竹沥化痰火之胶结；大便干结，加生大黄通腑逐痰；痰瘀交阻，证见胸闷如窒，心胸隐痛或绞痛阵发，苔白腻，舌暗紫或有瘀斑，当通阳化痰散结，加血府逐瘀汤；若瘀浊闭塞心脉，卒然剧痛，可用苏合香丸。

5. 心肾阴虚

治法：滋阴清热，养心和络。

处方：天王补心丹合炙甘草汤。

两方均为滋阴养心之剂；前方以养心安神为主，治疗心肾两虚，阴虚血少者；后方以养阴复脉见长，用于气阴两虚，心动悸，脉结代之症。方中以生地、玄参、天冬、麦冬滋水养阴以降虚火；人参、炙甘草、茯苓益助心气；桂枝、大枣补气通阳，寓从阳引阴之意；柏子仁、酸枣仁、五味子、远志交通心肾，养心安神，化阴敛汗；丹参、当归身、芍药、阿胶滋养心血而通心脉；桔梗、辰砂为引使之品。

本方能使心阴复，虚火平，血脉利，则心胸灼痛得解。

若阴不敛阳，虚火内扰心神，心烦不寐，舌尖红少津者，可用酸枣仁汤清热除烦安神；若不效者，再予黄连阿胶汤，滋阴清火，宁心安神。若兼见风阳上扰，用珍珠母、灵磁石、石决明、琥珀等重镇潜阳之品，或用羚羊钩藤汤加减；心肾阴虚者，兼见头晕耳鸣，腰膝酸软，遗精盗汗，口燥咽干，用左归饮补益肾阴，填精益髓，或河车大造丸滋肾养阴清热；若心肾真阴欲竭，当用大剂西洋参、鲜生地、石斛、麦冬、山萸肉等急救真阴，并佐用生牡蛎、乌梅肉、五味子、甘草等酸甘化阴，且敛其阴。

另外，可选滋心阴口服液，每次 10 mL，每日 2 次。

6. 心肾阳虚

治法：温振心阳，补益阳气。

处方：参附汤合右归饮。

两方均能补益阳气，前方大补元气，温补心阳；后方温肾助阳，补益精气。方中人参、姜、枣、炙甘草大补元气，以益心气复脉；附子辛热，温补真阳；肉桂振奋心阳；熟地、山萸肉、枸杞子、杜仲、山药为温肾助阳、补益精气之要药。

若兼肾阳虚，可合金匮肾气丸，或用六味地黄丸滋阴固本，从阴引阳，共为温补肾阳之剂；心肾阳衰，不能化气行水，水饮上凌心肺，加用真武汤；若阳虚欲脱厥逆者，用四逆加人参汤，温阳益气，回阳救逆；若阳虚寒凝而兼气滞血瘀者，可选用薤白、沉香、降香、檀香、香附、鸡血藤、泽兰、川芎、桃仁、红花、延胡索、乳香、没药等偏于温性的理气活血药物。

另外，可选用麝香保心丸，每次含服或吞服 1~2 粒。

7. 气阴两虚

治法：益气养阴，活血通脉。

处方：生脉散合人参营养汤加减。

上方皆能补益心气。生脉散长于益心气，敛心阴，适用于心气不足，心阴亏耗者；人参营养汤补气养血，安神宁心，适用于胸闷气短，头昏神疲。方中人参、黄芪、炙甘草大补元气，通经利脉；肉桂通心阳，散寒气，疗心痛，纳气归肾；麦冬、五味子滋养心阴，收敛心气；熟地、当归、白芍养血活血。配茯苓、白术、陈皮、远志，补后天之本，滋气血生化之源，以宁心定志。

若兼见神疲乏力，纳呆，失眠多梦等，可用养心汤加半夏曲、茯苓以健脾和胃，补益心脾，养心安神；若气阴两虚，兼见口燥咽干，心烦失眠，舌红，用生脉散合归脾汤加减；兼有气滞血瘀者，可加川芎、郁金以行气活血；兼见痰浊之象者，可用茯苓、白术、白蔻仁以健脾化痰。

另外，可选用补心气口服液，每日 10 mL，每日 2 次；或滋心阴口服液，每次 10 mL，每日 2 次。

（二）针灸治疗

1. 基本处方

心俞、巨阙、膻中、内关、郄门。

心俞、巨阙属俞募相配，膻中、心俞前后相配，通调心气；内关、郄门同经相配，宽胸理气，缓急止痛。

2. 加减运用

（1）寒凝心脉证：加厥阴俞、通里、气海以温经散寒、宣通心阳。背俞穴、气海可加灸，余穴针用平补平泻法。

（2）气滞心胸证：加阳陵泉、太冲以疏肝理气、调畅气机，针用泻法。余穴针用平补平泻法若脘痞胀满甚者，加中脘以健脾和中、疏导全身气机，针用平补平泻法。

（3）心血瘀阻证：加膈俞、血海、阴郄以活血化瘀、通脉止痛。诸穴针用平补平泻法。

（4）痰浊阻闭证：加太渊、丰隆、足三里、阴陵泉以通阳化浊、豁痰宣痹。诸穴针用平补平泻法。

（5）心肾阴虚证：加肾俞、太溪、三阴交、少海以滋阴清热、养心和络，针用补法，余穴针用平补平泻法。

（6）心肾阳虚证：加肾俞、气海、关元、百会、命门以振奋心肾之阳。诸穴针用补法，关元、气海、命门、背俞穴可加灸。

（7）气阴两虚证：加足三里、气海、阴郄、少海以益气养阴、活血通脉，诸穴针用补法。

3. 其他

（1）耳针疗法：取胸、神门、心、肺、交感、皮质下，每次选3～5穴，用捻转手法强刺激，一般每穴捻1～2 min左右，留针15～20 min，可以每隔5 min捻转1次。

（2）电针疗法：取内关、神门、胸上段夹脊穴，通电刺激5～15 min，采用密波，达到有麻、电放射感即可。

（3）穴位注射疗法：取内关、郄门、间使、少海、心俞、足三里、三阴交，用复方当归（10%葡萄糖稀释）、维生素B_{12} 0.25 mg、复方丹参注射液等，每次选2～3穴，每穴注射0.5～1 mL，隔日1次。

（4）皮内针疗法：取内关、心俞、厥阴俞、膈俞，每次选1对，埋针1～3 d，冬天可延长到5～7 d。

第八章 骨伤科病证的针灸治疗

第一节 颈项部筋骨疼痛

一、概述

颈项部在人体中具有重要地位，是承受头部重量和控制头部运动的重要组织，是各种感受系统信息传递的通道，是身体感受刺激后姿势调节的区域，其活动特别敏感，且活动幅度大。然而颈项部的组织又特别脆弱，因此颈项部是疾病的多发区，而且多为常见病。

颈椎有7块颈椎、6块椎间盘及有关韧带组成，有一个生理前凸。颈椎的椎弓根较短，颈椎孔前后径较小，因此颈脊髓容易受到前后挤压，引起脊髓性颈椎病。颈椎有两对关节，一是钩椎关节，位于椎体的两侧偏后方，可防止椎间盘向后突出；二是关节突关节，有上下椎骨的关节突组成，此关节增大，可使椎间孔变小，压迫脊神经。颈椎的韧带有前纵韧带，位于椎体前面，可防止脊柱过伸和椎间盘向前脱出；后纵韧带，位于椎体的后面，可防止脊柱过分前屈和椎间盘向后出脱的作用；黄韧带链接相邻的两椎弓板，有限制脊柱过分前屈的作用，并协助椎弓椎体围成椎管；项韧带，连接颈椎棘突，向上附着于枕外粗隆和枕外嵴，又防止颈椎过分前屈的作用；此外还有棘间韧带、棘上韧带、横突间韧带等。

颈项部的肌肉主要有胸锁乳突肌、斜角肌、斜方肌、肩胛提肌、菱形肌、头夹肌、颈夹肌等，保持头颈部的前后左右和旋转运动。

颈部神经，从颈椎发出的脊神经分为前后两支，后支较细小，主要有枕下神经（C_1）、枕大神经（C_2）等，主要分布在颈部、枕部的肌肉和皮肤。前支较粗大，分别组成颈丛和臂丛。

颈丛主要由 $C_{1\sim 4}$ 的前支组成，主要有枕小神经、耳大神经、锁骨上神经、膈神经等，主要分布在枕部、耳后、颈项部、肩背部的皮肤和肌肉，膈神经主要支配膈肌和胸腔。臂丛主要由 $C_{5\sim 8}$ 和 T_1 组成，组成后分为锁骨上分支和锁骨下分支。锁骨上分支主要有肩胛背神经（$C_{4,5}$）支配菱形肌及肩胛提肌，胸长神经（$C_{5\sim 7}$）支配前锯肌，肩胛上神经（$C_{5,6}$）支配冈上、下肌，肩胛下神经（$C_{5\sim 7}$）支配肩胛下肌、大圆肌，胸前神经（C_7、T_1）支配胸大肌、胸小肌，胸背神经（$C_{6,7}$）支配背阔肌。锁骨下分支分为外侧束、内侧束和后束。外侧束有肌皮神经、正中神经（$C_6\sim T_1$）；内侧束有臂内皮神经、前臂内侧皮神经、尺神经（$C_8\sim T_1$）；后束有腋神经、桡神经（$C_5\sim T_1$）。

颈交感神经干位于颈部脊柱的前方，有3个神经节，支配颈内动脉、颈内静脉、颈外动脉、颈总动脉以及心脏。

（一）经络分布

有9条经脉会于颈项部。①手足阳明经：手阳明经"上出于柱骨之会"，手阳明经筋"其支者，绕肩胛，挟脊，其直者，从肩髃上颈"；足阳明络脉"上络头项，合诸经之气"。②手足太阳经：手太阳经"出肩解，绕肩胛，交肩上"，手太阳经筋"上绕肩胛，循颈，出走足太阳之前，结于耳后乳突"；足太阳经循行于头项部，足太阳经筋"上挟脊上项"。③手足少阳经：手少阳经"上项，系耳后，直上出耳上角",手少阳经筋"上肩,走颈,合于太阳";足少阳经"上抵头角,下耳后,循颈",足少阳经筋"循耳后,上额角"。④足少阴经:足少阴经别"直者,系舌本,复出于项,合于太阳";足少阴经筋"循脊内,挟膂上至项,结于枕骨,与足太阳之筋合"。另外还有督脉和任脉等。总之,有诸多经脉经过颈项部,任脉、阳明经及其经筋分布在颈项的前面,督脉、太阳经及其经筋、足少阴经筋分布在颈项的后面,少阳经及其经筋、分布在颈项部的侧面。

(二)颈椎的检查

1. 功能检查

颈部作被动或主动前屈、后伸、侧屈、旋转活动时,有一定的范围,正常范围如下:前屈35°～45°;后伸35°～45°;侧屈左右各45°;旋转左右各60°～80°。

2. 压痛检查

临床常用检查试验有以下几种。

(1)颈椎间接叩击试验:患者正坐位,检查者左手掌轻轻按在患者头顶,右手握拳并叩击左手手背,若引起患者颈部疼痛或伴有上肢放射痛时,为阳性。表示患者可能患有颈椎间盘、颈椎后关节或颈椎骨性病变。

(2)颈椎间孔挤压试验:患者正坐位,头稍微向上仰并偏向患侧。检查者用手在颅顶做垂直按压,引起患者颈部及上肢放射性疼痛者,为阳性。表示可能患有颈椎病或颈椎间盘病变。

(3)臂丛神经牵拉试验:患者正坐位,头弯向健侧。检查者一手抵住患者的侧头部,另一只手握住患肢腕部,并向下牵拉患肢。若颈项部及患肢疼痛为阳性。表明臂丛神经根受压,可能患有颈椎病或颈椎间盘突出症。

(4)霍夫曼试验:患者前臂旋前,掌心向下。检查者一手握住患者手腕部,另一手示指与中指夹住患者中指,用拇指向掌侧弹拨患者中指指甲,若患者拇指及其他各指快速屈曲,即为阳性。表明锥体束在第5、6颈髓以上受损。

二、颈项部扭挫伤

颈部扭挫伤是指颈椎周围的肌肉、韧带、关节囊等组织受到外力牵拉、扭捩或外力直接打击而损伤。

(一)诊断要点

(1)头颈部有扭挫或外力打击病史。
(2)受伤后颈项、背部疼痛,有时可牵涉到肩部。
(3)检查:①颈项部活动受限,以侧屈、旋转位较明显。②颈项部可扪及痉挛的肌肉,局部有明显压痛,但无上肢放射痛。③臂丛神经牵拉试验阴性,无颈神经压迫体征。④颈椎X线片未见异常。

(二)病因病机

头部突然受到外力打击或头部受到撞击或坐车时的急刹车,超过颈部生理活动的范围,造成颈部经筋、脉络的损伤,经血溢于脉外,瘀血痹阻,经气不通,发为疼痛。

(三)辨证与治疗

1. 主症

项背部疼痛,连及肩部,颈部活动受限,有明显的压痛。舌质黯,脉弦。

2. 治则

活血化瘀,通经止痛。

3. 处方

天柱、完骨、阿是穴、后溪。

(1)侧屈疼痛加:中渚、三间。
(2)旋转疼痛加:风池、阳陵泉。

（3）压痛点位于督脉加：大椎。
（4）压痛点位于足太阳经加：养老、至阴。
（5）压痛点位于足少阳经加：外关、悬钟、关冲。
（6）压痛点位于阳明经加：合谷。

4. 操作法

诸穴均采用捻转泻法，首先在井穴用三棱针点刺出血，在阿是穴用刺络拔罐法，再针刺四肢远端穴位，针刺时针感要强，并使针感传导，同时令患者活动头颈部，一般会有明显好转。如好转不明显在针刺局部穴位。

5. 方义

本证是由于瘀血阻滞经脉所致，治疗以活血化瘀、破血化瘀为法。阿是穴是瘀血凝聚的部位，刺络拔罐可破瘀血的凝聚，疏通经脉的气血；井穴放血，可消除经脉中残留的瘀血，活血止痛。其他诸穴针刺泻法旨在进一步疏通经络活血止痛。

三、颈项部肌筋膜炎

颈项部肌筋膜炎又称颈项部肌纤维炎，或肌肉风湿病，是指筋膜、肌肉、肌腱和韧带等软组织的病变，引起项背部疼痛、僵硬、运动受限和软弱无力等症状。

（一）诊断要点

（1）本病多发生于中年以上女性。
（2）颈项部疼痛、僵硬，常连及背部和肩部。
（3）晨起和气候变凉或受凉时疼痛加重，活动后或遇暖时疼痛减轻。
（4）颈项部可触及压痛点，颈后部可摸到皮下结节、条索肿块，颈项部活动受限。
（5）本病与颈项部扭挫伤症状相似，但颈项部扭挫伤有明显的外伤史，病程较短，颈项部检查无结节。

（二）病因病机

本病常累及胸锁乳突肌、肩胛提肌等，一般认为颈项部筋膜炎的发生与轻微外伤、劳累、受凉等因素有关。其病理变化主要为肌筋膜组织纤维化、瘢痕及局限性小结节形成。

本病属于中医"痹症"范畴，引起本证的原因有以下两个方面：

1. 风寒湿邪阻滞

久卧湿地，贪凉受冷或劳累过度，卫外乏力，风寒湿邪入侵经筋，气血痹阻发为痹证。

2. 瘀血阻滞

慢性劳损积累，或轻伤络脉，瘀血停滞，久而成结，气血阻滞发为疼痛。

（三）辨证与治疗

1. 风寒湿邪阻滞

（1）主症：项背疼痛、僵硬，痛引肩臂，遇寒则痛重，得热则痛减。舌淡苔白，脉弦紧。
（2）治则：散风祛湿，温经通脉。
（3）处方：天柱、风池、肩井、肩外俞、阿是穴、三间、后溪。
（4）操作法：诸穴均用捻转泻法，并在肩井、肩外俞、阿是穴拔火罐，起火罐后再加用灸法，每穴艾灸 3 min 左右。
（5）方义：天柱、风池、三间、后溪散风祛邪，三间、后溪为五输穴中的"输穴"，"俞主体重节痛"，且配五行属于"木"，木主风，所以二穴是治疗外邪引起肌肉、关节疼痛的重要穴位，正如《针灸甲乙经》所说"颈项强，身寒，头不可以顾，后溪主之"，《席弘赋》"更有三间、肾俞妙，善除肩背浮风劳"。

2. 瘀血阻滞

（1）主症：项背疼痛、僵硬，呈刺痛性质，晨起明显，痛有定处，活动后好转。舌质黯，苔薄，脉涩。

（2）治则：活血祛瘀，舒筋止痛。

（3）处方：风池、阿是穴、肩外俞、膈俞、合谷、后溪。

（4）操作法：阿是穴、肩外俞、膈俞刺络拔罐，术后加用灸法。其余诸穴用捻转泻法。

（5）方义：本病主要位于胸锁乳突肌和肩胛提肌，手阳明经循行于胸锁乳突肌，其经筋"绕肩胛，夹脊"；手太阳经循行于肩胛提肌部位，其经筋"上绕肩胛，循颈出走太阳之前"，所以治取合谷、后溪为主穴，且二穴对治疗颈项部疼痛有很好的效果，合谷又有行气活血化瘀的作用。阿是穴、肩外俞、膈俞刺络拔罐出血，乃破血祛瘀法，加用灸法，血得热则行，可加强祛瘀通经的效果。

四、落枕

落枕又称失枕，多因睡眠后出现颈项部疼痛、活动受限等症状，是颈部软组织损伤的常见病，多见以青壮年，男性多于女性。

（一）诊断要点

（1）多在睡眠后出现颈项部疼痛，疼痛可连及肩背。

（2）头常歪向患侧，活动受限，颈项不能自由旋转和后顾，旋转时与上身同时转动。

（3）颈项部肌肉僵硬、压痛。

（二）病因病机

落枕多因睡眠时枕头过高、过低或过硬，或睡眠时头颈部过度偏转，使颈部肌肉长时间受到牵拉，处于过度紧张状态而发生静力性损伤。由于颈项部肌肉损伤，瘀血痹阻；或由于气血疏通发生障碍，卫外不固，风寒邪气乘虚而入，经筋受风寒而挛缩，发为落枕。

（三）辨证与治疗

1. 主症

睡醒后颈项部疼痛，头歪向一侧，转动困难，疼痛连及肩背，颈部肌肉僵硬，压痛明显，局部喜热恶寒。舌苔薄白，脉浮紧；或舌质黯，脉弦。

2. 治则

温经散寒，舒筋活血。

3. 处方

阿是穴、外劳宫、后溪、悬钟。

4. 操作法

先针刺阿是穴、后溪、外劳宫、悬钟，用捻转泻法。在针刺的同时，令患者前后左右和旋转头颈部。局部喜热恶寒者，在阿是穴针刺后拔火罐，起罐后艾灸5 min；颈项部因于瘀血者，在阿是穴刺络拔罐。

5. 方义

外劳宫又名落枕穴，位于手背侧，第2、3掌骨之间，掌指关节后0.5寸处，是治疗落枕的经验效穴。手太阳经及其经筋分布在肩背部（所属的肌肉主要有：冈上下肌、肩胛提肌、头夹肌等），是动则病不可以顾，肩似拔，臑似折；足少阳经及其经筋循行于颈项部的侧面及耳乳突部位（所属的肌肉主要有：斜方肌、胸锁乳突肌等），其病则"颈维筋急"，本病多发生在斜方肌、胸锁乳突肌及肩胛提肌。后溪、悬钟分属手太阳经和足少阳经，与局部阿是穴配合应用，远近结合，可达疏通颈项部经络气血，祛邪舒筋通络止痛的效应。

五、项韧带劳损与钙化

项韧带劳损与钙化是临床常见病，也是项背部疼痛的常见原因之一。项韧带属于棘上韧带的一部分，因其特别粗大、肥厚，故称其为项韧带。起于枕外粗隆，向下延续至第7颈椎棘突。项韧带的主要功能是维持颈椎的稳定和牵拉头部由屈变伸。

（一）诊断要点

（1）有长期低头工作史，或颈项部外伤史。

（2）颈项部疼痛、酸胀，颈部屈伸时疼痛加重，抬头或颈后伸时疼痛减轻。

（3）检查：颈椎棘突尖压痛，有时在病变的局部可触及硬结或条索状物。X线片检查可见病变部位项韧带钙化影。

（二）病因病机

长期的长时间低头工作，因头颈部屈曲而使项韧带拉紧，久而久之则项韧带自其附着点牵拉，部分韧带纤维撕裂，或从项韧带附着点掀起，产生损伤与劳损。损伤后局部出血，组织液渗出，之后发生机化和钙盐沉积，使劳损的项韧带钙化。

中医认为劳伤气血，颈项筋骨失于气血濡养则筋肉挛缩，气血运行受阻，导致络脉瘀血阻滞，久之则瘀血凝结成块；或卫外不固，复感风邪，加重了病情的发展。

（三）辨证与治疗

1. 主症

颈项部疼痛、酸胀、僵硬，颈项活动时疼痛，可伴有响声，触摸有压痛。舌质黯，脉弦细。

2. 治则

养血柔筋，活络止痛。

3. 处方

天柱、阿是穴、风府、后溪、承浆、心俞。

4. 操作法

阿是穴针刺捻转泻法，天柱、风府、承浆、后溪龙虎交战手法，心俞针刺补法，天柱针刺后加用灸法。

5. 方义

本病隶属于督脉，故治疗以督脉经穴为主，风府是督脉与阳维脉的交会穴，既可疏通督脉，又可散风通络，主治颈项疼痛，正如《素问·骨空论》所说"颈项痛，刺风府"。承浆是任脉与手足阳明经的交会穴，又是任脉与督脉的连接穴，阳明经多气多血，任脉纳五脏之精血，故承浆可调任、督脉的气血，濡养督脉之经筋。承浆与风府配合，可加强颈项痛的治疗，《玉龙歌》"头项强痛难回顾，牙痛并作一般看，先向承浆明补泻，后针风府即时安。"即是这一组合的明证。后溪是八脉交会穴之一，通于督脉，又是治疗颈项痛的特效穴，是治疗本病的主穴，本穴与天柱相配，局部与远端结合，有利于舒筋通脉。补心俞可调血柔筋，疏解挛缩。

六、颈椎间盘突出症

（一）概述

椎间盘由髓核、纤维环和软骨板构成，它的前部较后部高，使脊柱呈生理性前凸。颈椎间盘突出症多由于急性或反复和轻微的外伤而引起。

颈椎的下部负重较大，活动较多，又与相对固定的胸椎相连，故容易劳损而发生退行性改变。纤维环发生退变之后，纤维肿胀变粗，继而发生玻璃样变性。由于纤维环变性而弹性减退，难以承受椎间盘内的张力，产生断裂。当椎间盘受到头部屈伸活动时重力作用、肌肉的牵拉以及外伤等影响时，椎间盘则向外膨出破裂，髓核也可经破裂的纤维环裂隙向后突出。

由于椎间盘向椎管突出的位置不同，则产生不同的表现，常见的突出位置有以下三种类型：

1. 侧方突出型

突出的位置在后纵韧带外侧、钩椎关节内侧。该处是颈神经根通过的部位，突出的椎间盘压迫脊神经根而产生根性症状。

2. 旁中央突出型

突出的部位偏于一侧，介于脊神经和脊髓之间。突出的椎间盘可压迫脊神经根和脊髓，产生单侧脊髓和神经根压迫症。

3. 中央突出型

突出部位在椎管中央，脊髓的前方，突出的椎间盘压迫脊髓腹面的两侧，产生脊髓受压的双侧症状。

（二）诊断要点

（1）多见于30岁以上的中壮年，无外伤使者，起病多缓慢；有外伤史者，起病较急。

（2）颈后疼痛，卧床休息症状好转，活动或咳嗽后症状加重，疼痛向一侧或两侧肩、臂和手部放射。

（3）本病多发生于C_6、C_7或C_5、C_6椎间盘，颈椎CT和MRI检查可以帮助确诊。由于椎间盘突出的部位不同，压迫的组织不同，临床表现各不相同。①椎间盘侧方突出：主要症状为颈部受累神经根的上肢支配区疼痛与麻木。疼痛放射到一侧肩部和上肢；颈部僵硬，颈后肌痉挛，活动受限；在突出部位的棘突间有压痛；颈神经根牵拉试验和椎间孔加压试验阳性；受累神经节段支配区有感觉、运动及反射改变，以及肌力减退、肌肉萎缩等体征。②椎间盘旁中央突出：患者有椎间盘侧方突出的症状、体征；患者有单侧脊髓受压症状和体征，患侧下肢软无力、肌肉张力增强、腱反射亢进、巴宾斯基征（Babinski）阳性。③椎间盘中央突出：主要表现为脊髓受压症状和体征。下肢无力，平衡障碍，严重时可见下肢瘫痪；肌肉张力增高、腱反射亢进、踝阵挛、髌阵挛、巴宾斯基征阳性。

（三）病因病机

本病主要位于督脉、手足太阳经、足少阴经。

1. 风寒阻滞

颈项劳损或年老体弱，卫外不固，风寒邪气乘虚入侵颈项，经络闭阻，气血运行不畅而发病。

2. 瘀血阻滞

外力损伤头颈部，血溢脉外，瘀血停滞，阻碍经络气血运行而发病。

3. 肝肾亏损

肾主骨藏精生髓，肾虚则精亏，精亏则骨失其养，发为骨痿。肝主筋而藏血，筋附于骨，肝虚则筋失血养而萎软拘紧。

（四）辨证与治疗

1. 风寒阻滞

（1）主症：颈项疼痛，连及肩背和上肢，手臂麻木，项背喜热恶寒，疼痛与气候变化有关。舌苔薄白，脉紧。

（2）治则：散风祛寒，温经通络。

2. 瘀血阻滞

（1）主症：有明显的损伤史，发病急，颈项部疼痛，痛连肩臂，强迫体位，头项活动受限。舌质暗，脉弦。

（2）治则：活血化瘀，通经止痛。

3. 肝肾亏损

（1）主症：发病缓慢，反复发作的颈项酸痛，上肢麻痛，劳累后加重，下肢无力、瘫痪、拘紧，腰部酸软，耳鸣，耳聋。舌质淡，脉沉细。

（2）治则：调补肝肾，益精柔筋。

4. 治法

（1）处方：天柱、阿是穴（颈夹脊穴）、后溪、列缺。①风寒痹阻者加大椎、外关。②瘀血阻滞者加膈俞、合谷、太冲。③肝肾亏损者加肝俞、肾俞、太溪。④上肢疼痛者加曲池、外关。⑤上肢及手指麻木者加外关、少商、商阳、关冲、少泽。⑥下肢瘫痪、肢体拘禁者加阳陵泉、悬钟、三阴交、照海。

（2）操作法：天柱、阿是穴、后溪、大椎、外关、合谷、太冲、曲池针刺捻转泻法。列缺针刺得气后先用捻转泻法，之后用捻转补法。膈俞刺络拔罐法，用梅花针叩刺出血，再拔火罐。根据麻木的手指选取井穴，然后用三棱针点刺出血。肝俞、肾俞、太溪等穴针刺补法。

（3）方义：本病除跌打损伤引起者之外，基本上属于本虚标实的病证，本虚或因于劳伤气血，卫气不固；或由于肝肾亏损，筋骨失养。表实多因于风寒痹阻或瘀血阻滞。本病治疗处方即基于此标本兼顾，颈夹脊穴是一组穴位，多选取压痛的部位（C_5、C_6、C_7），属于局部取穴，具有疏通经络、通经止痛的功效，对颈椎病变有良好效果。天柱属于足太阳经，又位于颈部，是疏通头项部经络、祛风散寒的主要穴位，正如《百症赋》所说："项强多恶风，束骨相连与天柱"。后溪是手太阳经的输穴，"俞主体重节痛"；后溪又通于督脉，可通阳祛邪，疏通项背经气，所以后溪是治疗颈项疼痛和项背疼痛的主穴；列缺是手太阴经络穴，通于手阳明经，针刺泻之，具有宣肺祛邪、疏通经络的作用，多用于头项疼痛的治疗，正如《四总穴歌》曰"头项寻列缺"；列缺又通于任脉，任脉下入于肾，足少阴经筋"循脊内挟膂上至项，结于枕骨，与太阳之筋合"，故补列缺可助金生水，濡养筋骨，缓解颈项部肌肉的僵硬、疼痛，为治本之法。列缺配后溪，一个调任脉益阴潜阳，濡养筋骨；一个调督脉，通阳祛邪，使任督脉经气畅达，阴阳调和，百病可治。

手指麻木者，病因虽多，但病机总归于气血不调，治疗宗通经接气法，取井穴点刺出血，可获得良好效果。井穴是阴阳经的交会穴，有调达阴阳的作用；阴经属于阴而主血，阳经属于阳而主气；故井穴有调理气血的作用；阴经井穴配五行属于木，应于肝，肝藏血，主疏泄；阳经井穴配五行属于金，应于肺，肺主气，主治节，故井穴可调节气机和气血的运行。井穴点刺出血能行气活血化瘀，是治疗肢体麻木的有效穴位。

阳陵泉是筋之会穴，悬钟是髓之会穴，三阴交是足三阴经交会穴，补之养血益精，濡养筋骨，治疗肢体的拘紧和僵硬。照海是阴跷脉的交会穴，主治肢体的运动，"阴跷为病，阳缓而阴急"，善于治疗肢体的僵硬、拘挛。

七、颈椎病

（一）概述

颈椎病是因颈椎间盘退行性病变导致椎体失稳和压迫邻近组织而引起的一系列症状和体征的总称。本病又称颈椎退行性关节炎、颈椎综合征等。颈椎病是颈部的常见病、多发病，因为颈椎是人体活动度与负重较大的部位，特别是 $C_{4～5}$ 和 $C_{5～6}$ 椎间盘是颈部的活动中心，又是承受头部压力最大和最集中的部位。随着年龄的增长和长期的劳损，椎间盘发生退行性病变，及其继发性椎间关节退行性改变，引起神经根、椎动脉、交感神经、脊髓等邻近组织受累的相应临床症状和体征。

本病散见于中医学中的"骨痹""阴痹""头痛""眩晕""项强"和"肩背痛"的记载中。

（二）诊断要点

颈椎病按病变部位、范围以及受压组织的不同，而出现不同的临床表现和体征，临床上分为神经根型、脊髓型、椎动脉型和交感神经型等，其中以神经根型最常见。

1. 神经根型颈椎病

（1）颈肩部疼痛，向一侧或两侧放射。

（2）疼痛为酸痛、钝痛、刺痛或触电样串痛，劳累和受寒后疼痛加重。

（3）检查：颈部活动受限，肌肉僵硬；颈椎棘突旁、患侧肩胛骨内上角压痛；上肢牵拉试验，椎间孔挤压试验。

（4）X线检查：可见颈椎生理前凸减小或消失，椎间隙狭窄，椎体前、后缘骨质增生，钩椎关节、关节突关节增生，椎间孔狭窄。

（5）CT检查：可清楚地显示颈椎椎管和神经根部狭窄，椎间盘突出及脊神经受压的情况。

（6）MRI检查：可观察椎管内结构的改变，可清楚显示脊髓、椎间盘的情况。

2. 脊髓型颈椎病

（1）慢性进行性四肢瘫痪为主要特征。

（2）早期可见双侧或单侧下肢发紧、麻木，疼痛、僵硬、无力、烧灼感、步态不稳、步态笨拙等，继而四肢瘫痪，卧床不起，小便失禁或潴留。

（3）手部无力、发抖、活动不灵活，持物不稳，容易坠落。

（4）检查：颈部受限不明显，下肢肌张力增高，腱反射亢进，可引出病理反射（霍夫曼征阳性、巴宾斯基征阳性）、踝阵挛、髌阵挛。

（5）X线检查：可见脊椎退行性改变。

（6）MRI和CT检查可明确诊断。

3. 椎动脉型颈椎病

椎动脉从第2颈椎通过横突孔，在椎体旁上行。可因钩椎关节骨赘形成、椎间隙变窄、颈椎不稳等原因刺激或压迫椎动脉，引起大脑后动脉、小脑下动脉和内耳动脉供血不足而产生症状。

（1）眩晕是本病的主要症状，颈后伸或侧弯时眩晕加重，甚至猝倒，猝倒后颈部位置改变而立即清醒。

（2）有的表现为头部昏沉、头脑不清醒或头脑迷迷糊糊。

（3）常伴有耳鸣、耳聋、记忆力减退、智力下降、视力减退、复视、发音障碍等。也有的患者同时伴有颈神经根型及交感神经刺激征。

（4）检查：颈椎棘突部有压痛，头部后仰或旋转时眩晕加重。

（5）X线检查：颈椎正位片及斜位片可见钩椎关节处有骨赘形成，并向侧方突出。

（6）椎动脉造影可见椎动脉扭曲或狭窄。

4. 交感神经型颈椎病

一般认为各种结构颈椎病变的刺激可通过脊髓反射或脑-脊髓反射而产生一系列交感神经症状。

（1）主要表现为交感神经兴奋症状：如头痛或偏头痛，可伴有恶心、呕吐；眼部症状可表现为视物模糊、视力下降、眼窝胀痛、流泪、眼睑无力、瞳孔扩大或缩小；耳部可表现为耳鸣、耳聋、眼球震颤等；也可见三叉神经出口处疼痛或压痛、枕大神经痛、舌下神经功能障碍等。也可见心前区疼痛、心律不齐、心跳过速或血压升高以及四肢发凉、局部温度下降等。

（2）颈部酸痛：有颈部支持不住头部重量的感觉。

（3）也可表现为交感神经抑制的症状：如头晕、眼花、流泪、鼻塞、行动过缓、血压下降及胃肠胀气等。

（4）检查：头部转动时颈部或枕部疼痛加重，压迫患者不稳定的颈椎棘突可诱发或加重交感神经症状。

（5）X线平片检查：显示颈椎退行性改变，颈椎屈伸检查可证实有颈椎节段不稳，其中以颈椎3~4椎间不稳最常见。

（6）MRI等检查结果与神经根型颈椎病相似。

（三）病因病机

本病的病位在骨和筋肉，属于督脉、手足太阳经和足少阴经循行范围，其病因病机内因体虚，复感外邪，或因跌打损伤，动作失度，而致气血运行不畅而发病。

1. 体质虚弱，风寒痹阻

体质虚弱，卫外不固，风寒邪气乘虚而入；或跌打损伤，活动失度，致经络气血痹阻而发病。

2. 劳伤气血，筋骨失养

长久伏案或操电脑而久坐，耗伤气血，筋骨失养而发病。

3. 肝肾亏损，筋骨失养

中年以后肝肾精血不足，督脉空虚，筋骨失养，筋肉挛急而发病。

（四）辨证与治疗

1. 风寒痹阻

（1）主症：颈项僵硬，项背、肩臂疼痛，遇寒加重，颈部活动受限，手臂麻冷。舌苔白，脉弦紧。

（2）治则：温经散寒，通络止痛。

（3）处方：天柱、大椎、颈椎夹脊穴、后溪、外关。

（4）操作法：以上诸穴均用针刺捻转泻法，针天柱针尖斜向脊柱，使针感向肩背部传导。针大椎时患者微低头，针尖向患侧微斜，使针感向患侧肩臂传导。针颈椎夹脊时，用0.3 mm×40 mm的毫针，进针时针尖微向脊柱斜刺，当触及椎体时，将针体稍提起，然后使针体垂直刺入1寸左右，并使针感向颈肩部传导。后溪、外关用强刺激手法，针刺的同时令患者活动颈项部。天柱、大椎、颈椎夹脊穴可加用灸法。

（5）方义：本证是由于外受风寒邪气，滞留督脉和太阳经导致经气不通所致。取诸阳之会大椎、太阳经穴天柱及颈椎夹脊穴，针而灸之，温散风寒，疏通督脉及太阳经脉，通经止痛。后溪是手太阳经"输穴"并通于督脉，"俞主体重节痛"，且配五行属于木，木主风，功善祛风通经止痛，是治疗颈项部疼痛的主要穴位。外关是手少阳三焦经的络穴，有络脉通于心包经，心包主血脉；外关又通于阳维脉，阳维脉主表，故外关既可疏解风寒又可疏通血脉，通经止痛。诸穴合用，共奏祛风散寒，温经止痛的功效。

2. 气血虚弱

（1）主症：颈项、肩背部僵硬酸痛，上肢乏力麻木，头痛头晕，头脑不清，记忆力下降，视物不清，心悸。舌质淡，脉沉弱。

（2）治则：补益气血，濡养筋骨。

（3）处方：百劳、颈椎夹脊穴、大椎、曲池、养老、中脘、足三里。①头痛头晕、记忆力下降加：百会、天柱。②视物不清、心悸加：心俞、脾俞、内关。

（4）操作法：针百劳针尖向脊柱方向斜刺1寸左右，捻转平补平泻法，并可加用灸法。针夹脊穴和大椎进针法同上，捻转平补平泻法。曲池、足三里、中脘、心俞、脾俞捻转平补法。养老针尖向肘部，百会针尖沿督脉向后，内关直刺，捻转平补平泻法。

（5）方义：本证属于劳伤气血，筋骨失养，故取颈椎夹脊、大椎及百劳穴温养督脉及太阳经筋，养筋壮骨，以治其标；取曲池、中脘、足三里、心俞、脾俞，针而补之，补益气血生化之源，濡养筋骨，以治其本。养老是手阳明经的"郄穴"，功能舒筋通络，是治疗颈椎病的有效穴位，如《甲乙经》说养老主"肩痛欲折，臑如拔"；同时养老也是治疗目视不明的重要穴位，正如《百症赋》云："目觉𥉂𥉂，急取养老、天柱。"内关是心包经络穴，心主血脉，外通三焦经，三焦乃"元气之别使也"，主持诸气，故内关可通达血脉，调理气血，濡养筋骨。如此治标与治本相结合，病变局部取穴与循经远端相结合，可获良好效果。

3. 肝肾亏损

（1）主症：颈项肩臂疼痛，肢体麻木僵硬，步态不稳甚或瘫痪，耳鸣耳聋，腰膝酸软，小便失禁。舌质淡，脉沉细。

（2）治则：补益肝肾，濡养筋骨。

（3）处方：颈椎夹脊穴、大椎、养老、肝俞、肾俞、阳陵泉、太溪。①耳鸣、耳聋加：翳风、中渚。②尿失禁加：关元、三阴交。③下肢瘫痪加：悬钟。

（4）操作法：夹脊穴、大椎、养老针刺法同上，捻转平补平泻手法，并可加用灸法。其余诸穴用捻转补法。

（5）方义：本证属于年迈、久病、房劳伤及肝肾，精血亏损，经脉空虚，筋骨失养，足少阴经筋"循脊内挟膂上至项，结于枕骨，与太阳之筋合。"故肾精亏损，可使颈部筋骨失养，发为颈椎病。取颈部夹脊穴、大椎及养老，温通督脉及太阳经，输运精血，濡养筋骨，以治其标；取肾俞、肝俞、太溪针而补之，补益肝肾，濡养筋骨，以治其本。阳陵泉是足少阳经之"合"穴，又是筋之会穴；悬钟是足少阳经穴，又是髓之会穴，二穴合用，可益精髓壮筋骨，而且是治疗颈椎病和下肢瘫痪的有效穴位。养老疏通经络，是治疗颈椎病的有效穴位。若见耳聋、耳鸣，乃肾精匮乏，耳窍失于濡养，加用翳风、中渚调理三焦，助元精上达，濡养耳窍，若遗精、遗尿或尿失禁，乃肾气失固，加关元、三阴交培本固摄。

4. 肝阳上亢

（1）主症：颈部酸痛，按之僵硬、疼痛，头痛眩晕，眼痛目眩，恶心呕吐，胸痛心悸，急躁易怒。舌质黯红，脉弦数。

（2）治则：平肝潜阳，调和气血。

（3）处方：风池、颈椎夹脊穴、曲池、后溪、合谷、内关、太冲、三阴交、中脘。

（4）操作法：针风池用 0.30 mm×40 mm 的毫针，针尖向对侧眼球方向平刺，捻转 200 次左右，平补平泻手法，头痛即刻缓解；颈夹脊穴刺法同上；合谷、曲池、后溪、太冲针刺泻法；中脘平补平泻手法；三阴交针刺捻转补法。

（5）方义：本证是由于年迈体虚，肾精亏损，肝阳上亢，肾精亏损则颈部筋骨失养，肝阳上亢则头痛眩晕。风池是足少阳经和阳维脉的交会穴，有平肝息风的作用，是治疗头痛眩晕的重要穴位，又有缓解颈部经痉挛缩的作用。颈椎夹脊穴，属于局部取穴，可疏通局部经脉气、血，清亢上之阳热，通经气而止痛。太冲是足厥阴经原穴，平肝潜阳，是治疗本证的主穴，配内关，可加强泻肝的作用，因内关属于心包经，配五行属火，泻火即泻肝，同时内关又有和胃止呕吐的作用；配后溪是因为后溪是治疗颈椎病的经验效穴，后溪配五行属于风，风内应于肝，又后溪属于小肠经，属于火，故后溪又可清肝热泻肝风；配三阴交，补肝肾益阴潜阳；配中脘，因为中脘位居中焦，斡旋升降，升精血濡养筋骨，降肝火而止痛。

第二节　肩部筋骨疼痛

一、概述

肩关节是人体活动度最大的关节，可以做各个方向的旋转运动，有极大的灵活性。正因为如此，肩关节在劳动和运动中，最容易因运动幅度过大而导致关节扭伤和肌腱、韧带损伤。又因肩关节周围软组织在损伤以后，一般很难得到认真的休息，再加肌腱等组织本身血液供应差，所以随着年龄的增长，便可出现关节的退行性改变，在这样的基础上，若受到风、寒、湿邪的侵袭，便可发生肩部损伤和肩部多种疾病。

（一）肩关节的构成

肩部是上肢运动的基础，它包括由肩胛骨、锁骨和肱骨，被韧带、关节囊和肌肉相互连接而成的四个关节：肩肱关节、肩锁关节、胸锁关节和肩胛胸壁关节。

1. 肩肱关节

肩肱关节是肩关节中的主要关节，有肩胛骨的关节盂与肱骨头连接而成的球窝关节。因肱骨头的面积大于关节盂的面积，且韧带较薄，关节囊松弛，故肩肱关节是人体中运动范围最大而又最灵活的关节。

2. 肩关节囊

肩关节囊是纤维组织构成的松弛囊壁，环绕在关节的周围。肩关节滑液囊：有肩峰下滑液囊，肩胛下肌滑液囊，喙突下滑液囊，前锯肌下滑液囊等。其中肩峰下滑液囊在临床上有重要意义。

此囊紧密地连于肱骨大结节和肌腱袖的上外侧，其顶部与肩峰和喙韧带下面连接。肩部周围的肌肉有内外两层，外侧为三角肌和大圆机，内层为冈上肌腱。肩峰下滑囊介于此两层之间，保证肱骨大结节顺利地通过肩峰下进行外展活动。

3. 肩关节的韧带

有喙肩韧带、盂肱韧带及喙肱韧带。喙肩韧带，起自喙突外缘，在肩锁关节前止于肩峰尖端的前面，是肱骨外展时的支点。盂肱韧带，为关节囊前壁的增厚部，起于肱骨解剖颈的前下部，向上、内，止于关节盂上结节和关节盂唇。该韧带有限制关节外旋的功能，其中以盂肱中韧带最为重要。喙肱韧带，起于肩胛骨喙突的外缘，向前下部发出，在冈上肌与肩胛下肌之间与关节囊同止于肱骨大小结节，桥架于结节间沟之上，为悬吊肱骨头的韧带有约束肱骨外旋的作用。肩关节周围炎时该韧带粘连、挛缩，限制肱骨外旋，使肩部活动受限。

4. 肩关节的肌肉

肩关节骨性结构不稳，关节囊松弛，韧带又很薄弱，它的稳定主要靠肩部的肌肉来维持，肌肉对肩关节的运动和稳定具有重要作用。

由冈上肌、冈下肌、小圆肌和肩胛下肌组成肌腱袖。该四肌分别通过并止于肩关节的上、后、前方，以扁宽的腱膜和肩关节囊紧密相连，难以分开，形同袖筒，故名肌腱袖。其作用可使肱骨头旋转和稳定。

（1）三角肌：为肩关节外层坚强有力的肌肉，起点广泛，远端以扁腱止于肱骨干的三角肌结节，其肌束分为前、中、后三部。上臂外展运动主要由三角肌中部纤维和冈上肌协同作用，其前部纤维同时可内旋及屈曲上臂，后部肌纤维可以外旋及伸展上臂。对肩关节的运动和稳定起重要作用。

（2）胸大肌：起点分为锁骨部、胸肋部和腹部，肌腹呈扇形，逐渐移行成为扁腱，止于肱骨结节间沟外侧唇。该肌主要作用为内收、内旋肱骨，仅锁骨部对上臂有外展作用，并可与三角肌协同前屈上臂。

（3）背阔肌：为三角形的肌肉，发自躯干背部，止于肱骨结节内侧的底部有内收、内旋和伸直肱骨的功能，与胸大肌的胸肋部和大圆肌协同作用，使肱骨内收向胸壁靠拢。

（4）肱二头肌长腱：起于盂上结节及关节盂的唇部，向下越过肱骨头，进入结节间沟，沟的前侧有横韧带防止长腱滑脱。此腱有悬挂肱骨头，防止肱骨头向外向上移位的作用。当肱二头病变时，肩前部疼痛，肩外展及内外旋均受限制。此病变是引起肩痛的常见原因。

5. 肩关节的神经支配

肩关节主要受 $C_{5\sim6}$ 神经支配，包括肩胛上神经、肌皮神经和腋神经的关节支。

6. 经络分布

肩关节分布有手三阳经、手三阴经、足少阳经、阳跷脉和阳维脉。

（1）手阳明经及其经筋：主要分布在肩关节的前外方，手阳明经"上臑外前廉，上肩，出髃骨之前廉，上出于柱骨之会上。"手阳明经筋"上臑结于肩髃，其支者，绕肩胛挟脊。"

（2）手少阳经及其经筋：主要分布在肩关节的外方，手少阳经"循臑外上肩，而交出足少阳之后……"。手少阳经筋"上循臂，结于肘，上绕臑外廉，上肩走颈。"

（3）手太阳经及其经筋：主要分布在肩关节的外后方，手太阳经"上循臑后廉，出肩解，绕肩胛，交肩上……"。手太阳经筋"结于腋下……后走腋后廉，上绕肩胛，循颈出走太阳之前，结于耳后完骨。"

（4）足少阳经：从耳后下行，循肩上至肩关节前下行于腋下，足少阳经"下耳后，循颈行手少阳之前，至肩上，却交手少阳之后，入缺盆。"

（5）阳跷脉：自肩胛骨外侧上行至肩关节，循肩上颈。《奇经八脉考》："阳跷者……循胁后胛上，会手太阳阳维于臑俞，上行肩膊外廉会手阳明于巨骨，会手阳明少阳于肩髃。"

（6）阳维脉：从肩胛骨外侧，循肩胛岗上颈。《奇经八脉考》："阳维起于诸阳之会……会足少阳于臂臑，过肩前，与手少阳会于臑会、天髎，却会手足少阳、足阳明于肩井，入肩后会手太阳、阳跷于臑俞。"

（7）手太阴肺经：自中府穴向外行绕肩前。手太阴之脉"从肺系横出腋下，下循臑内。"

（8）手少阴心经：从心系下出腋下，行臂内后廉。手少阴之脉"从心系却上肺，下出腋下，循臑内后廉。"

（9）手厥阴心包经：从胸胁部上腋下，行于臂内，"循胸出胁下腋3寸，上抵腋下，循臑内"。

（二）肩关节的检查

1. 望诊

观察两肩外形是否对称，高低是否一致，有无畸形、肿胀和肌肉萎缩。如斜方肌瘫痪表现为平肩；

前锯肌瘫痪时，患者向前平举上肢时表现为翼肩；三角肌瘫痪时，肱骨表现为半脱位。冈上肌和冈下肌萎缩时，可伴有颈椎病。

2. 触诊

主要是检查肩部的疼痛点、结节和条索。肩部的痛点往往就是病变的部位。

（1）肩前喙突部压痛：表示肱二头短头肌腱炎。

（2）压痛点在结节间沟：表示肱二头长头肌腱炎。

（3）压痛点在大结节的顶部：表示冈上肌腱炎。

（4）压痛点在肩峰下：表示肩峰下滑囊炎。

3. 功能检查

患者站位或坐位，令患者做主动运动，注意检查患者的运动方式、幅度、疼痛和功能受限。

（1）外展：肩关节向外平伸，可达水平位，即90°，但肩胛骨不能移动。

（2）前屈：上肢向前平伸，可达90°，但躯体不可后仰。

（3）后伸：上臂后伸可达45°。

（4）内收：肘部可达人体的前正中线，但肘部必须紧贴胸腹部，大约20°～40°。

（5）外旋：屈肘中立位，前臂向外旋转约达45°。

（6）内旋：屈肘向后伸，前臂与背部相贴，可达70°～90°。

（7）高举：高举可达160°～180°，高举是肩关节运动和肩胛骨旋转运动的结果，肩关节前屈和外展90°以后，继续向上的运动是肩胛骨运动。

4. 特殊检查

（1）肩关节外展试验：患者取站立位，检查者站于患者前方，并用手按在肩上，检查肩胛骨的代偿情况。患者上肢从下垂位起，主动做肩关节外展运动，直到高举过头，并注意外展过程中疼痛开始和停止的时间及外展角度，此检查能对肩关节病可做出初步的诊断。①肩关节功能丧失，并伴有剧痛，可能为肩关节脱位或骨折。②肩关节从开始外展到高举过程中，均有疼痛者，为肩关节周围炎。③肩关节开始外展时不痛，越接近水平位时越痛，可能使肩关节粘连。④肩关节外展过程中疼痛，高举后反而不痛，可能是三角肌下滑囊炎。⑤肩关节从外展到高举过程中，在60°～120°范围内疼痛，超越此范围反而不痛（疼痛弧试验），可能是冈上肌腱炎。⑥肩关节外展时小心翼翼，并突然出现疼痛者，可能是锁骨骨折。

（2）搭肩试验：正常人手搭在对侧肩上时，肘关节可以靠近胸壁。当手搭在对侧肩部时，肩关节不能靠近胸壁，或肘关节靠近胸壁时，手不能搭在对侧肩上，或手不能搭在对侧肩上，肘关节也不能靠近胸壁，为搭肩试验阳性，表示肩关节脱位。

（3）肱二头肌长头紧张试验（Yergason征）：患者屈肘90°，前臂旋后，克服阻力时肱骨结节间沟出现疼痛，为阳性。见于肱二头长头肌腱炎或腱鞘炎。

（4）上臂外展后伸试验：患者主动做上臂外展后伸活动，肩前喙突部疼痛，即为阳性，表示肱二头短头肌腱炎。

二、肩关节周围炎

肩关节周围炎简称肩周炎，是肩关节周围肌肉、肌腱、滑液囊及关节囊的慢性非特异性炎症。中医认为本病多因肩部裸露感受风邪所致，故又称"漏肩风"；因发病年龄以50岁左右者较多，故又称"五十肩"；因本病肩关节内、外粘连，关节僵硬、疼痛和功能活动受限为其临床特征，故又称作"肩凝症"。

肩关节的活动主要依靠肩关节周围肌肉、肌腱和韧带维持其稳定性。青年人的正常肌腱十分坚强有力，但由于肌腱本身的血液供应较差，随着年龄的增长，常有退行性改变，在此基础上加之肩部受到轻微的外伤，积累性劳损，遇风寒邪气侵袭等因素的作用后，未能及时治疗或功能锻炼，肩部活动减少，导致肩关节粘连形成本病。

颈椎病也是引起肩关节周围炎的原因之一。颈椎椎间孔的改变，压迫脊神经，造成肩部软组织神经营养障碍，形成肩痛、活动受限而成本病。

此外，心、肺、胆管疾患发生的肩部牵涉痛，因原发病长期不愈，使肩部肌肉持续性痉挛，肩关节活动受限而继发为肩关节周围炎。

中医认为本病的发生是老年体虚，气血虚损，筋失濡养，风寒湿外邪侵袭肩部，经脉拘急所致。气血虚损，血不荣筋为内因，风寒湿邪侵袭为外因。

（一）诊断要点

1. 发病年龄

多在50岁左右，女性多于男性，常伴有风寒湿邪侵袭史或外伤史。起病缓慢，病程长是其特点。

2. 疼痛

疼痛是早期的主要症状，可为钝痛、刺痛、刀割样痛。遇寒受凉或夜间疼痛加重，甚至疼醒。疼痛也可放射到颈部、肩胛部、肘部和手。严重者不敢翻身，患肢在抬举、摸背、穿衣、梳头等活动时困难。

3. 肩关节周围广泛压痛

在肩关节周围可触及多处压痛点，以肩髃（肱骨小结节）、肩髎（肱骨大结节）、肩内陵（喙突）、肩贞（盂下结节）、臂臑（三角肌粗隆）等处最明显，且常可触及结节或条索状阳性反应物。

4. 肩关节功能活动广泛受限

其中以外展、内收搭肩、高举及后伸最明显。

5. 肩部僵硬

僵硬是后期的主要症状，常伴有关节周围肌肉萎缩，肩关节周围软组织广泛粘连，功能严重障碍，出现典型的"扛肩"现象。

6. X线和化验检查

一般无异常发现。

（二）病因病机

肩关节是经脉和经筋经过会聚的部位，布有手三阳经及其经筋、足少阳经、阳跷脉、阳维脉以及手三阴经，所以肩关节是上肢经络气血运行的关键部位，又是上肢运动的枢纽。人至五十肾精亏损，肾气衰弱，推动和调控脏腑的功能减弱，在脏腑中，心主血，肝藏血，脾统血，脾与胃为气血生化之源，肺主气，朝百脉输送气、血，脏腑虚弱则气血亏损，难以抗御外邪，易感受外邪为患。正如《灵枢·经脉》云："大肠手阳明之脉，所生病者……肩前臑痛"；"小肠手太阳之脉，是动则病……肩似拔"；肺手太阴之脉"气虚则肩背痛寒，少气不足以息"；又《灵枢·经筋》"足太阳之筋，其病……肩不举"；"手太阳之筋，其病绕肩胛引颈后痛"；"手阳明之筋，其病……肩不举"。总之，肾气虚弱，气血亏损，卫外乏力，肩部经脉易感受外邪导致经络气血闭阻，引起疼痛。另外，肩关节是上肢运动的枢纽，易发生运动性损伤，导致肩关节疼痛。

1. 风寒湿邪侵袭经脉

风为阳邪，向上向外，具有较强的穿透力，易于开发腠理，寒、湿邪气可乘机内犯肩部经脉；寒主凝滞，风邪又借寒邪凝滞附着于肩部肌肉关节；湿邪黏着胶固，又借助寒邪之凝固，停滞肩部，导致经络气血闭阻不通，不通则痛，发为肩痛。

2. 瘀血阻滞经脉

跌打损伤，或肩关节活动过度扭伤筋脉，或久痛入络，瘀血停滞，使经络气血闭阻发为肩痛。

3. 筋肉失养

年老气血虚弱，或肩痛久治不愈，经络气血闭阻日久，经筋失养，肌肉挛缩，肩关节活动艰难。

（三）辨证与治疗

1. 病因辨证与治疗

（1）风寒湿邪侵袭经脉：①主症：肩部疼痛，日轻夜重，局部畏寒，得热痛减，遇寒疼痛加重，肩关节活动明显受限，活动时疼痛加重。舌苔薄白，脉弦紧。②治则：疏散邪气，温经止痛。③处方：天柱、大椎、肩髃、肩前、臑俞、曲池、外关、合谷、后溪。④操作法：以上诸穴均采用泻法。针天柱用1寸针，针尖刺向脊柱，使针感向患侧的肩部传导。针大椎时针尖稍微偏向患侧，同时用拇指按压健侧，使针感向患侧的肩部传导。针肩髃透向肩髎，针肩前透向臑俞，针臑俞透向肩前。针曲池用1.5寸长的针，直刺1寸左右，行龙虎交战手法。余穴用1寸针直刺泻法。留针20～30 min。起针后，在肩髃、肩前、臑俞穴处拔火罐，起火罐后，艾灸大椎、肩髃、肩前。⑤方义：本证是由于风寒湿邪侵袭肩部经脉，导致肩部经脉气血痹阻，经气不通所致，手三阳经及其经筋以及阳维脉、阳跷脉分布在肩部，故治疗以三阳经穴为主。肩髃、臑俞、肩前属于局部取穴，统称"肩三针"，针刺泻法并加艾灸，可祛风散寒、化湿通络，对肩关节疼痛有较好的效果。《甲乙经》云肩髃乃"手阳明、阳跷脉之会"，臑俞乃"手太阳、阳维、跷脉之会"，主治"肩臂痛""肩痛不可举臂"。阳维脉维系、调控诸阳经脉，年逾五十卫气虚弱，外邪乘虚而入发为肩臂痛。阳跷脉，跷者捷也，司人体之动静与运动，跷脉病则运动障碍。故肩髃、臑会既可祛外邪以疏通经络，又可疏通经络促进运动。临床研究证明电针肩髃穴治疗肩周炎的疗效明显优于药物。外关是阳维的交会穴，与臑俞配合，可增强其卫外和祛邪的作用。曲池是手阳明经的合穴，"合穴"气血汇聚之地，阳明多气多血，其性走而不守，长于通经活络；合谷是阳明经的原穴，与手太阴经相表里，主升主散，功善行气止痛、通经逐邪，是治疗上肢疼痛的主穴。后溪是手太阳经的输穴，配五行属木，主风主肝，功在散风化湿，缓筋止痉，经云"俞主体重节痛"是也。以上诸穴配合，局部与远端相结合，治疗症状与病因相结合，如此，邪气得以祛除，经络疏通，气血调和，疼痛可止。

（2）瘀血阻滞经脉：①主症：肩部肿痛，疼痛拒按，夜间加重，肩关节活动受限，外展、内收、高举、后伸困难，舌质黯或有瘀斑，脉弦或细涩。②治则：活血化瘀，通经止痛。③处方：膈俞、肩髃、肩髎、阿是穴、曲池、条山穴。④操作法：先在膈俞、阿是穴刺络拔罐，然后直刺肩髃、肩髎、曲池，针刺泻法，并可在肩髃、肩髎相互透刺，或者用合谷刺法。条山穴，即条口穴和承山穴。针刺时用3寸毫针从条口直刺透向承山，捻转泻法，留针30 min，留针期间每5分钟捻转1次。起针时，先起上肢诸穴位的毫针，然后再捻转条山针，且在捻转针的同时，令患者不停地活动肩关节，直至活动的最大范围为止。⑤方义：本证是由于跌打损伤、用力不当扭伤筋肉，或疼痛日久不愈，瘀血停滞经脉，治遵《灵枢·经脉》"菀陈则除之"的法则，故先于膈俞、阿是穴刺络拔罐，祛瘀通络。膈俞为血之会穴，主治血分疾病，善于活血化瘀，患瘀血证时穴位处常有压痛、条索或结节。研究证明，膈俞能改善微循环障碍，缓解血管痉挛，促进血液循环，促进血流加速，改善组织的缺血缺氧状态，因而对瘀血证起到活血化瘀的作用。肩髃、肩髎属于局部取穴。曲池是手阳明经的合穴，其性走而不守，具有较强的疏经通络作用，与肩髃、肩髎配合是治疗上肢病痛的主穴。条口透承山是治疗肩周病的经验穴位。条口属于阳明经，阳明经多气多血，针之功于通行气血，调理经脉；承山属于足太阳经，太阳经多血少气，性能主开，功善通经祛邪，所以条口透承山既可疏通经络活血止痛，又可祛邪通经止痛；临床研究证明电针条口穴治疗肩周炎有明显的止痛作用，近、远期疗效均有明显效果。

（3）筋肉失养：①主症：肩痛日久不愈，疼痛减轻，活动艰难，举臂不及头，后旋不及于背，肩部肌肉萎缩，局部畏寒喜暖。舌淡红，脉沉细。②治则：补益气血，养筋通脉。③处方：大杼、巨髎、肩井、肩髃、肩髎、肩贞、天宗、肺俞、心俞、肩内陵、臂臑、曲池、曲泽、外关、合谷、足三里。④治疗方法：以上诸穴均采用浅刺补法，结合龙虎交战手法，留针不少于30 min，并在肩髃、肩髎、肩内陵、肩贞等穴施以灸法。⑤方义：本证属于虚证，宗《灵枢·经脉》"虚则补之""寒则留之""陷下则灸之"和《灵枢·官能》"针所不为，灸之所宜"的治疗原则，采用浅刺补法，并结合龙虎交战手法，补中有泻，补益气血濡养筋骨，兼疏通经脉疏解粘连。

2. 经络辨证与治疗

（1）太阴经病证：①主症：肩痛位于肩的内侧胸的外侧，正当肩胸交界处，在奇穴肩内陵处有压痛，当上肢后伸时疼痛加重，并连及上臂部手太阴经。②治则：疏通太阴经脉。③处方：尺泽、阴陵泉。④治疗方法：先取健侧阴陵泉，用3寸毫针向阳陵泉透刺，捻转泻法，在行针的同时，令患者活动肩关节。疼痛缓解后，留针 20 min，每隔 5 min，行针 1 次。若疼痛缓解不明显，可再针健侧尺泽穴。

（2）阳明经病证：①主症：肩痛位于肩峰正中，在肩髃穴处有压痛，当上肢高举时疼痛加重，疼痛并沿阳明经走串。②治则：疏通阳明经脉。③处方：足三里、曲池。④治疗方法：先取健侧的足三里，用 3 寸针直刺 2～2.5 寸，使针感沿经传导，在行针的同时，令患者活动肩关节，留针 20 min，在留针期间，每隔 5 min 行针 1 次。若疼痛缓解不明显，再直刺健侧曲池穴，行针的同时活动肩关节。

（3）少阳经证：①主症：肩痛位于肩峰偏后，在肩髎穴处有压痛，当上肢外展时疼痛加重，并连及上臂部。②治则：疏通少阳经脉。③处方：阳陵泉、天井。④治疗方法：取健侧阳陵泉，用 3 寸针向阴陵泉透刺，使针感沿经传导，并嘱患者活动肩关节。留针 20 min，在留针期间每隔 5 min 行针 1 次。若肩痛好转不明显，再针刺天井穴。

（4）太阳经证：①主症：肩痛位于肩关节的后部，在臑俞、天宗穴处有压痛，患肢搭对侧肩关节时，疼痛加重，或上肢旋前时疼痛明显。②治则：疏通太阳经脉。③处方：条口、后溪。④治疗方法：先取健侧条口穴，用 3 寸针直刺透向承山穴，在承山穴处有明显针感，并令患者活动患侧将关节。留针 20 min，留针期间，每 5 分钟行针 1 次。若肩痛缓解不明显，再针刺后溪穴。

3. 特殊方法（同经相应取穴法）

（1）主穴：依据压痛点决定针刺的经络和穴位，属于同经相应取穴法，如肩峰正中痛，位于肩髃穴处，治取对侧下肢的髀关穴；肩痛位于肩关节的肩髎穴，治取对侧的环跳穴；肩痛位于肩关节的后部的臑俞处，治取对侧下肢的秩边穴；肩痛位于肩关节的前面的肩前穴处，治取对侧下肢腹股沟区域足太阴经的相应穴位。

（2）治疗方法：用 1.5 寸毫针直刺 1 寸左右，得气后用龙虎交战手法，在行针的同时令患者活动肩关节，留针 30 min，在留针期间每隔 5 min 行针 1 次。

三、肱二头肌长头腱鞘炎

肱二头肌长头腱鞘炎是由于肌腱在腱鞘内长期遭受摩擦劳损而发生退变、粘连，使肌腱滑动功能发生障碍的病变。本病好发于 40 岁以上的患者。主要临床特征是肱骨结节间沟部疼痛，肩关节活动受限。若不及时治疗，可发展成肩关节周围炎。本病属中医"筋痹""筋伤"的范围。

肱二头肌长头肌腱行走于大小结节间沟中，沟嵴上有横韧带将肌腱限制在沟内，由于日常生活及工作的需要，肱二头肌反复的活动，肌腱在肱骨结节间沟内容易遭受磨损而发生退变；若结节间沟骨质增生，沟底失去光滑平整，更易形成慢性损伤；又因肱二头肌长头有一部分在肩关节囊内，肩关节的慢性炎症，也可引起腱鞘充血、水肿、增厚，导致粘连和肌腱退变。

（一）诊断要点

1. 肩关节疼痛

疼痛部位以肩关节前外侧为主，并可向上臂及颈部放射。疼痛性质呈酸痛或钝痛，肩部活动时疼痛加重。

2. 压痛

有明显的局限性压痛，位于肱二头肌肌腱长头部位（肱骨结节间沟内），并可摸到肿胀、僵硬的肱二头长头肌腱，按压或拨动疼痛明显加剧。

3．功能活动受限

肩关节和上肢外展并后伸时疼痛加剧，运动明显受限。肱二头长头肌紧张试验阳性。

（二）病因病机

中医学认为本病的发生有三个方面。

1. 跌打损伤

遭遇外伤，瘀血闭阻，迁延失治，加重损伤，使肌腱及腱鞘水肿、肥厚、纤维变性，甚至肌腱与腱鞘粘连形成筋痹。

2. 风寒湿邪

肩部长期劳损，耗伤气血，卫外乏力，复感风寒湿邪，如睡卧露肩，肩部常受风寒，经络气血闭阻发为本病。

3. 气血亏损

肩关节长期劳损，耗伤气血，筋肉失养发为本病。

（三）辨证与治疗

1. 病因辨证与治疗

（1）气血瘀滞证：①主症：本证多有外伤史，常见于急性期，肩部疼痛较局限，夜间疼重，压痛明显。脉弦、舌黯或有瘀斑。②治则：活血祛瘀，通络止痛。③处方：肩髃、阿是穴、臂臑、臑会、曲池、合谷。④操作法：先在肩部寻找瘀血点，或大或小，或静脉怒长点，点刺出血，并拔火罐。刺阿是穴用关刺法，即在阿是穴的正中和上下各刺1针，正中点用龙虎交战法，上下点先用拇指向后捻转9次，再左右提拉6次，如此反复6次。余穴均用捻转泻法。⑤方义：本证是由于瘀血闭阻经脉引起的筋痹证，"此必有横络盛加于大经，令之不通，视而泻之，此所谓解结也"（《灵枢·刺节真邪论》），故遵照《灵枢·九针十二原》；"菀陈则除之"的治疗原则，在肩部寻找瘀血点放血，除瘀通经止痛。关刺法是五脏刺法之一，主要用于筋痹的治疗，《灵枢·官针》说："关刺者，直刺左右尽筋上，以取筋痹……"。肩髃、臂臑、曲池、合谷属于循经取穴法，因为病变位于手阳明经及手阳明经筋结聚处，数穴同用可加强疏通经络气血舒筋解痉的作用。

（2）风寒湿证：①主症：肩部沉重冷痛，顽麻，或肿胀，畏寒肢冷，遇寒痛增，得温痛缓。舌质淡、苔薄白，脉弦滑。②治则：温经散寒，散风除湿，通经止痛。③处方：天柱、肩髃、阿是穴、臂臑、曲池、合谷。④操作法：天柱直刺捻转泻法，阿是穴关刺法，肩髃直刺龙虎交战手法，其他穴位直刺捻转泻法。阿是穴和肩髃穴术后行温针灸法，每穴灸3壮。⑤方义：天柱属于足太阳经，有散风祛寒通经止痛的作用。阿是穴和肩髃是邪气闭阻的部位，灸之温经祛寒，温针灸之，使灸热直达病变部位，可加强温通止痛的作用。关刺法是专门治疗筋痹的方法。

（3）气血亏虚证：①主症：本证多见于病变的后期，血不荣筋，肩部酸痛，劳累后疼痛加重，或兼有头晕心悸，疲乏无力。舌质淡，苔白，脉沉细无力。②治则：益气温经、养血柔筋。③处方：心俞、肝俞、肩髃、阿是穴、肩髎、臂臑、臑会、曲池、阳池、合谷、足三里、三阴交。④操作法：阿是穴浅刺关刺法，其他穴位均用浅刺补法，并在阿是穴、肩髃、肩髎行艾条温灸法。⑤方义：本方的宗旨是补益气血，柔筋止痛，方中取心俞、肝俞、足三里、三阴交补益气血柔筋解痉，其他穴位浅刺补法，意在疏通经络气血，使筋肉得以濡养疼痛可止。

2. 巨刺法

（1）主穴：患者健侧足三里。

（2）操作法：取患者健侧的足三里，用 0.30 mm × 75 mm 的毫针直刺，捻转泻法，缓慢进针，同时令患者活动患肢。持续捻针 5 min，留针 15 min，每隔 5 min 行针 1 次。

（3）适应证：病变初期，疼痛剧烈，活动明显受限者。

四、肱二头短头肌腱炎

肱二头短头肌腱炎是指肱二头短头附着点无菌性炎症及继发的肌纤维化和粘连，导致肩关节疼痛和活动障碍。肱二头肌短头起自肩胛骨喙突，与长头肌移行为肌腹。肱二头肌的主要功能是屈曲肘关节，并使上臂前伸及内收内旋。肱二头短头肌缺乏腱鞘、韧带的保护，较肱二头长头肌更容易受伤，在上臂后伸外展时更容易拉伤，为临床常见病，针灸治疗有很好的效果。

（一）诊断要点

1. 肩部疼痛

疼痛位于肩前喙突处，疼痛严重时可连及肱骨中部（喙肱肌下附着点）。

2. 压痛点

位于喙突处，急性期压痛明显、拒按，并有肿胀感；慢性期，可触及结节状阳性反应物。

3. 功能活动受限

当上肢高举后伸外展外旋时疼痛加重（如投掷状），或上肢后伸内收内旋时疼痛加重（如背手状）。

（二）病因病机

本病多由于外伤引起，有急性和慢性的不同。

1. 急性损伤

上肢高举后伸肘关节屈曲时，过度的外展外旋；或肘关节屈曲位时，过度的内收内旋，导致肱二头肌腱损伤，瘀血阻滞经脉，引起局部充血、水肿，造成疼痛。

2. 慢性损伤

急性损伤未及时治疗，瘀血滞留，经络气血流通不畅，抗御低下，复感风寒邪气，瘀血与邪气互结，则疼痛日久不愈。

（三）辨证与治疗

1. 病因病机辨证治疗法

（1）瘀血阻滞：①主症：肩内侧疼痛急性发作，连及肱骨内侧，肩关节活动受限，喙突有明显的压痛，并有肿胀感，有肩部拉伤史。舌苔薄白，脉弦。②治则：活血化瘀，通经止痛。③处方：阿是穴、肩前、尺泽、天府、曲池、合谷。④操作法：阿是穴先施以刺络拔罐法，起罐后再施以关刺法，行龙虎交战泻法，即在阿是穴的中心和其左右各刺1针，针刺得气后，拇指向后捻转6次，至捻转不动为止，然后拇指向前捻转，至捻转不动为止，再向上下提插5~9次，反复进行。余穴针刺捻转泻法。也可采用电针法，取阿是穴与尺泽穴，连接电针治疗仪的导线，采用疏密波，刺激量的大小以局部出现肌纤维颤动或患者能忍受为宜。每次通电治疗20~30 min，每周2~3次。⑤方义：本证的病因病机是瘀血阻滞经脉，故先用刺络拔火罐发祛瘀通络，因病变的部位在筋，故用关刺法以治变在筋，因本病属于瘀血闭阻的实证，故采用改进的龙虎交战泻法，通络止痛。本病的部位属于手太阴肺经分布区域，根据"经脉所过，主治所及"的原理故选取手太阴经经穴尺泽、天府为主穴，疏通经络气血以止痛。手阳明经与手太阴经相表里，阳明经气血隆盛，用较强的疏通经络气血的作用，故配以曲池、合谷加强尺泽、天府通经止痛的效果。

（2）寒瘀互结：①主症：肩内侧疼痛，局部恶寒，得热痛减，喙突处压痛，有结节和条索感。舌苔薄白，舌质黯红，脉弦紧。②治则：温经散寒，活血通络。③处方：阿是穴、肩前、肩髃、天府、尺泽、合谷。④操作法：先在阿是穴拔火罐，然后施以关刺法，行改进龙虎交战补法，具体方法同上，再施以灸法。余穴均施以捻转平补平泻法。⑤方义：本病是瘀血与寒邪胶滞凝聚于喙突，故局部疼痛并伴有结节，拔火罐法功在祛寒活血散瘀，施以灸法可加强散寒之力和活血祛瘀的功效。关刺法是专门治疗筋痹的方法。其余穴位主要是疏通手阳明经和手太阴经的气血。诸穴相配，可疏通肩部经络祛瘀止痛的功效。

2. 巨刺法

（1）主穴：健侧的阴陵泉。

（2）操作法：选取0.30 mm×75 mm的毫针，用透针法向阳陵泉方向直刺，缓慢的捻转进针，得气后，令患者活动患肢，一边捻针一边活动患肢，直至疼痛缓解。留针30 min，留针期间，每5分钟捻针1次，并活动患肢。

（3）适应证：病变初期，疼痛剧烈者，并有明显的活动障碍。

3. 温针灸法

（1）主穴：阿是穴。

（2）操作法：选取0.30 mm×40 mm毫针，在阿是穴的中心直刺30 mm左右，捻转得气后，取常规艾条，剪成10 cm长，在其中心穿洞，然后插入整个针柄，从其下端点燃，缓慢灸之，使热力直达病所。当患者感到灼热时，在穴位处垫小纸片，以防烧伤。每次灸1~3壮。

（3）适应证：病变初期及寒瘀互结证。

五、冈上肌肌腱炎

冈上肌肌腱炎又名冈上肌综合征、外展综合征。是指劳损和轻微外伤后逐渐引起的肌腱退行性改变。主要表现为肩部疼痛及功能活动受限。

冈上肌肌腱是腱袖的一部分，对肩关节的稳定和运动起重要作用。冈上肌起于肩胛骨冈上窝经肩关节囊上方，止于肱骨大结节。其作用为固定肱骨于肩胛盂中，并与三角肌协同使肩及上肢外展。

肩关节外展运动是肩关节运动的主要形式之一，冈上肌在肩关节肌群中，是肩部力量集中的交叉点，比较容易劳损，尤其在肩部外展时，冈上肌肌腱必须穿过肩峰下面和肱骨头上面的狭小间隙，容易遭受挤压磨损，形成损伤性、无菌性炎症。之后很容易使冈上肌钙化而形成钙化性肌腱炎。退变的肌纤维常因外伤或肌肉突然收缩，而发生完全或不完全性断裂。

本病属中医"肩痹""肩痛"病的范畴，针灸治疗以良好效果。

（一）诊断要点

（1）本病好发于中青年，常有外伤史或长期单一姿势工作、劳伤史，受凉可诱发本病。

（2）肩部疼痛：疼痛部位一般位于肩外侧，肱骨大结节处。疼痛严重时可放射到冈上窝及三角肌附着点（肱骨三角肌粗隆），相当于臂臑穴。

（3）压痛点：肱骨大结节处有明显的压痛（相当于肩髃穴处），急性期压痛剧烈，局部有肿胀感。慢性期压痛并不剧烈，但触及阳性反应物结节或条索。

（4）功能活动受限：以患侧上肢以肩为轴做主动外展运动时，在外展60°～120°时出现明显的疼痛为特征（称为疼痛弧），小于或超过这个范围则疼痛消失。

肩外展60°～120°时出现明显的疼痛，这是因为在这个角度时，紧张且肿胀的冈上肌腱被挤压在肩峰和肱骨大结节之间狭小的间隙，不能顺利通过导致疼痛和功能障碍。

（二）病因病机

（1）外力牵拉损伤，使肩部充血肿胀，瘀血阻滞，经络气血不通，不通则痛。

（2）劳伤筋脉，长期做单一的上肢外展活动，冈上肌腱反复地通过肩峰与肱骨大结节狭窄的间隙，长期的摩擦与挤压，耗伤气血，劳伤筋脉，筋肉失于气血的荣养，不荣则筋肉挛急而痛。

（3）筋脉劳损复感风寒邪气，劳伤筋脉，局部抗御能力低下，极易感受风寒邪气，风寒邪侵袭肩颈部筋肉，寒主收引，肌肉挛急而痛。

（三）辨证治疗

1. 病因辨证与治疗

（1）气血瘀滞证：①主症：肩部肿胀疼痛，夜间为甚，痛处固定不移，拒按，肩部活动受限，疼痛连及上臂。舌质黯或有瘀斑，舌苔薄白，脉弦。②治则：活血化瘀，通络止痛。③处方：巨骨、肩髎、肩髃、阿是穴、曲池、合谷、外关。④操作法：先在阿是穴处用毫针或梅花针刺络并拔火罐，然后施以关刺法，用改进的龙虎交战泻法。刺巨骨向肩关节斜刺3针，均刺在肌腱部位，然后轻按重提6次。其他穴位均用捻转泻法。⑤方义：本证是瘀血阻滞所致，故先用刺络拔火罐法，祛瘀血通经络。本证病变在筋，故采用专治筋病的关刺法。本病的病变部位隶属手少阳经和手阳明经，根据"经脉所过，主治所及"的原理，故主选手阳明、少阳经穴治之。

（2）劳伤筋脉：①主症：肩痛日久不愈，反复发作，疼痛隐作，遇劳加重，上肢外展时痛作，肩髃穴处压痛，并有条索感。舌质淡，脉弦细。②治则：补益气血，养筋止痛。③处方：肩髃、肩髎、巨骨、阿是穴、曲池、阳池、合谷、足三里。④操作法：针刺阿是穴用关刺法，用改进龙虎交战补法，术后加灸。针巨骨穴用齐刺法，由巨骨向肩关节方向斜刺3针。肩髎、肩髃、曲池、臂臑平补平泻法。合谷、阳池、足三里捻转补法。⑤方义：本证是由于耗伤气血筋肉失养所引起，故足三里补脾胃以益气血生化之源。取手阳明经原穴合谷及手少阳经穴阳池，补益二经的元气，濡养筋肉。其余诸穴采用补法，功在疏通经络，缓解肌肉挛急，使气血通达病变部位，濡养筋脉以止痛，可达病变痊愈的作用。

（3）风寒痹阻：①主症：肩部疼痛，连及肩胛部及上臂部，遇寒加重，得热痛减，上肢外展受限，肩髃部位处有明显的压痛。舌苔薄白，脉弦紧。②治则：温经散寒，通经止痛。③处方：天柱、巨骨、肩髎、肩髃、阿是穴、曲池、合谷。④操作法：针巨骨穴用齐刺法，由巨骨穴向肩关节斜刺3针。针阿是穴采用关刺法，用改进的龙虎交战泻法，术后加用灸发。其他穴位均用针刺泻法。⑤方义：本证是感受风寒所致，故取天柱散风祛寒；灸肩髃、肩髎温经祛寒，通经止痛；其他穴位功在协助上述穴位散风祛邪，通经止痛。

2. 巨刺法

（1）主穴：取健侧的阳陵泉。

（2）操作法：患者取坐位，用 0.30 mm × 75 mm 的毫针，常规消毒后，向阴陵泉方向直刺，得气后，一边捻转针柄一边令患者活动患肢，直至疼痛减轻或消失。留针 30 min，留针期间每 10 分钟捻针 1 次，同时令患者活动患肢。

（3）适应证：冈上肌肌腱炎急性期，肩关节活动有明显障碍者。

3. 阻力刺法

（1）主穴：病变处阿是穴。

（2）操作法：患者取坐位，令患者外展上肢，当肩部出现疼痛时，寻找疼痛点，然后用 0.30 mm × 25 mm 的毫针，对准疼痛点直刺 0.2 ~ 0.5 寸，行雀啄术手法。疼痛缓解后继续外展和抬高上肢，出现疼痛时再行雀啄术手法。反复操作直至疼痛消失。冈上肌肌腱炎属于慢性者，手法操作结束后，在疼痛点加用艾条灸 3 ~ 5 min。

（3）适应证：肩关节外展时有明显的痛点。

六、肩峰下滑囊炎

肩峰下滑囊炎是指由于外伤或长期受到挤压、摩擦的反复刺激，使滑囊壁发生充血、水肿、渗出、增生、肥厚、粘连的无菌性炎症，导致肩关节疼痛和功能障碍。

肩峰下滑囊与三角肌下滑囊，在幼年时隔开，到成年人后互通为一体，称肩峰下滑囊。肩峰下滑囊为人体最大解剖滑液囊，位于肩峰与冈上肌、肱骨头之间，具有滑利肩关节，减少磨损，不易劳损的作用。它能在肩峰外展时，使肱骨大结节在肩峰下运动灵活，因此对肩关节的活动十分有利，故又称为肩峰下关节。

肩峰下滑囊炎不是一个孤立的疾病，多继发于肩关节周围的软组织损伤和退行性变，尤以滑液囊底部的冈上肌腱损伤、炎症、钙盐沉积为最常见。

肩峰下滑液囊组织夹于肩峰与肱骨头之间，长期反复摩擦可致损伤，滑膜发生充血、水肿和滑液分泌增多，形成滑液囊积液。久之，滑膜增生、囊壁增厚，滑液分泌减少，组织粘连，从而影响肩关节外展、上举及旋转活动。

本病相当于中医"肩痹""肩痛"病的范畴，是针灸的主要适应证。

（一）诊断要点

肩部疼痛、运动受限和局部压痛是肩峰下滑囊炎的主要症状。

（1）有急性外伤史或慢性劳伤史。

（2）肩部疼痛：疼痛以肩部外侧面最显著，开始较轻，后逐渐加重，夜间明显，常在睡中痛醒。疼痛位于肩的深部，也可向肩胛部、颈部及手部放射。

（3）压痛点：多位于肩峰下，或肱骨大结节处，以肩峰下压痛最明显，疼痛点常随肱骨的旋转而移位。当滑囊肿胀积液时，亦可在三角肌范围内出现压痛。

（4）肩关节活动受限：早期轻微受限，但可逐步加重。以肩关节外展、外旋、上举时受限为特点。为减轻疼痛，患者常使肩处于内收和内旋位。

（二）病因病机

1. 感受外邪

风寒湿侵犯肩背部手阳明、少阳、太阳经络，气血闭阻，经气不通，不通则痛，发为痹证。

2. 瘀血闭阻

跌打损伤，瘀血痹阻经脉，发为肩痹。

3. 劳伤筋脉

肩关节长期频繁超负荷、超范围的活动，劳伤气血，筋脉失养而挛缩，即所谓"不荣而痛"。

（三）辨证治疗

本病的病位波及手三阳经脉及经筋，所以治疗应以手三阳经穴为主。

1. 风寒湿阻证

（1）主症：肩部串痛，畏风恶寒，肩部沉重感，肩关节活动不利，遇风寒则疼痛剧增，得暖痛缓。脉弦滑或弦紧，舌苔薄白或腻。

（2）治则：祛风散寒，通经宣痹。

（3）处方：风池、肩井、巨骨、肩髃、臂臑、曲池、外关。①疼痛连及颈项者加：天柱、后溪。②疼痛连及肩胛部者加：天宗、后溪。

（4）操作法：针风池向对侧眼球水平刺入1.0寸左右，捻转泻法。刺肩井向后斜刺，直达肩胛冈，捻转泻法，但本穴不可直刺，其深部正当肺尖的部位。刺巨骨向肩髃斜刺，捻转泻法。其余穴位均捻转泻法。肩井及肩髃针刺后拔罐并加用灸法。

（5）方义：肩峰下滑囊位于肩峰与冈上肌之间，肩井穴至肩胛骨之间布有斜方肌及冈上肌，肩髃的深部是肩峰下滑囊，所以二穴是治疗本病的主穴，在穴位处拔罐及灸法，可协助巨骨、肩髃祛风散寒通经止痛的作用。风池、外关是祛散风邪的重要穴位。曲池、臂臑属于手阳明经，阳明经多气多血，有极强的调理气血和疏通经络的作用，是治疗经络疼痛的重要穴位。

2. 瘀血闭阻

（1）主症：有外伤史，肩部肿胀，疼痛拒按，或按之较硬，肩关节僵硬，活动受限。脉弦或细涩，舌质紫黯，或有瘀斑。

（2）治则：活血化瘀，通经止痛。

（3）处方：肩井、巨骨、肩髃、阿是穴、臂臑、曲池、合谷。

（4）操作法：阿是穴用刺络拔火罐法，肩井、巨骨刺法同风寒痹阻证，其余穴位用捻转泻法。

（5）方义：本症是由于瘀血痹阻经脉所致，经曰"菀陈则除之"，故取阿是穴刺络出血，以祛除瘀血，刺络后加拔罐法，可加大出血量，瘀血除尽经络才可通畅止痛。肩井、巨骨、肩髃、臂臑属于局部取穴，四个穴位均位于或邻近肩峰下滑囊，具有疏通局部经络气血的作用。曲池、合谷属于手阳明经，多气多血，其经脉又通过滑囊的部位，可行气活血，祛瘀血止疼痛。

3. 劳伤筋脉

（1）主症：肩部酸痛日久不解，肌肉萎缩，劳累后疼痛加重，肩关节活动不利，伴有头晕目眩，气短懒言，四肢乏力。脉细弱，或沉细无力，舌质淡，苔薄白。

（2）治则：补气养血，舒筋通络。

（3）处方：肩井、巨骨、肩髎、肩髃、曲池、少海、阳池、合谷、足三里。

（4）操作法：肩井、肩髎、肩髃平补平泻法，巨骨采用齐刺针法，斜针刺向肩关节，曲池、少海、合谷、阳池、足三里针刺捻转补法。

（5）方义：本证的病机是气血亏损筋脉失养，治疗应当补益气血，气血来源于脾胃，故治疗的重点是健脾益胃以益气血生化之源。取曲池、合谷、阳池、少海、足三里健脾益胃。足三里属于足阳明经，是健脾益胃的重要穴位；曲池是手阳明经"五输穴"中的合穴，配五行属土，隶属于脾胃，针补曲池、足三里可增强脾胃生化气血的功能。合谷是手阳明经的原穴，阳池是手少阳经的原穴，原穴是脏腑元气经过和留滞的部位，元气通过三焦的作用输送到全身，保持脏腑经络的正常生理功能，所以合谷与阳池可促使元气、营卫之气输送到肩部，营养耗伤的筋脉。且合谷、阳池也有治疗肩痛的良好作用，正如《医宗金鉴》所说合谷"主治……风痹，筋骨疼痛"。《针灸甲乙经》："肩痛不能自举，汗不出，颈痛，阳池主之。"等记载都说明合谷、阳池可以用于肩痛的治疗。少海是手少阴心经的"合穴"，合穴配五行属于肾水，肾藏精血，心主血，故针补少海有补益精血的作用。曲池、合谷、阳池、足三里均隶属于阳经，少海隶属于阴经，阴阳相配，气血双补，才可达到益气养血的作用。且少海也可用于肩痛的治疗，《医宗金鉴》少海主"漏肩与风吹肘臂疼痛"。实验研究表明：针刺入的足三里、合谷和少海，以尿 17- 羟皮质类固醇和 17- 酮类固醇的排出量为指标，证明对肾上腺皮质功能有良好的作用。肾上腺皮质分泌肾上腺皮质激素，其中包括可的松（皮质素）和氢化可的松（皮质醇），具有抗炎、抗过敏、抗毒素的作用，对肩关节疼痛、肩关节肿胀、肩部肌腱损伤修复等有良好的作用。

七、肩部扭挫伤

肩部因受到外力打击、碰撞或过度牵拉、扭捩而引起肩关节周围软组织的损伤，出现以肩部疼痛和活动障碍为主要症状称为肩部扭挫伤。

本病可发生于任何年龄，部位多在肩部上方或外侧方，并以闭合伤为其特点。本病属中医"肩部筋伤"范畴，针灸治疗用良好的效果。

（一）诊断要点

（1）有明显外伤史：多因碰撞、跌倒、牵拉过度或投掷物体过度用力所致。

（2）肩部上方或外侧方疼痛，并逐渐加重，肩关节活动受限。挫伤者，皮下常出现青紫、瘀肿。扭伤者，当时可无症状，休息之后开始出现症状，并逐渐加重，有压痛。

（3）压痛：肱骨小结节处有明显的压痛，急性期可触及囊性肿物，慢性期可触及结节状阳性反应物。

（4）X 线摄片：排除肩关节各构成骨的骨折、关节脱位及肌腱断裂。

（二）病因病机

（1）肩部受到外力的撞击、跌伤，或肩关节过度牵拉，扭捩等原因，引起肩部肌肉或关节囊的损伤或撕裂，使局部脉络损伤，瘀血闭阻，经络气血不通，发生肿胀疼痛及功能障碍。

（2）瘀血长期滞留，一则耗伤气血；二则阻滞经络气血的畅通，使局部筋肉失养，筋肉缺乏气血的濡养则挛急，挛急则痛，此"不荣则痛"是也。

（三）辨证治疗

1. 瘀血阻滞

（1）主症：多见于外伤初期，局部肿胀，疼痛拒按，功能受限，或见局部皮肤瘀青。舌苔薄白，脉弦或细涩。

（2）治则：散瘀消肿，通络止痛。

（3）处方：肩髃、肩髎、臑会、阿是穴、曲池、合谷、外关、商阳、关冲、少泽。

（4）操作法：先取阿是穴刺络拔罐，再用三棱针点刺商阳、关冲、少泽出血。其余穴位均用捻转结合提插泻法。

（5）方义：本证是由于瘀血阻滞经络气血不通所引起，阿是穴是病证的反应点，也是瘀血积聚的部位，根据"菀陈则除之"的治疗原则，所以对阿是穴刺络拔罐法，祛瘀血通经络以止痛。本病的病位在肩部的外侧，属于手三阳经的范畴，取三条经络的井穴点刺出血，可祛除三条经脉中的瘀血，消肿止痛；三条经的井穴均属于金，"金"应于肺，肺主气，点刺出血，又可清热消肿通经止痛。肩髃、肩髎、臑会属于局部取穴范畴，曲池、合谷、外关属于远端取穴。局部取穴与远端取穴相结合，可以获得更好的疏通经络的作用。

2. 筋肉失养

（1）主症：肩部疼痛久病不愈，以酸痛为主，并有沉重感，劳累后或遇风寒则疼痛加重，得温则疼痛减轻。舌质淡苔薄白，脉沉细。

（2）治则：补益气血，濡养筋肉。

（3）处方：肩井、巨骨、天宗、肩髃、肩髎、臑俞、臂臑、臑会、曲池、少海、合谷、阳池、腕骨、足三里、三阴交。

（4）操作法：诸穴均采用浅刺法，针刺后在肩髃、肩髎、臑俞加用艾条灸法，每穴温灸 3 min，留针 30 min。

（5）方义：见肩峰下滑囊炎劳伤筋脉证。

3. 巨刺法

（1）主穴：阳陵泉、上巨虚。

（2）操作法：先在阳陵泉或上巨虚处寻找压痛点，一般常见于健侧，也可见于患侧。确定压痛点后，用 0.30 mm×75 mm 的毫针直刺 50 mm 左右，得气后，拇指向后提插捻转，使针感直达足趾。在运针的同时，令患者活动患肢，约 3 min 疼痛可缓解。留针 30 min。

（3）适应证：肩关节外伤后疼痛急性发作。

第九章 脊柱躯干部病证的推拿治疗

第一节 落枕

落枕又名"失枕",是以晨起时出现颈部酸胀、疼痛、活动不利为主症的颈部软组织损伤疾病。本病多见于青壮年,男多于女,冬春季发病率较高。轻者4~5 d可自愈,重者疼痛剧烈,并向头部及上肢部放射,迁延数周不愈。

一、病因病理

本病多由睡眠时枕头过高、过低或过硬,以及躺卧姿势不良等因素,使头枕部长时间处于偏歪姿势,导致颈部一侧肌群受到过度伸展牵拉,在过度紧张状态下而发生静力性损伤,临床上以一侧胸锁乳突肌、斜方肌及肩胛提肌痉挛多见。

中医认为,本病多因素体亏虚,气血不足,循行不畅,筋肉舒缩活动失调,或夜寐肩部外露,颈肩受风寒侵袭,致使气血凝滞,肌筋不舒,经络痹阻,僵凝疼痛而发病。《伤科汇纂·旋台骨》有"因挫闪及失枕而项强痛者"的记载,因此,颈部突然扭转闪挫损伤,或肩扛重物致局部筋肌扭伤、痉挛也是导致本病的原因之一。

二、诊断

(一)症状

(1)晨起后即感一侧颈部疼痛,颈项僵滞,头常歪向患侧,不能自由旋转,转头视物时往往连同身体转动。

(2)疼痛可向肩部、项背部放射。

(3)颈部活动受限,常受限于某个方位上,主动、被动活动均受牵掣,动则症状加重。

(二)体征

(1)颈部肌肉疼痛痉挛,触之呈条索状。

(2)压痛。在胸锁乳突肌处有肌张力增高感和压痛者,为胸锁乳突肌痉挛;在锁骨外1/3处(肩井穴)或肩胛骨内侧缘有肌紧张感和压痛者,为斜方肌痉挛;在上三个颈椎棘突旁和同侧肩胛骨内上角处有肌紧张感和压痛者,为肩胛提肌痉挛。

(3)活动障碍。轻者向某一方位转动障碍,严重时各方位活动均受限制。

(三)辅助检查

X线片检查:一般颈椎骨质无明显变化。少数患者可有椎体前缘增生,颈椎生理弧度改变、序列不整、侧弯等。

三、治疗

（一）治疗原则
舒筋活血，温经通络，解痉止痛。

（二）手法
一指禅推法、㨰法、按法、揉法、拿法、拔伸法、擦法等。

（三）取穴与部位
风池、风府、肩井、天宗、肩外俞等穴及受累部位。

（四）操作

1. 舒筋活血

患者取坐位，术者立于其身后，用一指禅推法、按揉法沿督脉颈段、两侧颈夹脊穴上下往返操作3~5遍。自两侧肩胛带、颈根部、颈夹脊线用㨰法操作，时间3~5min。

2. 疏通经络

用拇指或中指点按风池、风府、天宗、肩井、肩外俞等穴，每穴按压半分钟；用拿法提拿颈椎两侧软组织，以患侧为重点部位，并弹拨紧张的肌肉，使之逐渐放松。

3. 解痉止痛

根据压痛点及肌痉挛部位，分别在痉挛肌肉的起止点及肌腹部用按揉法、抹法、弹拨法操作，时间2~3min。

4. 拔伸摇颈

嘱患者自然放松颈项部肌肉，术者左手持续托起下颌，右手扶持后枕部，维持在颈略前屈、下颌内收姿势，双手同时用力向上牵拉拔伸片刻，再缓慢左右摇颈10~15次，以活动颈椎小关节。

5. 整复错缝

对颈椎后关节有侧偏、压痛者，在颈部微前屈的状态下，以一手拇指按于压痛点处，另一手托住其下颌部，做向患侧的旋转扳法，以整复后关节错缝。手法要稳而快，切忌暴力蛮劲，以防发生意外。在患部沿肌纤维方向做擦法、摩肩、拍打、叩击肩背部数次，结束治疗。

四、注意事项

（1）推拿治疗本病过程中，手法宜轻柔，切忌施用强刺激手法，防止发生意外。

（2）对症状持续1周以上不缓解，短期内有两次以上发作者，必须做X线检查，以明确诊断。

（3）注意颈项部的保暖，科学用枕，参照颈椎间盘突出症。

五、功能锻炼

（1）患者应有意识放松颈部肌肉，疼痛缓解后，应积极进行颈部功能锻炼，可做颈部前屈后仰、左右侧弯、左右旋转等活动，各做3~5次，每天1~2次。

（2）坚持做颈部保健操，参照颈椎病。

六、疗效评定

（一）治愈
颈项部疼痛、酸胀消失，压痛点消失，颈部功能活动恢复正常。

（二）好转
颈项部疼痛减轻，颈部活动改善。

（三）未愈
症状无改善。

第二节　颈椎病

颈椎病是发生在颈段脊柱的慢性退行性疾病，是由于颈椎骨质增生、椎间盘退行性改变以及颈部损伤等原因引起脊柱内、外平衡失调，刺激或压迫颈神经根、椎动脉、脊髓或交感神经而引起的一组综合征，又称颈椎综合征。多见于中老年人群，男性多于女性，近年来有明显低龄化趋势。本病临床表现为头、颈、肩臂麻木疼痛，肢体酸软无力，病变累及椎动脉、交感神经、脊髓时则可出现头晕、心慌、大小便失禁、瘫痪等症状。

一、病因病理

颈椎间盘退变是本病的内因，各种急慢性颈部损伤是导致本病的外因。

（一）内因

在一般情况下颈椎椎间盘从 30 岁以后开始退变，退变从软骨板开始并逐渐骨化，通透性随之降低，髓核中的水分逐渐减少，最终形成纤维化，缩小变硬成为一个纤维软骨性实体，进而导致椎间盘厚度变薄，椎间隙变窄。由于椎间隙变窄，使前、后纵韧带松弛，椎体失稳及继发性炎症，后关节囊松弛，关节腔变窄，关节面长时间磨损而导致增生。椎体后关节、钩椎关节等部位的骨质增生以及椎间孔变窄或椎管前后径变窄是造成脊髓、颈神经根、椎动脉及交感神经受压的主要病理基础。

（二）外因

由于跌仆闪挫或长期从事低头伏案工作，平时姿势不良、枕头和睡姿不当，均可使颈椎间盘、后关节、钩椎关节、椎体周围各韧带及其附近软组织不同程度的损伤，从而破坏了颈椎的稳定性，促使颈椎发生代偿性骨质增生。若增生物刺激或压迫邻近的神经、血管和软组织则引起各种相应的临床症状和体征。

此外，颈项部受寒，肌肉痉挛致使局部组织缺血缺氧，也可引起临床症状。

中医学关于颈椎病的论述多记载于"痹证""痿证""头痛""眩晕""项强""项筋急"和"项肩痛"等病证中。中医认为颈椎病与人的年龄及气血盛衰、筋骨强弱有关。年过四十肾气始衰，年过五十肝气始衰，年过六十筋肌懈惰，骨骸稀疏。年老体弱，肝肾、气血亏虚，筋肌骸节失却滋养；或被风寒湿邪所侵，气血凝滞痹阻；或反复积劳损伤，瘀聚凝结于脊窍，发为本病。

二、诊断

（一）颈型颈椎病

颈型颈椎病由于颈椎过度运动、外伤或长期不良姿势，而造成椎旁软组织劳损、颈椎活动节段轻度错缝，颈椎的稳定性下降，从而导致椎间盘代偿性退变。这种退变尚处于退变的早期阶段，表现为椎间盘纤维环结构的部分破坏、椎间盘组织的轻度膨出及椎骨骨质的轻度增生，这些膨出及增生的结构尚未构成对神经、血管组织的实质性压迫，但可刺激分布于其间的椎窦神经感觉纤维。后者则向中枢发出传入冲动，经脊髓节段反射及近节段反射的途径，导致颈项部和肩胛骨间区肌肉处于持续紧张的状态，出现该区域的刺激症状。

1. 症状

（1）表现为患者颈部前屈、旋转幅度明显减小，颈夹肌、半棘肌、斜方肌等出现肌紧张性疼痛。

（2）颈部有僵硬感，易于疲劳。

（3）肩胛肩区有酸痛感和沉重感，劳累后症状加重，休息后症状减轻，经常出现"落枕"样现象。

2. 体征

同"落枕"。

3. 辅助检查

同"落枕"。

（二）神经根型颈椎病

神经根型颈椎病由于颈椎钩椎关节、关节突骨质增生、颈椎椎骨之间结构异常及软组织损伤、肿胀等原因，造成对神经根的机械压迫和化学刺激而引起典型的神经根症状。

1. 症状

（1）颈项部或肩背呈阵发性或持续性的隐痛或剧痛；受刺激或压迫的颈脊神经其循行路经有烧灼样或刀割样疼痛，伴针刺样或过电样麻感；当颈部活动、腹压增高时，上述症状会加重。

（2）颈部活动有不同程度受限或发硬、发僵，或颈呈痛性斜颈畸形。

（3）一侧或两侧上肢有放射性痛、麻，伴有发沉、肢冷、无力、握力减弱或持物坠落。

2. 体征

（1）颈椎生理前凸减少或消失，甚至反弓，脊柱侧凸。上肢及手指感觉减退，严重时可有肌肉萎缩。

（2）颈部有局限性条索状或结节状反应物，在病变颈椎节段间隙、棘突、棘突旁及其神经分布区可出现压痛。手指放射性痛、麻常与病变节段相吻合。

（3）患侧肌力减弱，病久可出现肌肉萎缩。

（4）臂丛神经牵拉试验、压头试验、椎间孔挤压试验，均可出现阳性。

（5）腱反射可减弱或消失。

3. 辅助检查

（1）X线片检查：可显示颈椎生理前凸变直或消失，脊柱、棘突侧弯，椎间隙变窄，椎体前、后缘骨质增生，钩椎关节变锐及椎间孔狭窄等改变。

（2）CT检查：可清楚地显示颈椎椎管和神经根管狭窄、椎间盘突出及脊神经受压情况。

（3）MRI检查：可以从颈椎的矢状面、横断面及冠状面对椎管内结构的改变进行观察，对脊髓、椎间盘组织显示清晰。

（三）脊髓型颈椎病

脊髓型颈椎病是由于突出的颈椎间盘组织、增生的椎体后缘骨赘、向后滑脱的椎体、增厚的黄韧带和椎管内肿胀的软组织等，对脊髓造成压迫；或由于血管因素的参与，导致脊髓缺血、变性等改变，引起颈部以下身体感觉、运动和大小便功能等异常。本病与颈椎间盘突出症有相似之处。

1. 症状

（1）表现为上肢症状往往不明显，有时仅表现为沉重无力；下肢症状明显，可出现双下肢僵硬无力、酸胀、烧灼感、麻木感和运动障碍，呈进行性加重的趋势。

（2）步态笨拙，走路不稳或有踩棉花感。手部肌肉无力、发抖、活动不灵活、持物不稳、容易坠落。

（3）甚至四肢瘫痪，排尿、排便障碍，卧床不起。

（4）患者常有头痛、头昏、半边脸发热、面部出汗异常等。

2. 体征

（1）颈部活动受限不明显，病变相应节段压痛存在。

（2）上肢动作欠灵活，肌力减弱。

（3）下肢肌张力增高。低头 1 min 后症状加重。

（4）肱二、三头肌肌腱及膝腱反射减弱；跟腱反射亢进。

（5）髌阵挛和踝阵挛。

（6）腹壁反射和提睾反射减弱。

（7）霍夫曼征、巴宾斯基征均可出现阳性。

3. 辅助检查

（1）X线片检查：可见病变椎间隙狭窄、椎体骨质增生、节段不稳定等退行性改变。有时可见椎管狭窄、椎间孔缩小。

（2）脊髓造影：脊髓造影可发现硬膜囊前后压迫情况，如压迫严重可呈现不完全一性或完全性梗阻。

（3）CT检查：可确切地了解颈椎椎管的大小、椎间盘突出程度、有无椎体后骨刺等情况。

（4）MRl检查：可明确有无颈椎间盘变性、突出或脱出及其对脊髓的压迫程度，了解脊髓有无萎缩变性等。

（四）椎动脉型颈椎病

椎动脉型颈椎病是由于椎间盘退变及上位颈椎错位，横突孔骨性非连续管道扭转而引起椎动脉扭曲，或因椎体后外缘、钩椎关节的骨质增生而导致椎动脉受压，造成一侧或双侧的椎动脉供血不足，或因椎动脉交感神经丛受刺激而导致基底动脉痉挛等。近年来对椎动脉形态学的研究表明，该病存在椎动脉入横突孔位置变异（图9-1）、先天性纤细、痉挛（图9-2）、钩椎关节增生压迫（图9-3）、横突孔内纤维束带牵拉扭曲（图9-4）及骨质增生压迫椎动脉等病理改变。

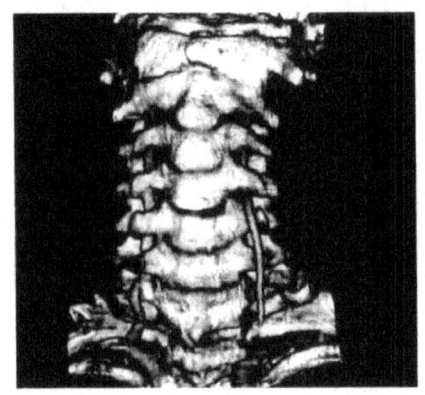

图9-1　入横突孔位置变异

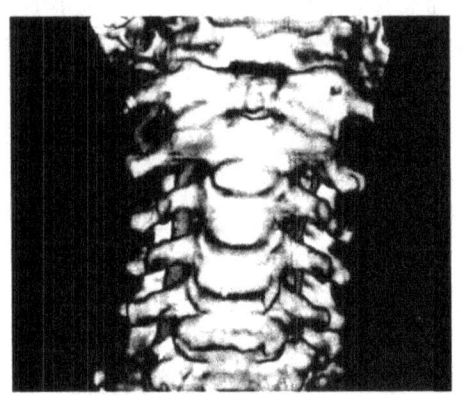

图9-2　先天性纤细痉挛

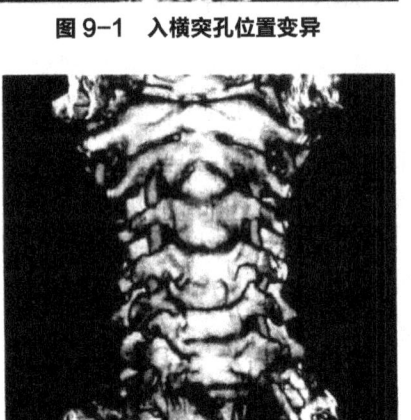

图9-3　骨质增生压迫椎动脉

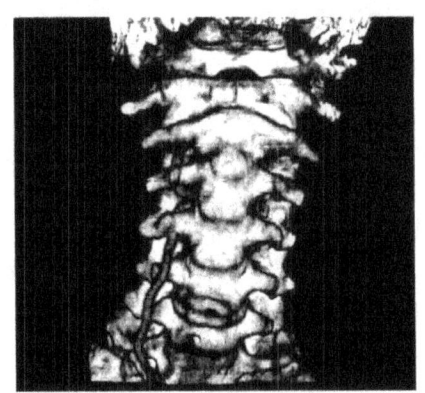

图9-4　纤维束带牵拉扭曲

因此，可以认为，椎动脉形态学改变使椎动脉血流动力学异常，椎动脉供血不足，小脑缺血、缺氧是导致眩晕的主要原因。

《灵枢》有"髓海不足，则脑转耳鸣""上气不足，脑为之不满，耳为之苦鸣，头为之苦倾，目为之眩"及"上虚则眩"等记载。

1. 症状

（1）持续性眩晕、恶心、耳鸣、重听、记忆力减退、后枕部麻木、偏头痛等。

（2）可伴有视物模糊、视力减退、精神萎靡、失眠、嗜睡等。

（3）头部过伸或旋转时，可出现位置性眩晕、恶心、呕吐等急性发作症状。

（4）可出现猝然摔倒、持物坠落，但摔倒时神志多清醒。

（5）部分患者可同时伴有颈肩臂痛等神经根型颈椎病的表现，以及交感神经刺激症状。

2. 体征

（1）病变节段横突部压痛。

（2）当出现颈性眩晕等椎动脉供血不足的症状时，可发作性猝倒。

（3）旋颈试验阳性。

3. 辅助检查

（1）X 线片检查：颈椎正位及斜位片，可见颈椎生理弧度减小或消失，可出现侧凸畸形。可见钩椎关节侧方或后关节部骨质增生、椎间孔变小等。

（2）椎动脉造影：可见椎动脉因钩椎关节骨赘压迫而扭曲或狭窄，可作为确切诊断。

（3）TCD 检查：为目前临床常用的检查项目，可发现椎动脉血流速减慢或增快，可供临床参考。

（4）3D-CTA 检查：可清晰观察椎动脉及椎－基底动脉全貌，分析椎动脉与椎体、椎间孔及周围软组织的关系，可明确诊断。

（五）交感神经型颈椎病

1. 症状

（1）有慢性头痛史，以眼眶周围、眉棱骨等部位明显，疼痛常呈持续性。

（2）可出现头晕、眼花、耳鸣、恶心或呕吐。

（3）可有心动过速或减慢、心前区闷痛、心悸、气促等症状。

2. 体征

（1）两侧颈椎横突前压痛点明显。

（2）部分患者出现霍纳征。

（3）有"类冠心病样综合征"征象。

3. 辅助检查

（1）X 线片检查：颈椎生理弧度有不同程度的改变，椎体和钩椎关节骨质增生，横突肥厚等。

（2）心电图检查：无异常或有轻度异常。

（六）混合型颈椎病

兼具上述两种类型或两种以上类型的诊断要点。

三、鉴别诊断

临床上根据患者的病史、症状和体征，并通过相应检查可明确诊断，并注意同下列疾病相鉴别。

（一）神经根型颈椎病

（1）风湿性或慢性劳损性颈肩痛有颈肩、上肢以外多发部位的疼痛史，无放射性疼痛，无反射改变，麻木区不按脊神经根节段分布，该病与天气变化有明显关系，服用抗风湿类药症状可好转。

（2）落枕颈项强痛，活动功能受限，无手指发麻症状，起病突然，以往无颈肩症状。

（3）前斜角肌综合征颈项部疼痛，患肢有放射痛和麻木触电感，以手指胀、麻、凉、皮肤发白或发绀为特征。手下垂时症状加重，上举后症状可缓解。前斜角肌痉挛发硬，艾迪森试验阳性。

（二）脊髓型颈椎病

1. 颈脊髓肿瘤

脊髓压迫症状呈进行性加重，先有一侧颈、肩、臂手指疼痛或麻木，逐渐发展到对侧下肢，然后累及对侧上肢。X 线平片显示椎间孔增大，椎体或椎弓破坏。CT、MRI、脊髓造影可确诊。

2. 脊髓粘连性蛛网膜炎

可有感觉神经和运动神经受累症状，亦可有脊髓的传导损害症状。腰椎穿刺时，脑脊液呈不全或完全梗阻现象。脊髓造影时，造影剂通过蛛网膜下腔困难，并分散为点滴延续的条索状。

3. 脊髓空洞症

好发于 20～30 岁的青年人，以痛温觉与触觉分离为特征，尤以温度觉的减退或消失较为明显。脊髓造影通畅，MRI 检查可见颈膨大，有空洞形成。

此外，还需与颈椎骨折脱位、颈椎结核相鉴别。

（三）椎动脉型颈椎病

1. 梅尼埃病

平素有类似发作症状，常因劳累、睡眠不足、情绪波动而发作。其症状表现为头痛、眩晕、呕吐、恶心、耳鸣、耳聋、眼球震颤等。

2. 位置性低血压

发作于患者突然改变体位时，尤其从卧位、蹲位改为立位时，突然头晕，而颈部活动无任何异常表现。

3. 内听动脉栓塞

突发耳鸣、耳聋及眩晕，症状严重且持续不减。

（四）交感神经型颈椎病

1. 心绞痛

有冠心病史，发作时心前区剧烈疼痛，伴胸闷心悸、出冷汗，心电图有异常表现。含服硝酸甘油片能缓解。

2. 自主神经紊乱症

多见于青壮年，表现为头痛、头晕、睡眠障碍、自制能力差等。X 线片显示颈椎无明显异常改变，神经根、脊髓无受累征象。服用调节自主神经类药物有效。对此类患者需长期观察，以防误诊。

四、治疗

（一）治疗原则

消除肌痉挛，纠正椎骨错缝，恢复颈椎内外力平衡。颈型以纠正颈椎紊乱，缓解肌紧张为主；神经根型以活血化瘀，疏经通络为主；脊髓型以疏经理气，温通督脉为主；椎动脉型以行气活血，益髓止晕为主；交感神经型以益气活血，平衡阴阳为主。

（二）手法

㨰法、一指禅推法、按法、拿法、拔伸法、扳法、旋转法、按揉法、擦法等。

（三）取穴与部位

1. 五线

（1）督脉线自风府穴至大椎穴连线。

（2）颈夹脊线自天柱穴至颈根穴（大椎穴旁开1寸）连线，左右各一线。

（3）颈旁线自风池穴至颈臂穴（缺盆穴内1寸）连线，左右各一线。

2. 五区

（1）肩胛区：冈上肌区域，左右各一区。

（2）肩胛背区：冈下肌区域，左右各一区。

（3）肩胛间区：两肩胛骨内侧缘区域。

3. 十三穴

风府穴、风池穴（双）、颈根穴（双）、颈臂穴（双）、肩井穴（双）、肩外俞穴（双）、天宗穴（双）。

（四）操作

1. 基本操作

（1）督脉线：用一指禅推法、按揉法、擦法，累计 2～3 min。

（2）颈夹脊线：用一指禅推法、按揉法、拿法、擦法，累计 3～5 min。

（3）颈旁线用一指禅推法、按揉法、擦法、抹法，累计 2～3 min。

（4）肩胛区由肩峰端向颈根部施㨰法、拿法、擦法，累计 3～5 min。

（5）肩胛背区用㨰法、按揉法，累计 1～2 min。

(6)肩胛间区用一指禅推法、按揉法、拨揉法，累计 2～3 min。

2. 辨证推拿

（1）颈型颈椎病：①有椎间关节紊乱者，用颈椎定位扳法、旋转扳法等，纠正颈椎生理弧度、侧弯和关节紊乱。②根据症状累及部位，选择相应的五区、十三穴，用一指禅推法、按揉法、拨揉法，累计 3～5 min。③有偏头痛者，同侧风池穴按揉，手法作用力向上，时间 2～3 min。④有眩晕者，用一指禅推风池穴（双），用拇指的尺侧偏峰沿寰枕关节向风府方向推，左手推右侧，右手推左侧。每穴 2～3 min。

（2）神经根型颈椎病：①有椎间关节紊乱者，用颈椎定位扳法、旋转扳法等，纠正颈椎生理弧度、侧弯和关节紊乱。②相应神经根节段治疗。放射至拇指根麻木者，取同侧 C_5～C_6 椎间隙，用一指禅推法、按揉法治疗，累计时间 3～5 min；放射至拇、示、中指及环指桡侧半指麻木者，取同侧 $C_{6～7}$ 椎间隙，用一指禅推法、按揉法治疗，累计时间 3～5 min；放射至小指及环指尺侧半指者，取同侧 C_7～T_1 椎间隙，用一指禅推法、按揉法治疗，累计时间 3～5 min。③根据症状累及部位，选择相应的五区、十三穴，用一指禅推法、按揉法、拨揉法，累计 3～5 min。

（3）脊髓型颈椎病：①根据症状所累及部位，选用相应的五区、十三穴，用一指禅推法、按揉法、拨揉法，累计 3～5 min。②根据所累及的肢体，选用相应穴位操作，以缓解肢体相应症状。时间 3～5 min。

（4）椎动脉型颈椎病：①一指禅推风池穴（双），用拇指的尺侧偏峰沿寰枕关节向风府方向推，左手推右侧，右手推左侧。每穴 3～5 min。②取颈臂穴（双），用一指禅推法、按揉法，每穴 1～2 min。③有椎间关节紊乱者，用颈椎定位扳法、旋转扳法等，纠正颈椎生理弧度、侧弯和关节紊乱。④用鱼际揉前额，拇指按揉印堂、睛明穴、太阳穴，分抹鱼腰穴；用沿足少阳胆经头颞部循线行扫散法治疗。时间约 5 min。

（5）交感神经型颈椎病：①有椎间关节紊乱者，用颈椎定位扳法、旋转扳法等，纠正颈椎生理弧度、侧弯和关节紊乱。②颞部、前额部、眼眶等部位，用抹法、一指禅推法、按揉法、扫散法等治疗，累计时间 3～5 min。③视物模糊、眼涩、头晕者，一指禅推风池穴（双），用拇指的尺侧偏峰沿寰枕关节向风府方向推，左手推右侧，右手推左侧。每穴 3～5 min。④头痛、偏头痛、头胀、枕部痛者，取同侧风池穴按揉，手法作用力向上，时间约 3 min。⑤耳鸣、耳塞者，取风池穴（同侧），用一指禅推法、按揉法向外上方向操作，累计时间 2～3 min。⑥心前区疼痛，心动过速或过缓者，取颈臂穴（双），用一指禅推法、按揉法操作，累计时间 3～5 min。

（6）混合型颈椎病：按证型症状的轻重缓急，综合对症处理。

五、注意事项

（1）对颈椎病的推拿治疗，尤其在做被动运动时，动作应缓慢，切忌暴力、蛮力和动作过大，以免发生意外。

（2）低头位工作不宜太久，避免不正常的工作体位。

（3）避免头顶、手持重物。

（4）睡眠时枕头要适宜。对颈椎生理弧度变直、消失的，枕头宜垫在颈项部；弧度过大的，宜垫在头后部；侧卧时枕头宜与肩膀等高，使颈椎保持水平位。

（5）治疗后可选用合适的颈围固定颈部，并要注意保暖。

（6）本病可以配合颈椎牵引治疗。重量 3～5 kg，每次 20～30 min。

（7）对脊髓型颈椎病，禁用斜扳法。推拿治疗效果不佳，或有进行性加重趋势，应考虑综合治疗。

六、功能锻炼

（一）颈肌对抗锻炼

（1）双手交握，置于额前（枕后），颈部向前（后）用力与之对抗，每次持续 10～20 s，每组

8～10次,每天1～3组。

（2）将手掌置于头同侧,颈部用力与之对抗,每次持续10～20 s,每组8～10次,每天1～3组。

（3）左右侧分别进行。

（二）颈部关节活动度锻炼

头向前缓慢、用力屈至极限,停顿3 s后缓慢、用力抬起,向后伸至极限,停顿3 s后缓慢回到中立位,每组8～10次,每天2～3组;头向左缓慢、用力屈至极限,停顿3 s后缓慢、用力向右屈至极限,停顿3 s后缓慢回到中立位,每组8～10次,每天2～3组。

（三）颈保健操

（1）捏九下：用手掌心放在颈后部,用示、中、环及小指与掌根相对用力,提捏颈部肌肉。左手捏九下,右手捏九下。

（2）摩九下：用手掌放在颈后部,用手指、手掌连同掌根,沿颈项做横向的来回往返摩擦。左手摩九下,右手摩九下。至颈项发热舒适。

（3）扳九下：用示、中、环及小指放在颈后部,做头缓缓向后仰,同时手指向前扳拉。左手扳九下,右手扳九下。使颈后部有被牵拉感。

七、疗效评定

（一）治愈

原有各型症状消失,肌力正常,颈、肢体功能恢复正常,能参加正常劳动和工作。

（二）好转

原有各型症状减轻,颈、肩背疼痛减轻,颈、肢体功能改善。

（三）未愈

症状无改善。

第十章 骨关节疾病的康复

第一节 类风湿关节炎的康复

类风湿关节炎（theumatoid arthritis，RA）是一种特异性炎症，表现为对称性、周围性多个关节慢性炎性病变，其特点是受累关节疼痛、肿胀、功能下降，病变呈持续、反复发作过程，逐渐导致关节破坏、强直和畸形，是全身结缔组织疾病的局部表现。本病呈全球性分布，我国的患病率为0.32%～0.36%，是造成我国人群丧失劳动力和致残的主要原因之一。

一、病因

病因尚不清楚，可能与以下因素有关。

（一）由自身免疫反应所致

与此病有关的人类白细胞相关抗原HLA-DR4与短链多肽结合，能激活T细胞，在某些环境因素作用下，产生自身免疫反应，导致滑膜增殖、血管翳形成、炎性细胞聚集和软骨退变。

（二）感染

尚无被证实有导致本病的直接感染因子，但一些病毒、支原体、细菌都可能通过某些途径影响RA的病情进展。多数人认为甲型链球菌感染是本病的诱因。

类风湿关节炎的主要病理变化为关节滑膜的慢性炎症，血管翳形成，软骨和软骨下骨破坏，最终造成关节畸形和强直，功能丧失。在急性期滑膜表现为渗出性和细胞浸润性，滑膜下层有小血管扩张，内皮细胞肿胀、细胞间隙增大，间质有水肿和嗜中性粒细胞浸润。病变进入慢性期，滑膜内皮细胞增生、肥厚，形成许多绒毛样突起，突向关节腔内或侵入到软骨和软骨下骨。绒毛具有很强的破坏性，是造成关节破坏、关节畸形、功能障碍的病理基础。滑膜边缘部分长出肉芽组织血管翳，逐渐延伸并覆盖于关节软骨表面。软骨下骨内也有肉芽组织血管翳伸向关节软骨，肉芽组织中的吞噬细胞和淋巴细胞吞噬丙种球蛋白和补体与类风湿因子形成复合体后，溶酶体破坏，释放出蛋白酶等酶，使关节软骨逐渐被破坏、吸收，仅有纤维组织覆盖。肉芽组织也可破坏软骨下骨，使骨小梁减少、骨质疏松，骨髓的造血组织被纤维脂肪组织所取代。后期，关节面间的肉芽组织相互连接逐渐纤维化，形成纤维性关节僵直，进一步发展，可转化为骨性僵直。除关节外，关节周围的肌腱、腱鞘也可发生类似的肉芽组织侵入，影响关节功能。由于肌萎缩，继而发生痉挛，使关节功能进一步丧失。在皮下常可形成典型的类风湿结节。

二、临床表现

本病可见于任何年龄，以20～45岁居多，女性患者约是男性的3倍。通常以缓慢而隐匿的方式起病，在出现明显关节症状之前，有数周的低热、乏力、全身不适、体重下降等症状，以后逐渐出现典型关节症状。早期表现为关节隐痛和晨僵，主动活动和被动活动均受限。最常出现的部位为掌指关节、腕关节、近端指间关节，其次是趾、膝、踝、肘、肩、髋等关节。多呈对称性、持续性，但时轻时重。疼痛的关节往往伴有压痛、肿胀，皮肤出现褐色色素沉着。病变持续发展，肌肉呈保护性痉挛，继发挛缩，最后关节僵直和畸形。常见的有手指鹅颈状畸形，掌指关节向尺侧半脱位，腕、肘、膝、髋等关节僵直于屈曲位，上颈椎也可受累。

实验室检查：血红蛋白减少，白细胞计数正常或降低，淋巴细胞计数增加。约70%~80%的病例类风湿因子阳性。病变活动期血沉加快，血清 IgG、IgA、IgM 增高。关节滑液较混浊，黏稠度差，含糖量降低，细菌培养阴性。

三、临床诊断

1987 年美国风湿病协会（ARA）发表了修订的类风湿关节炎诊断标准（表10-1），该标准在国际上得到广泛应用。符合诊断标准 7 项中 4 项或 4 项以上者可诊断为类风湿关节炎。一直以来，我国临床医师以此为依据做出诊断。

表 10-1　1987 年 ARA 修订的类风湿关节炎诊断标准

定义	注释
1. 晨僵	关节及其周围的僵硬感在获得最大改善前至少持续 1 h（病程≥6 周）
2. 至少 3 个以上关节部位的关节炎	医生观察到至少 3 个以上关节部位（有 14 个可能累及部位：左侧或右侧的近端指间关节、掌指关节，腕、肘、膝、踝及跖趾关节）同时有软组织肿胀或积液（病程≥6 周）
3. 手关节的关节炎	腕、掌指或近端指间关节中，至少有一个关节肿胀（病程≥6 周）
4. 对称性关节炎	身体两侧相同关节同时受累（双侧近端指间关节、掌指关节及跖趾关节受累时，不一定绝对对称）（病程≥6 周）
5. 类风湿结节	医生观察到在骨突部位，伸肌表面或关节周围有皮下结节
6. 类风湿因子阳性	任何方法证明血清类风湿因子含量异常，而所用方法在正常人群中的阳性率小于 5%
7. 放射学改变	在手和腕的后前位相上有典型的类风湿关节炎放射学改变：必须包括骨质侵蚀或受累关节及其邻近部位有明确的骨质疏松

四、康复评定

（一）炎症活动性的评定

1. Lansbury 全身指数法

为炎症活动性评定的常用方法，应用时，依据各个项目的检查值，从 Lansbury 活动性指数表内查出其百分比换算值，然后各项百分比数相加即是 Lansbury 全身指数。Lansbury 活动性指数表的主要项目包括：晨僵（持续时间）、疲劳感（出现时间）、疼痛程度（按每日阿司匹林需要量计算）、握力（应用水银血压计测量，先将袖带折叠充气，维持至 30 mmHg，让患者前臂悬空用力握充气袖带 2~3 次，取其平均值）、血沉（Wesiergren 法）。

2. 临床指标

①晨僵持续 1 小时以上；②6 个关节以上有压痛或活动时有疼痛；③3 个关节以上有肿胀；④发热 1 周以上，体温高于 37.5℃；⑤握力：男性 < 192 mmHg，女性 < 146 mmHg。

3. 实验室指标

①血沉 > 27 mm/h；②类风湿因子测定 > 1∶40 以上（免疫乳胶法）。

（二）类风湿关节炎的分期和功能障碍分级

可采用 Steinbrocker 的相应标准予以评定（表10-2、表10-3）。

表 10-2 类风湿关节炎的分期

Ⅰ期	1. X 线片无破坏性变化
	2. X 线片有骨质疏松
Ⅱ期	1. X 线片有骨质疏松，关节间隙因软骨的破坏而变窄
	2. 有关节活动受限，无关节畸形
	3. 关节周围肌肉萎缩
	4. 有类风湿结节和腱鞘炎等关节外软组织病变
Ⅲ期	1. 除骨质疏松外，X 线片有软骨和骨破坏性改变
	2. 有关节半脱位，关节畸形改变，但无纤维性或骨性僵直
	3. 有广泛性肌肉萎缩
	4. 有类风湿结节和腱鞘炎等关节外软组织病变
Ⅳ期	1. 具有第Ⅲ期的改变
	2. 有纤维性或骨性僵直

表 10-3 类风湿关节炎功能障碍分级

Ⅰ级	功能基本正常，能无困难地进行各种普通工作
Ⅱ级	有单个或多个关节不适或功能受限，但可完成一般的日常生活活动和某种职业工作
Ⅲ级	功能受限，不能完成或部分完成正常工作，生活能部分自理
Ⅳ级	大部或全部功能丧失，卧床或限于轮椅活动，生活大部或全部需人协助

（三）关节活动范围的评定

患者关节功能常受限。早期 RA 因软组织的挛缩而关节活动范围减小，晚期关节活动范围的受限常因骨性或纤维性僵直所致。评定目的是为了解关节活动范围是否影响日常生活动作的完成，从而决定康复治疗的内容。

（四）肌力评定

由于本病累及指间、掌指、跖趾等关节较多，故肌力评定多采用握力计法。若手的小关节畸形，使用握力计困难，可采用血压计法。

除上述评定项目之外，根据具体情况，可采用相关量表或方法，对患者进行疼痛评定、ADL 能力评定、生活质量评定及步态分析等。

五、康复治疗

目前临床上尚缺乏根治及预防本病的方法，因此，康复治疗与药物治疗、外科手术治疗等措施密切配合，在不同的病期，采用不同的康复治疗措施，对提高类风湿关节炎的治疗效果有重要意义。康复治疗的目的是减轻或消除关节肿胀、疼痛等症状；防止和减少关节骨的破坏，尽可能地保持受累关节的功能；预防及矫正畸形，提高患者的生活自理能力及生活质量。

（一）药物治疗

常用的改善症状的抗风湿药物有非类固醇抗炎药、慢作用抗风湿药和糖皮质激素等。

（1）非类固醇抗炎药（NSAID）：常用 NSAID 类药物有布洛芬、萘普生、双氯芬酸、吲哚美辛等。上述各种药物至少需服用两周才能判断其疗效，效果不明显者可改用另一种 NSAID。不宜同时服用两种 NSAID。

（2）慢作用抗风湿药：本类药物起效时间长于非类固醇抗炎药，临床诊断明确 RA 后，应尽早采用本类药物与非类固醇抗炎药联合应用的方案。本类药物常用的有甲氨蝶呤（MTX）、柳氮磺吡啶、金制剂、青霉胺、雷公藤总苷、硫唑嘌呤、环磷酰胺、环孢素等。

（3）糖皮质激素：本药适用于有关节外症状者或关节炎明显而又不能为非类固醇抗炎药所控制者，或慢作用抗风湿药尚未起效时的患者。

（二）休息

活动期患者应该卧床休息并保证充足睡眠，一般夜间不少于 8 h、白天不少于 1 h 的睡眠较为适宜。

（三）运动疗法

运动疗法旨在增加和保持肌力、耐力，维持关节活动范围，增加骨密度。通过运动可改善生物力学状态，使症状相应减轻。为了预防畸形发生，可采用肢体功能位姿势治疗与运动治疗交替，肢体功能位姿势治疗可应用枕垫或石膏、塑料等制成的固定夹板进行。已有关节活动范围受损时，宜采用低温热塑高分子材料制作的系列夹板固定。功能位固定应每 2 小时取下夹板，做该关节不负重、无疼痛范围内的主动运动，每个动作重复 2~3 次。一定量的关节保护运动，既可以防止因急性期关节固定而发生的肌力减弱，维持关节的稳定性，又可以预防关节畸形（图 10-1 及图 10-2）。

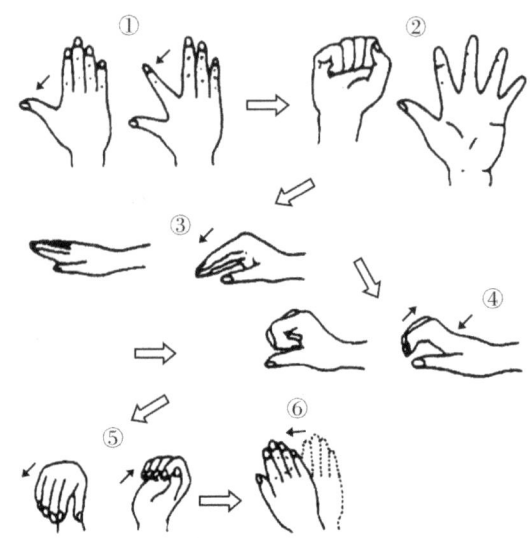

图 10-1　类风湿关节炎腕、手部的运动疗法

①手指向桡侧逐一展开；②手指屈伸练习；③指间关节伸直位掌指关节屈曲；④指间关节轻度屈曲位掌指关节伸展；⑤腕关节屈伸练习；⑥腕关节桡侧屈曲运动

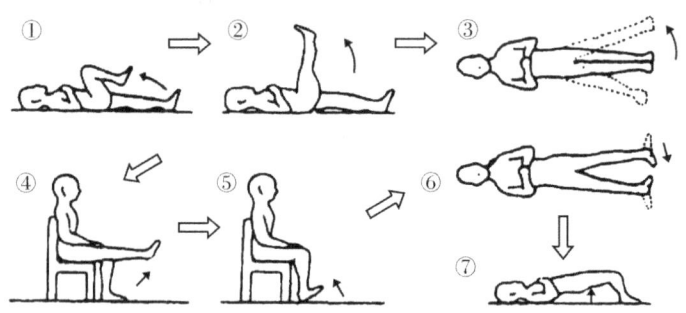

图 10-2　类风湿关节炎下肢的运动疗法

①髋、膝屈伸训练（左右交替）；②直腿抬高训练（左右交替）；③下肢外展训练（左右交替）；
④膝关节伸屈训练；⑤踏足训练；⑥下肢内-外旋训练；⑦仰卧位抬臀训练

关节运动时应注意动作要缓慢，运动次数要循序渐进。开始时每日 1 次，每个动作重复 2~3 次，一周后逐渐过渡到每日 2 次，每个动作重复 10 次。如果运动后 2 h 后仍感关节疼痛较运动前加重，则提示运动量过大，应该酌情减量。对于慢性期的患者，应进行关节活动范围的训练，预防或治疗关节挛缩。若关节活动受限（软组织结构紧张所致），开始可先用辅助或牵张运动，继之做主动关节活动范围运动；若关节活动不受限，则用保持关节活动范围的主动运动。为增加肌腱伸展、减少疼痛，运动前宜采用冷、热疗。对关节周围肌肉应选择等长、等张或等速肌肉抗阻训练，强化肌力，使肢体功能得到最大程度的恢复。

对于炎症性，关节进行运动疗法的选择顺序，可参考图10-3的金字塔模式（由底至尖）。

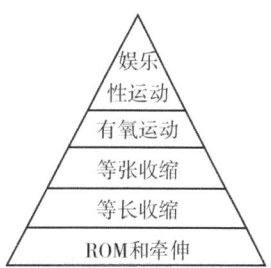

图10-3　Hicks运动疗法的金字塔式选择顺序

（四）物理治疗

（1）温热疗法有镇痛、消除肌痉挛、增强软组织的伸展性及提高毛细血管通透性的作用。在炎症的急性期不宜使用。全身治疗可采用温泉疗法、蒸汽浴、沙浴、泥疗等；局部治疗可采用热袋、蜡浴、红外线、高频电疗法等。

（2）冷疗法用于炎症的急性期。冷疗可使痛阈上升，从而缓解疼痛。常用的方法有冰袋、冰按摩、冰水浸浴等，每次治疗时间在 10 min 左右。

（3）低中频电疗有防止肌肉挛缩和缓解局部疼痛的作用。

（五）作业疗法

通过功能性作业疗法达到增大关节活动范围、增强肌力、预防及矫正畸形的目的。为了达到生活自理，提高患者的生活质量，必要时需对患者居住环境进行改造，并根据患者的具体情况选择使用一些自助具、支具、矫形器等（图10-4、图10-5）。通过 ADL 指导，对患者进行梳洗、进餐、取物、更衣、入浴、如厕等日常生活活动训练，教会患者在日常生活活动中如何保护自己的关节（图10-6）。

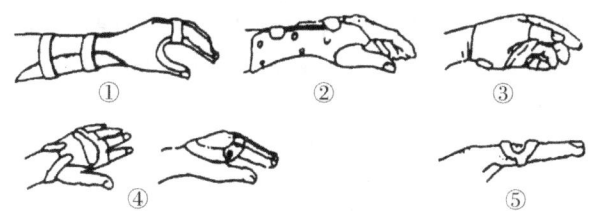

图10-4　腕、手部关节常用矫形器

①固定性腕、手部矫形器：用于腕、手部关节制动，患部得以休息，使炎症及疼痛减轻。②功能性腕关节矫形器：腕关节部分或完全固定，掌指、指间关节可动。③腕掌关节（CMC）固定用矫形器：减轻关节疼痛。④掌指关节尺侧偏畸形矫形器：预防或矫正掌指关节尺侧偏畸形。⑤手指3点支持矫形器：用于近侧指间关节（PIP）鹅颈状及纽扣畸形等

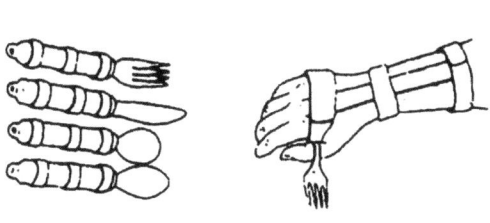

图10-5　进食用自助具

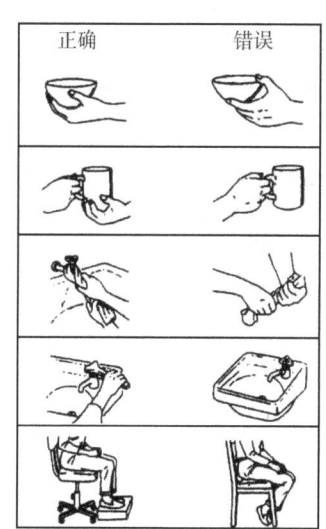

图10-6　日常生活中的关节保护

（六）手术治疗

早期可行受累关节滑膜切除术，以减少关节液渗出，防止血管翳形成，保护软骨和软骨下骨组织，改善关节功能；也可在关节镜下行关节清理、冲洗及滑膜切除术；至后期，可行关节成形术或全关节置换术。手的尺偏畸形可行掌指关节成形术或用硅酮橡胶行人工手指关节置换术以矫正畸形、恢复功能。

第二节 骨关节炎的康复

骨关节炎（Osteoarthritis）是一种常见的慢性关节疾病，也称骨性关节病、退行性关节炎、增生性关节炎、老年性关节炎和肥大性关节炎等。其主要病变是关节软骨的退行性变和继发性骨质增生。多见于中老年人，女性多于男性。好发在膝关节、髋关节、脊柱及手指关节等部位，其中膝关节的发生率最高。受损关节出现不同程度的关节僵硬与不稳定，导致功能减退，甚至功能丧失。因此，早期诊断与早期康复治疗对防止骨关节炎致残有重要意义。

一、临床分类

（一）原发性骨关节炎

病因不清，患者没有创伤、感染或先天性畸形的病史，无遗传缺陷，无全身代谢及内分泌异常。多见于中老年肥胖者。

（二）继发性骨关节炎

可发生于任何年龄，主要原因有：①关节的先天性畸形，如先天性马蹄内翻足；②创伤，如关节内骨折；③关节面后天性不平整，如骨缺血性坏死；④关节畸形引起的关节面对合不良；⑤关节不稳定，如韧带、关节囊松弛等；⑥医源性因素，如长期不恰当地使用皮质激素，可引起关节软骨病变等。

骨关节炎最早的病理变化发生在关节软骨，表现为关节软骨局部发生软化、糜烂，造成软骨下骨裸露，继发滑膜、关节囊及关节周围肌肉的改变，使关节活动受限，关节不稳定。由于关节的应力失调，关节面承受应力大小不均，从而促使关节进一步破坏，形成恶性循环，病变不断加重。

二、临床表现

其主要症状是疼痛，开始时为钝痛，以后逐步加重；由于软骨下骨的充血，患者会感到在静止时有疼痛，稍加活动后疼痛反而减轻，称为"休息痛"。如果活动过多，因关节摩擦，又产生疼痛。

患者感觉关节活动不灵活，特别是晨起或休息后，关节有僵硬感，活动后可逐渐缓解。关节活动时可有摩擦音，有时会发生关节交锁。

体检显示关节肿胀，有中度渗液，关节周围肌肉萎缩，有不同程度自主活动受限和肌痉挛。

X线片显示关节间隙变窄，关节边缘有骨赘形成，软骨下骨硬化和有囊腔形成。到后期，骨端变形，关节面凹凸不平，边缘骨质明显增生。

三、康复评定

（一）疼痛的评定

可采用视觉模拟评分法进行评定，对治疗前后的评定结果进行比较。

（二）关节活动范围测定

关节活动障碍是骨关节炎的主要临床表现之一，通过ROM测定可了解关节活动受限程度。可利用通用量角器或方盘量角器进行测定。

（三）肌力测定

骨关节炎患者因肢体运动减少，可致废用性肌萎缩，肌力减弱。肌力测定可反映患肢肌肉的状态。常用的测定方法为徒手肌力检查法、等长肌力测定法和等速肌力定可反映患肢肌肉的状态。常用的测定方法为徒手肌力检查法、等长肌力测定法和等速肌力定试法,其中等速肌力测定法可定量评定肌肉功能。

(四)日常生活活动能力评定

严重的骨关节炎患者常影响其日常生活活动能力,应进行 ADL 评定,以了解患者日常生活活动能力水平。

四、康复治疗

(一)康复治疗目标

骨关节炎康复治疗的目标包括:①缓解关节疼痛;②减轻关节肿胀;③保持关节活动功能;④增强患肢肌力,增加关节稳定性;⑤矫正关节畸形。

(二)康复治疗方法

1. 一般治疗

注意休息,保护关节,避免过度活动或损伤。急性期,关节肿胀、疼痛明显应卧床休息,支具固定,防止畸形。

2. 运动疗法

应用运动疗法增强肌力,可减少肌肉萎缩,增强关节的稳定性。通过关节活动训练,可改善关节的活动范围,提高患者的日常生活活动能力。运动疗法可通过医疗体操或利用各种康复器械进行:①关节活动训练:适宜的关节活动可以促进关节内滑液循环,改善软骨营养,减轻滑膜炎症,防止关节僵硬。可先进行关节不负重的主动运动,如肩、肘、腕等关节常采用摆动运动训练的方式。下肢宜采取坐位或卧位进行训练,以减少关节的负荷。如关节活动障碍明显,可利用康复器械进行关节连续被动运动(CPM)训练;必要时可做恢复关节活动范围的功能牵引治疗。②肌力训练:常用的肌力训练方法包括等长、等张和等速肌力训练。等长肌力训练是一种静力性肌力训练方法,训练时不伴有关节活动,适用于关节活动过程中有明显疼痛的患者。可起到防止肌肉萎缩,消除肿胀、刺激肌肉肌腱本体感受器的作用。等长肌力训练不需要特殊仪器,比较方便;缺点是训练中关节不活动,对改善肌肉的神经控制作用较少。等张肌力训练是一种动力性肌力训练方法,通过训练可增强全关节活动范围内的肌力,改善肌肉运动的神经控制,促进局部血液、淋巴循环,改善关节软骨营养;其缺点是对急性期疼痛明显的骨关节炎患者不适宜。等速肌力训练也是一种动力性肌力训练方法,但兼有等长和等张肌力训练的优点。等速肌力训练时,等速仪器能提供一种顺应性阻力,容许肌肉在整个活动范围内始终承受最大阻力,产生最大肌力,从而提高训练效率。由于等速肌力训练中,患者所遇到的阻力为一种顺应性阻力,当肌力较弱时,等速仪器提供的阻力相应减少,安全性较好。此外,等速训练还可提供不同的训练速度,可同时训练主动肌和拮抗肌,可进行等速向心及等速离心收缩训练、可进行全幅度及短弧度训练。其缺点是费用较高。肌力训练除可减少肌肉萎缩之外,增强的肌力还能增加关节的稳定性,保护关节,延缓骨关节炎的病程进展。③有氧运动:有氧运动可促进体内脂肪消耗,减轻体重,减少关节负荷,降低罹患骨关节炎的危险,有利于缓解骨关节炎的症状。有氧运动包括游泳、散步、太极拳、园艺以及轻松的舞蹈等。

3. 物理治疗

可采用热疗法,如蜡疗法或红外线疗法等,具有镇痛、消肿作用;应用低中频电疗,如音频电疗法、干扰电疗法、调制中频电疗法等,具有促进局部血液循环作用;应用高频电疗法,如短波、超短波、微波疗法,具有消炎、镇痛、缓解肌肉痉挛、改善血液循环的作用。

4. 药物治疗

合理的药物治疗可以减轻患者的关节疼痛和炎症,保持关节运动功能,延缓病情的发展。目前常用的药物包括以下几类:①非类固醇抗炎药物(NSAID):具有消炎、止痛作用,是各种骨关节炎最初治疗的首选药物。目前临床上常用的 NSAID 类药物包括:莫比可、万络、西乐葆、诺福丁等。②补充氨基葡萄糖药物:骨关节炎常由于关节软骨蛋白多糖生物合成异常而出现退行性变。维骨力的活性成分是氨基单糖-硫酸氨基葡萄糖,它能刺激关节软骨细胞产生正常的蛋白多糖,具有保护关节软骨、防止骨关节炎的发展、缓解关节疼痛等作用。③透明质酸（hyaluronate acid，HA）：将透明质酸注射到关节腔内，提高关节腔内的透明质酸浓度，在关节软骨的表面形成保护层，重新恢复关节软骨的生理屏障。同时透明质酸可以增加关节内的润滑作用，减少关节活动产生的摩擦疼痛。临床上常选用透明质酸钠进行膝关节腔内注射，每周1次，连续4~5周为1疗程，疗效一般可持续半年至1年。

5. 矫形器的应用

对骨关节炎患者可利用各种矫形器进行辅助治疗，如关节支持用具、夹板、手杖、助行器、支架及轮椅等。矫形器的应用可预防、矫正由于骨关节炎引起的关节畸形，保持和补偿关节功能，减轻负重关节的应力负荷等，从而减慢关节畸形的发展。

6. 手术治疗

骨关节炎的晚期出现畸形或持续性疼痛，影响生活自理时，可采用手术治疗。如膝内翻畸形可行胫骨上端高位截骨术，根据患者年龄、职业及生活习惯等选用膝关节置换术、髋关节置换术等。术后应积极进行关节功能恢复性康复训练。

参考文献

[1] 朱起贵. 中西医结合诊疗基础与临床[M]. 武汉：华中科技大学出版社，2016.

[2] 钟森，冯全生. 病毒性肝炎的中西医结合防治研究[M]. 成都：四川科学技术出版社，2015.

[3] 李荣华，郁东海，严萍. 常见病症中西医结合预防保健服务操作指南[M]. 上海：上海科学技术出版社，2015.

[4] 刘泰，吴林. 神经内科中西医结合诊疗手册[M]. 北京：化学工业出版社，2015.

[5] 苗阳. 冠心病中医诊疗与康复[M]. 北京：化学工业出版社，2016.

[6] 杨强，王绪霖. 胃肠道疾病中西医实用手册[M]. 北京：人民军医出版社，2015.

[7] 崔慧娟，贾立群. 实用中西医结合肿瘤内科学[M]. 北京：中国中医药出版社，2015.

[8] 杨宇峰，滕飞. 代谢综合征中西医结合治疗学[M]. 沈阳：辽宁科学技术出版社，2015.

[9] 胡学强. 中西医结合神经病学临床新进展[M]. 北京：人民军医出版社，2015.

[10] 戴恩来，罗再琼. 中西医结合导论[M]. 北京：中国医药科技出版社，2012.

[11] 许光兰，陈平. 呼吸内科中西医结合诊疗手册[M]. 北京：化学工业出版社，2015.

[12] 高世东. 实用中西医内科常见疾病诊疗[M]. 兰州：兰州大学出版社，2015.

[13] 周华，徐春军. 中西医结合传染病防治[M]. 北京：人民卫生出版社，2015.

[14] 史伟，吴金玉. 肾内科中西医结合诊疗手册[M]. 北京：化学工业出版社，2015.

[15] 万海同. 中西医结合脑血管病临床与科研方法[M]. 北京：中国中医药出版社，2015.

[16] 李柳宁. 肿瘤专科中西医结合医案[M]. 北京：人民卫生出版社，2015.

[17] 阎小萍，张恒，翁习生. 常见风湿病及相关骨科疾病中西医结合诊治[M]. 北京：人民卫生出版社，2015.

[18] 杨焕斌. 中西医结合诊治冠心病[M]. 福州：福建科学技术出版社，2015.

[19] 陈伯钧. 心力衰竭中西医结合诊治学[M]. 北京：科学出版社，2015.

[20] 陈可冀，刘建平. 中医药与中西医结合临床研究方法指南[M]. 北京：人民卫生出版社，2015.

[21] 黄贵华，陈国忠. 消化内科中西医结合诊疗手册[M]. 北京：化学工业出版社，2015.

[22] 王松龄，张社峰，李彦杰. 中风相关病证中西医结合特色治疗[M]. 北京：人民卫生出版社，2015.

[23] 徐长松. 痛风中西医特色疗法[M]. 北京：人民军医出版社，2015.

[24] 李萍萍. 肿瘤常见症状中西医处理手册[M]. 北京：中国中医药出版社，2015.

[25] 唐爱华，李双蕾. 内分泌科中西医结合诊疗手册[M]. 北京：化学工业出版社，2015.